Christel Killmer

Burnout bei Krankenschwestern

Medizinsoziologie

gegründet von
Johannes Siegrist

herausgegeben von
Olaf von dem Knesebeck
(Hamburg)

Band 10

LIT

Christel Killmer

Burnout bei Krankenschwestern

Zusammenhänge zwischen beruflichen Belastungen,
beruflichen Kontrollbestrebungen
und dem Burnout-Phänomen

LIT

Bibliografische Information der Deutschen Nationalbibliothek
Die Deutsche Nationalbibliothek verzeichnet diese Publikation in der
Deutschen Nationalbibliografie; detaillierte bibliografische Daten sind
im Internet über http://dnb.d-nb.de abrufbar.

2. Auflage 2011

ISBN 3-8258-4404-2

© LIT VERLAG Dr. W. Hopf Berlin 2011
Verlagskontakt:
Fresnostr. 2   D-48159 Münster
Tel. +49 (0) 2 51-620 320   Fax +49 (0) 2 51-23 19 72
e-Mail: lit@lit-verlag.de   http://www.lit-verlag.de

Auslieferung:
Deutschland: LIT Verlag Fresnostr. 2, D-48159 Münster
Tel. +49 (0) 2 51-620 32 22, Fax +49 (0) 2 51-922 60 99, e-Mail: vertrieb@lit-verlag.de
Österreich: Medienlogistik Pichler-ÖBZ, e-Mail: mlo@medien-logistik.at

INHALT

Danksagung			IX
Teil I	**Theorie**		**1**
1	Einleitung		2
	1.1	Fallbeispiel	2
	1.2	Problemskizze der Situation in der Krankenpflege	4
	1.3	Zentrale Fragestellung und Orientierungshilfe	7
2	Berufliche Belastungen, deren Bewältigung und Folgen		10
	2.1	Das Modell beruflicher Gratifikationskrisen	10
	2.2	Berufliche Kontrollbestrebungen	13
	2.3	Der Einfluß beruflicher Kontrollbestrebungen auf die Bewältigungskarriere	16
	2.4	Zusammenfassung	18
3	Das Burnout-Phänomen		20
	3.1	Geschichte und Definition des Begriffs	20
	3.2	Theoretische Konzepte im Überblick	24
		3.2.1 Individualpsychologische Ansätze	24
		3.2.1.1 Freudenberger	24
		3.2.1.2 Fischer	26
		3.2.1.3 Edelwich und Brodsky	26
		3.2.2 Sozialpsychologische Ansätze	28
		3.2.2.1 Maslach	28
		3.2.2.2 Pines	30
		3.2.2.3 Schaufeli	30
		3.2.3 Arbeitsorganisatorischer Ansatz	31
		3.2.3.1 Cherniss	31
		3.2.4 Soziologische Ansätze	33
		3.2.4.1 Cherniss	33
		3.2.4.2 Karger	35

3.2.5	Burnout-Modelle	35
	3.2.5.1 Das handlungstheoretische Modell	35
	3.2.5.2 Das Modell sozialer Kompetenz	37
3.2.6	Zusammenfassung und Diskussion	38

**4 Vergleichende Bewertung von Gratifikationskrisenmodell und Burnout-Konzept 46
unter Berücksichtigung des Syndroms vitaler Erschöpfung und Depression (VED)**

4.1	Vergleich der Bewältigungskarrieren	48
4.2	Berufliche Kontrollbestrebungen, VED und Burnout	53
	4.2.1 VED und Burnout	53
	4.2.2 Berufliche Kontrollbestrebungen und VED	54
	4.2.3 Berufliche Kontrollbestrebungen und Burnout	56
4.3	Zusammenfassung	58

5	Die Krankenpflege - ein lohnenswerter Beruf?	61
5.1	Berufsmotivationen von Krankenschwestern	61
5.2	Kontrollbestrebungen von Krankenschwestern	66
5.3	Der Frauenberuf Krankenpflege	68
5.4	Belohnungsaspekte in der Krankenpflege	73
	5.4.1 Statuskontrolle	73
	5.4.1.1 Bedrohte Statuskontrolle durch Arbeitsplatzunsicherheit und Arbeitslosigkeit	75
	5.4.1.2 Bedrohte Statuskontrolle durch eingeschränkte Weiterbildungs- und Aufstiegsmöglichkeiten	76
	5.4.1.3 Bedrohte Statuskontrolle durch Statusinkongruenz	79
	5.4.2 Bezahlung	80
	5.4.3 Sozio-emotionale Belohnung	82
	5.4.3.1 Soziale Unterstützung	83
	5.4.3.2 Anerkennung	86
	5.4.3.3 Einflußmöglichkeiten	89
	5.4.3.4 Gerechte Behandlung	90

5.5		Leistungsanforderungen und Belastungsaspekte in der Krankenpflege	91
	5.5.1	Körperliche und psychosoziale Anforderungen/Belastungen	93
	5.5.2	Belastungen durch die Arbeitszeit	94
	5.5.3	Belastungen aus Arbeitsumfang, -verteilung und -ablauf	96
	5.5.4	Interaktionsbezogene Belastungen	98
		5.5.4.1 Patientenbezogene Belastungen	99
		5.5.4.2 Ärztebezogene Belastungen	101
		5.5.4.3 Pflegepersonalbezogene Belastungen	103
5.6		Burnout in der Krankenpflege	107
5.7		Psychosomatische Beschwerden des Krankenpflegepersonals	110
5.8		Zusammenfassende Einschätzung	111

6 Zusammenfassung des theoretischen Teils 113

Teil II Methoden und Empirie 116

1		Konzeption und Hypothesen der Untersuchung	117
	1.1	Berufliche Gratifikationskrisen und Burnout	119
	1.2	Berufliche Kontrollbestrebungen und Burnout	119
		1.2.1 Distanzierungsunfähigkeit und Burnout	119
		1.2.2 Verausgabungsbereitschaft und Burnout	119
		1.2.3 Distanzierungsunfähigkeit, Verausgabungsbereitschaft und Burnout	120
	1.3	Berufliche Gratifikationskrisen/Kontrollbestrebungen und Burnout	120
2		Methodik	121
	2.1	Auswahl der Stichprobe und der Datenerhebungsmethode	121
	2.2	Durchführung der Untersuchung	122
	2.3	Aufbau des Fragebogens	124
3		Gütekriterien zentraler Fragebogenbestandteile	125
	3.1	Berufliche Kontrollbestrebungen	125
	3.2	Maslach Burnout Inventory	128
	3.3	Einflußmöglichkeiten	132

4	Zur Ermittlung beruflicher Gratifikationskrisen	136
5	Auswertungsverfahren, Variablenselektion und -kodierung	141
5.1	Univariate Ebene	141
5.2	Bivariate Ebene	141
5.3	Multivariate Ebene	144
6	Ergebnisse	147
6.1	Deskriptive Befunde	147
6.1.1	Zusammenfassung	161
6.2	Bivariate Zusammenhänge zwischen Kontrollvariablen und Burnout	162
6.3	Exkurs: Berufliche Kontrollbestrebungen und zeitliche Perspektive	165
6.4	Berufliche Gratifikationskrisen und Burnout	167
6.5	Berufliche Kontrollbestrebungen und Burnout	171
6.6	Berufliche Gratifikationskrisen/Kontrollbestrebungen und Burnout	179
6.7	Zusammenfassung	181
7	Exkurs: Vergleich mit einer alternativen Analysestrategie	183
8	Diskussion und Zusammenfassung der Ergebnisse	185
9	Ausblick	197
	Literatur	199
	Weitere Informationsquellen	222
	Anhang	

Danksagung

Mein Dank gilt all jenen, die mit Rat und Tat dazu beigetragen haben, daß meine Dissertation in der vorliegenden Form realisiert werden konnte.

Besonders danken möchte ich:
- Herrn Prof. Dr. Johannes Siegrist, der noch als Leiter des damaligen Instituts für Medizinische Soziologie der Philipps-Universität in Marburg den Weg für die schriftliche Befragung geebnet hat, die von mir unter seinem Namen durchgeführt wurde. Auch nach seiner Berufung zum Professor und Direktor der Medizinischen Soziologie der Heinrich Heine Universität in Düsseldorf im Jahre 1992 hat Herr Professor Siegrist meine Dissertation trotz zunehmender Verpflichtungen in beispielhafter Weise betreut.
- Herrn Dr. Richard Peter, der mir durch kompetente fachliche Beratung und in anregenden Diskussionen wichtige Erkenntnisse und Impulse für meine Arbeit vermittelt hat.
- Herrn Dr. Siegfried Geyer für seine kollegiale Unterstützung zu Beginn meiner Arbeit.
- Herrn Peter Zöfel, der mir bei der Datenauswertung zeitweise hilfreich zur Seite stand.
- Frau Annemarie Harms für ihre Hilfe bei der optischen Gestaltung des Fragebogens.
- Frau Almut Hense und Herrn Dr. Wolfgang Kapmeyer für das Korrekturlesen.
- Frau Marta Adler, Frau Monika Heinzel-Gutenbrunner, Herrn Dr. Günther Heller und Herrn Volker Schneider für weitere Unterstützung.

Vor allem aber gilt mein Dank den Krankenschwestern, die sich trotz eines anstrengenden Berufsalltags an der schriftlichen Befragung beteiligt und damit die Untersuchung erst ermöglicht haben.

# Teil I Theorie

1 Einleitung

1.1 Fallbeispiel

Anna P. weiß schon seit ihrer Kindheit, daß sie Krankenschwester[1] werden will. Als Jugendliche hilft sie regelmäßig sonntags im Krankenhaus aus, wo sie einfache Verrichtungen im Umgang mit Patienten durchführen darf. Es macht sie glücklich, zu sehen, wie es anderen Menschen durch ihren Einfluß besser geht, und sie will mehr als zuvor kranken Menschen helfen. Deshalb bewirbt sie sich kurz vor ihrem Schulabschluß der Mittleren Reife an mehreren Krankenhäusern um einen Ausbildungsplatz in der Krankenpflege. Da sie bereits 17 Jahre alt ist, kann sie in einer Universitätsklinik mit der Ausbildung beginnen.

Die neue Tätigkeit erfüllt sie anfangs mit großem Stolz, so daß es ihr Vergnügen bereitet, nach Dienstschluß länger zu bleiben, um noch dieses oder jenes für die Patienten zu erledigen. Ihre hohe Verausgabungsbereitschaft wird gespeist durch ihren Idealismus und ihre Überzeugung, trotz ungünstiger Arbeitsbedingungen, den Bedürfnissen der Patienten gerecht werden zu können.

Sehr bald sieht sie sich jedoch mit ihren Grenzen konfrontiert:

„So zur Ausbildung (...) fällt mir ein, daß ich mit nem (...) unwahrscheinlichen Idealismus in die ganze Sache rangegangen bin. Irgendwie immer noch so auf der Schiene gefahrn bin, daß das jetz auch alles so laufen muß, wie ich mir das vorstelle un mich da so ziemlich reingeschmissen hab un relativ schnell einen nach em annern auf en Hut gekricht hab, weil vor lauter Routine und Personalmangel und (...) Streß und Gedöns irgendwie überhaupt nix mehr ging." (Auszug aus dem Interview mit Petra W., S.3, zit. n. Killmer 1989, S.131)

Anna schreibt diese unbefriedigende Situation ihrem „Status als Auszubildende" zu und „verschiebt (...) (ihre, C.K.) Ambitionen auf die Umsetzung ihres Idealismus auf die Zeit nach ihrer Ausbildung, wo sie sich als examinierte Krankenschwester in einem anderen Krankenhaus mehr Einflußmöglichkeiten erhofft" (Killmer 1989, S.132).

Nach dem Examen nimmt sie eine Tätigkeit in der Psychiatrie mit dem Ziel auf, gesellschaftlich ausgestoßene Menschen wieder in die Gesellschaft zu integrieren. Durch ihren Idealismus läßt sie sich in die Problematiken der psychiatrischen Patienten hineinziehen, was sie emotional sehr stark belastet. Ihre Bemühungen stoßen genauso wie schon während ihrer Ausbildung an die Grenzen

---

[1] Berufliche Krankenpflege wird bis heute zum größten Teil von Krankenschwestern geleistet und auch durch sie geprägt. Wir wollen uns deshalb im wesentlichen auf diese Berufsgruppe konzentrieren, ohne damit die Verdienste anderer Personen schmälern zu wollen, die kranke Menschen pflegen.

objektiver Bedingungen. Und sie werden von Patienten, Kollegen oder Vorgesetzten nicht einmal entsprechend anerkannt. Ihr Gehalt ist vergleichsweise niedrig, und ungünstige Arbeitszeiten bringen es mit sich, daß sie sich immer seltener mit Freunden und Bekannten treffen kann. Doch dafür hat sie auch kaum noch Energie, denn es fällt ihr zunehmend schwerer, sich von beruflichen Belangen zu distanzieren:

„Und zum Schluß gings also dann überhaupt net mehr, weil ich mich da dermaßen maßlos drüber aufgeregt hab, was da zum Teil gelaufen is, daß ich dann da auch nachts angefangen hab von zu träumen und irgendwie rumzuphantasiern" (Interview Petra W., S.6, zit. n. Killmer 1989, S.134).

Ihre hohe Distanzierungsunfähigkeit geht nicht nur mit Aufregung und Ärger einher, die sich in Alpträumen manifestieren, sondern auch mit Schlafstörungen. Hinzu kommt ein Gefühl der Hoffnungslosigkeit, das sich in der Einschätzung niederschlägt, die berufliche Situation doch nicht ändern zu können. Annas berufliches Engagement reduziert sich drastisch. Auch während ihrer Freizeit hat sie kaum noch Lust, etwas zu unternehmen. Menschliche Kontakte sind für Anna, die einst sehr kontaktfreudig war, zu einer quälenden Belastung geworden, der sie sich nur noch äußerst ungern aussetzt. Oft ist sie nervös und reizbar und behandelt die Patienten wie Störenfriede.

Ihre beruflichen Leistungen bleiben inzwischen weit hinter ihrem Anspruch zurück. Dennoch ist sie nicht in der Lage, etwas daran zu ändern. Sie fühlt sich ausgelaugt und hat sich wegen chronischer Rückenschmerzen schon mehrfach arbeitsunfähig schreiben lassen müssen.

Da ihr das Anleiten von Auszubildenden immer sehr viel Freude gemacht hat und sie schon mehr als drei Jahre im Beruf ist, tröstet sie sich in letzter Zeit immer öfter mit dem Gedanken, eine Weiterbildung als Lehrerin für Krankenpflege anzuschließen. Wegen ihres drohenden Bandscheibenvorfalls könnte sie versuchen, sich berufsunfähig erklären zu lassen. Dann würde vielleicht sogar das Arbeitsamt die Kosten für ihre Weiterbildung übernehmen, die sie unmöglich selbst finanzieren kann. Sie hofft insgeheim, später als Lehrerin ihre Vorstellungen an Krankenpflegeschüler weitergeben zu können, um mit mehr Einfluß und auf einer breiteren Basis doch noch zu einer menschenwürdigen Pflege von Patienten beizutragen.

Das konstruierte Fallbeispiel soll die Problematik des Pflegens in unserer Gesellschaft aus der Sicht einer Krankenschwester verdeutlichen.

Der holzschnittartige Entwurf der beruflichen Entwicklung von Anna P. zeigt, wie eine idealistische Berufsmotivation in Konfrontation mit der beruflichen Wirklichkeit, die hohe Anforderungen bereithält und nur geringe Belohnungen gewährt, zum Ausbrennen führt. Dabei wird auch deutlich, wie eine anfänglich hohe Verausgabungsbereitschaft zunehmend einer hohen Distanzierungsunfähigkeit Platz macht.

Diese individuenorientierte Sichtweise der Problematik soll nun erweitert werden durch die gesellschaftliche Dimension.

1.2 Problemskizze der Situation in der Krankenpflege

Die berufliche Krankenpflege ist eine Dienstleistung mit dem Ziel, Menschen dabei zu helfen, ihre Gesundheit zu fördern, Krankheit zu verhüten, Gesundheit wiederherzustellen und Leiden zu lindern (vgl. Juchli 1994). Sie gehört damit im engeren Sinn zu den helfenden Berufen und im weiteren Sinn zu den Dienstleistungsberufen.

Krankenpflege findet, neben dem stationären Bereich, heute auch zunehmend ambulant statt. Wir beschränken uns in dieser Arbeit jedoch auf die Situation in der stationären Krankenpflege, weil sie erstens bis heute als typische Form der Pflege gilt und zweitens dazu umfangreichere Erkenntnisse vorliegen.

Das Krankenpflegepersonal stellt innerhalb des Krankenhauses die größte Berufsgruppe. Diese Berufsgruppe, deren traditionelles Anliegen die Gesundheit anderer Menschen ist, befindet sich in einem bedenklichen Gesundheitszustand. Psychosomatische Beschwerden sind stärker (Herschbach 1991a) und die Arbeitsunfähigkeitsrate ist höher als bei der Durchschnittsbevölkerung.

In den letzten Jahren sind insbesondere die psychosozialen Belastungen des Pflegepersonals in den Blick geraten, die extrem ausgeprägt zu sein scheinen (Schlüter 1992, S.109).

Ab Mitte der achtziger Jahre wurde in Deutschland als psychosoziales Phänomen der Arbeitswelt das Burnout-Syndrom beschrieben. Als Folge von Distreß am Arbeitsplatz, der unangemessen bewältigt wird, zeichnet es sich aus durch emotionale Erschöpfung, Depersonalisierung und eine schlechte Einstellung zur eigenen Leistungsfähigkeit. Aus dem Burnout-Syndrom resultieren sowohl gravierende individuelle als auch volkswirtschaftliche Kosten.

Im Zusammenhang mit diesen Erscheinungen ist vielerorts von einer Krise in den Pflegeberufen die Rede. Diese kann nicht unabhängig von der sozialen Krise im Gesundheitswesen erklärt werden, die u.a. darin besteht, daß infolge einer zunehmenden Intensivierung der gesundheitlichen Versorgung die Kosten ständig steigen.

Deshalb sind Gesundheitspolitiker seit einigen Jahren verstärkt bestrebt, Gesundheitsleistungen einzuschränken. Dabei wird das Krankenhaus stärker mit Sparmaßnahmen belegt als der ambulante Sektor (Macharzina 1991, VII, zit. n. Mühlbauer et al. 1993). Ökonomische Bestrebungen beziehen sich vor allem auf die hohen Personalkosten, die etwa 70% der Krankenhausbetriebskosten ausmachen (Deutsche Krankenhausgesellschaft 1996, S.38).

Als Folge von Sparmaßnahmen werden kontinuierlich Betten abgebaut und Krankenhäuser geschlossen. Ein knappes Bettenangebot führt zu kurzer Verweildauer und zu erhöhtem Patientendurchlauf (Siegrist 1978, S.65). Folglich müssen mehr Patienten in kürzerer Zeit behandelt werden. Diese stellen heute höhere Ansprüche an die medizinische und pflegerische Betreuung als früher (dazu Grossmann 1993, S.301). Eine weitere Erklärung für die hochgradig verdichtete Tätigkeit liegt in der soziodemographischen Entwicklung. Sie führt durch die Überalterung der Bevölkerung und zunehmende Vereinzelung zur stärkeren Inanspruchnahme professioneller pflegerischer Leistungen. Hinzu kommt außerdem, daß durch neue medizinische Erkenntnisse und günstige Umweltbedingungen mit der Lebenszeit auch chronische Krankheiten in Industriegesellschaften zunehmen. Krankenhauspatienten sind im Vergleich zu früher kränker, weil leichter Erkrankte nicht mehr im Krankenhaus, sondern in der häuslichen und ambulanten Pflege versorgt werden. Die Arbeit intensiviert sich sowohl quantitativ als auch qualitativ weiter durch die Zunahme von diagnostisch-therapeutischen Maßnahmen, Schreibarbeiten und die Übernahme berufsfremder Tätigkeiten (Bischoff 1994, S.167). Der zunehmende Zeitdruck in der Krankenpflege wird verstärkt durch den Personalmangel, der trotz der Einrichtung neuer Stellen bisher nicht behoben werden konnte (Bartholomeyczik 1987, S.9, zit. n. Galuschka 1993, S.22). Die Situation der Krankenpflege in der BRD (ohne neue Länder) schneidet im quantitativen internationalen Vergleich des Krankenpflegepersonals am ungünstigsten ab. Trotz hoher pflegerischer und technischer Leistung kommen hier nur 1,15 Mitarbeiter auf einen Patienten (Deutsches Ärzteblatt 1991a, S.C-213). Dies hat zur Folge, daß die Pflege der Patienten als grundlegendes krankenpflegerisches Anliegen vernachlässigt werden muß.

Obwohl die Arbeitsbedingungen in der Krankenpflege schon immer gesundheitsschädlich waren (vgl. Wittneben 1989, S.231ff., zit. n. Weidner 1995, S.142), steigen, u.a. wegen der angeführten Bedingungen, die Anforderungen an die individuelle Belastbarkeit des Pflegepersonals kontinuierlich an (Hennig & Kaluza 1995, S.51) und wirken sich als Dauerbelastung aus.

Während zu früheren Zeiten hohe berufliche Anforderungen von Krankenschwestern toleriert werden konnten, weil sie ihre Belohnung im Geben sahen und dieses Helferideal gesellschaftlich anerkannt wurde, besteht heute eine Diskrepanz zwischen dem Berufsbild der Krankenpflege und postmodernen Werten. Durch den Wertewandel, in Richtung Hedonismus und Selbstverwirklichung, wurde die Attraktivität eines Berufes eingeschränkt, in dem immer noch selbstloses Engagement gefordert wird: „Nach einer Studie der Max-Planck-Gesellschaft innerhalb der OECD-Länder liegt das Einkommen der Pflegenden in der Bundesrepublik von 18 Ländern an 16. Stelle; dahinter rangieren nur noch Griechenland und Portugal" (Deutsches Ärzteblatt 1990, S.C-1620, zit. n.

Schwandner 1991, S.360). Doch nicht nur die monetäre Belohnung fällt schlecht aus, auch sozioemotionale Belohnungen, in Form von sozialer Unterstützung, Anerkennung und Einflußmöglichkeiten, werden nur ungenügend gewährt. Ebenso defizitär sind die statusbezogenen Belohnungen, wie z.B. ein hohes berufliches Ansehen und gute Aufstiegsmöglichkeiten. Infolgedessen verlassen immer mehr Krankenschwestern schon nach kurzer Zeit den Beruf. Da die frei gewordenen Stellen nicht sofort neu besetzt werden, verschärfen sich die Arbeitsbedingungen weiter.

Offensichtlich hält der Dienstleistungsberuf Krankenpflege vor dem Hintergrund zunehmender quantitativer wie auch qualitativer Anforderungen einerseits und ungenügender statusbezogener, monetärer sowie sozio-emotionaler Belohnungen andererseits ein Potential für berufliche Gratifikationskrisen[2] bereit.

Es werden Zusammenhänge vermutet zwischen diesen Gegebenheiten und der seit Mitte der achtziger Jahre zunehmenden Publizität des Burnout-Phänomens. Dabei scheinen auch berufliche Kontrollbestrebungen eine Rolle zu spielen. Sie sind als innerpsychisches Bewältigungsmuster und Merkmal intrinsischer Leistungsanforderung ein Bestandteil des Gratifikationskrisenmodells nach Siegrist et al. (1987). Während die attributionstheoretisch fundierten Kontrollüberzeugungen (locus of control) im Zusammenhang mit dem Burnout-Konzept besonders häufig erforscht wurden (s. Kleiber & Enzmann 1990), mangelt es bisher immer noch an Analysen der Beziehung zwischen beruflichen Kontrollbestrebungen, die motivationspsychologisch zu fassen sind, und Burnout. Es besteht ein Bedarf an wissenschaftlich fundierten Erklärungen der Burnout-Ursachen in der Krankenpflege, weil gerade im sensiblen Bereich der Pflege kranker Menschen Burnout verheerende Folgen für den Einzelnen wie auch für das Gemeinwesen hat.

---

[2] Nachfolgend wird der Begriff „berufliche Gratifikationskrise" gebraucht, um damit ein Überwiegen der Anforderungen gegenüber den Belohnungen zu beschreiben, wohl wissend, daß berufliche Kontrollbestrebungen ein Bestandteil des Gratifikationskrisenmodells sind (vgl. Pkt. 2).

1.3 Zentrale Fragestellung und Orientierungshilfe

Das Forschungsprojekt beschäftigt sich mit der Fragestellung:
Stehen berufliche Gratifikationskrisen und/oder berufliche Kontrollbestrebungen in Verbindung mit starken Ausprägungen des Burnout-Syndroms bei Krankenschwestern?

Um diese Frage beantworten zu können, setzen wir uns im Anschluß an das einleitende erste Kapitel des Teil I mit den unseren Überlegungen zugrundeliegenden theoretischen Konzepten auseinander.

Im zweiten Kapitel über berufliche Belastungen, deren Bewältigung und Folgen (2) beschäftigen wir uns zunächst mit dem Modell beruflicher Gratifikationskrisen (2.1) und mit beruflichen Kontrollbestrebungen, als einem Teilaspekt davon (2.2). Dabei präsentieren wir auch Annahmen über die Art und Weise, in der berufliche Kontrollbestrebungen die Bewältigungskarriere beeinflussen (2.3). Alle diese Überlegungen werden abschließend zusammengefaßt (2.4).

Wir wenden uns im dritten Kapitel dem Burnout-Phänomen zu (3), indem wir einen Überblick der Geschichte und Definition des Begriffs (3.1) und der theoretischen Konzepte (3.2) geben. Die Konzepte werden aus gratifikationstheoretischen und/oder soziologischen Blickwinkeln beleuchtet. Dabei wird die individualpsychologische Schule (3.2.1) berücksichtigt, vertreten durch Freudenberger (3.2.1.1), Fischer (3.2.1.2) sowie Edelwich & Brodsky (3.2.1.3). Des weiteren werden die sozialpsychologischen Sichtweisen (3.2.2) von Maslach (3.2.2.1), Pines (3.2.2.2) und Schaufeli (3.2.2.3) dargestellt. Auch der arbeitsorganisatorische Ansatz (3.2.3) von Cherniss (3.2.3.1) und die soziologischen Ansätze (3.2.4) von Cherniss (3.2.4.1) und Karger (3.2.4.2), sowie zwei Burnout-Modelle (3.2.5), nämlich das handlungstheoretische Modell nach Burisch (3.2.5.1) und das Modell sozialer Kompetenz nach Harrison (3.2.5.2), sind in vorliegender Arbeit vertreten. Das Burnout-Kapitel wird abgerundet durch eine zusammenfassende Diskussion (3.2.6).

Danach vergleichen wir im vierten Kapitel das Gratifikationskrisenmodell und das Burnout-Konzept unter Berücksichtigung des Syndroms vitaler Erschöpfung und Depression (VED) (4). Wir beginnen mit einer vergleichenden Bewertung der Bewältigungskarriere nach Siegrist et al. und verschiedener Streßbewältigungskarrieren, die in der Burnout-Literatur beschrieben werden (4.1). Im Anschluß analysieren wir die Verbindungen zwischen beruflichen Kontrollbestrebungen, dem VED und Burnout (4.2). Dabei äußern wir Vermutungen über Verbindungen zwischen dem VED und Burnout (4.2.1), zwischen beruflichen Kontrollbestrebungen und dem VED (4.2.2) sowie zwischen beruflichen Kontrollbestrebungen und dem Burnout-Syndrom (4.2.3). Wir beschließen den bewertenden Vergleich mit einer Zusammenfassung (4.3).

Das fünfte Kapitel steht unter der Fragestellung „Die Krankenpflege - ein lohnenswerter Beruf?" (5). Wir ermitteln zunächst, welche Berufsmotivationen bzw. Belohnungserwartungen der Berufswahl Krankenpflege heute zugrundeliegen (5.1). Wir überlegen dann, welche Rolle Kontrollbestrebungen, die als eine mögliche Berufsmotivation diskutiert werden, bei Krankenschwestern spielen könnten (5.2). Anschließend beleuchten wir die Krankenpflege unter einem gratifikationstheoretischen Blickwinkel in ihrer Eigenschaft als Frauenberuf (5.3). Wir vertiefen diesen Einblick, indem wir die Belohnungsaspekte den extrinsischen Anforderungs- bzw. Belastungsaspekten in der Krankenpflege gegenüberstellen, wobei wir soweit wie möglich jeweils ihre Burnout-Relevanz herausstellen. Zunächst analysieren wir, wie stark Belohnungsaspekte in der Krankenpflege ausgeprägt sind (5.4). Dabei orientieren wir uns erstens am Kriterium der Statuskontrolle (5.4.1) und damit verbundenen Erfahrungen der Statusbedrohung, wie Arbeitsplatzunsicherheit und Arbeitslosigkeit (5.4.1.1), eingeschränkte Weiterbildungs- und Aufstiegsmöglichkeiten (5.4.1.2) sowie Statusinkongruenz (5.4.1.3). Zweitens berücksichtigen wir die Bezahlung (5.4.2) und drittens die sozio-emotionale Belohnung (5.4.3), die repräsentiert wird durch soziale Unterstützung (5.4.3.1), Anerkennung (5.4.3.2), Einflußmöglichkeiten (5.4.3.3) und gerechte Behandlung (5.4.3.4). Sodann stellen wir Anforderungs- und Belastungsaspekte in der Krankenpflege (5.5) dar. Hierbei gilt unser Interesse zunächst den Wechselwirkungen zwischen körperlichen und psychosozialen Anforderungen/Belastungen (5.5.1). Wir konzentrieren uns dann auf Belastungen durch Arbeitszeit (5.5.2), Arbeitsumfang, -verteilung und -ablauf (5.5.3) sowie auf interaktionsbezogene Belastungen (5.5.4). Bei den letztgenannten interessieren uns insbesondere patientenbezogene (5.5.4.1), ärztebezogene (5.5.4.2) und pflegepersonalbezogene (5.5.4.3) Belastungen. Resümierend setzen wir Belohnungs- und Anforderungsaspekte in der Krankenpflege zueinander in Verhältnis. Danach wenden wir uns dem Burnout in der Krankenpflege (5.6) und psychosomatischen Beschwerden des Krankenpflegepersonals (5.7) zu. Vor dem Hintergrund des vorläufigen Wissensstandes beantworten wir dann die Frage, ob die Krankenpflege ein lohnenswerter Beruf ist (5.8).

Den theoretischen Teil I unserer Arbeit fassen wir im sechsten Kapitel zusammen (6).

Anschließend gehen wir zum empirischen Teil II über.

Im ersten Kapitel entwickeln wir zunächst Konzeption und Hypothesen unserer Untersuchung (1). Die Hypothesen beziehen sich auf Zusammenhänge zwischen beruflichen Gratifikationskrisen und Burnout (1.1), beruflichen Kontrollbestrebungen und Burnout (1.2) - dabei insbesondere auf Distanzierungsunfähigkeit und Burnout (1.2.1), Verausgabungsbereitschaft und Burnout (1.2.2) sowie Distanzierungsunfähigkeit, Verausgabungsbereitschaft und Burnout (1.2.3) - und zwischen beruflichen Gratifikationskrisen, beruflichen Kontrollbestrebungen und Burnout (1.3).

Methodische Aspekte stehen im Mittelpunkt von Kapitel 2 (2). Darin werden die Auswahl der Stichprobe und der Datenerhebungsmethode (2.1), die Durchführung der Untersuchung (2.2) und der Aufbau des Fragebogens (2.3) beschrieben.

Im dritten Kapitel konzentrieren wir uns auf Gütekriterien der zentralen Fragebogenbestandteile (3), wie den Fragebogen zu beruflichen Kontrollbestrebungen (3.1), das Maslach Burnout Inventory (3.2) und das Instrument zur Messung der Einflußmöglichkeiten (3.3).

Kapitel 4 beinhaltet unsere Vorgehensweise zur Ermittlung beruflicher Gratifikationskrisen in der Krankenpflege (4).

In Kapitel 5 stellen wir univariate (5.1), bivariate (5.2) und multivariate (5.3) Auswertungsverfahren vor, die in unserer Studie eingesetzt werden und geben Aufschluß über die Variablenselektion und -kodierung (5).

Mit Kapitel 6 gehen wir zur Darstellung unserer Ergebnisse über (6). Zunächst präsentieren wir deskriptive Befunde (6.1) und stellen sie zusammenfassend dar (6.1.1). Wir analysieren dann bivariate Zusammenhänge zwischen Kontrollvariablen und Burnout (6.2). Es folgt ein Exkurs unter der Fragestellung, wie berufliche Kontrollbestrebungen von Krankenschwestern aus einer zeitlichen Perspektive gestaltet sein könnten (6.3). Danach wenden wir uns den bi- und multivariaten Ergebnissen zu, die aus der Überprüfung unserer Hypothesen zu beruflichen Gratifikationskrisen und Burnout (6.4), beruflichen Kontrollbestrebungen und Burnout (6.5) sowie beruflichen Gratifikationskrisen, beruflichen Kontrollbestrebungen und Burnout (6.6) resultieren. Die zentralen Resultate werden komprimiert dargestellt (6.7).

Im siebten Kapitel beziehen wir uns exkursorisch auf Ergebnisse und Auswertungsmethoden niederländischer Analysen, die auf unserer Studie basieren (7).

Die Ergebnisse unserer Untersuchung diskutieren wir in Kapitel 8 resümierend (8).

Wir beenden unsere Arbeit mit einem Ausblick im neunten Kapitel (9).

Am Schluß befinden sich ein Literaturverzeichnis, Hinweise auf weitere Informationsquellen und ein Anhang.

2 Berufliche Belastungen, deren Bewältigung und Folgen

Im Mittelpunkt der folgenden theoretischen Ausführungen über berufliche Belastungen steht als Ansatz der sozialwissenschaftlichen Belastungsforschung das Modell beruflicher Gratifikationskrisen (2.1). Das Konzept 'berufliche Kontrollbestrebungen' wird, wegen seiner zentralen Stellung im Modell, eingehender dargestellt (2.2). Außerdem verdeutlichen wir, wie gesteigerte Kontrollbestrebungen eine individuelle Bewältigungskarriere mitgestalten können (2.3).

2.1 Das Modell beruflicher Gratifikationskrisen

Das Modell beruflicher Gratifikationskrisen (Siegrist et al. 1987) ist ein sozialwissenschaftliches Belastungskonzept aus der Krankheitsursachenforschung, in dessen Zentrum die Erklärung psychosozialer Verursachungsmechanismen von koronaren Herzkrankheiten (KHK) steht. (Peter 1991) Die immensen negativen Auswirkungen gerade psychosozialer Belastungen erklärt Siegrist (Siegrist et al. 1987; Siegrist 1995) vor dem Hintergrund der soziologischen Überlegungen Georg Simmels (1958) und der sozialpsychologischen Annahmen George Herbert Meads (1934). Während sich Meads Ansatz auf die frühkindliche familiäre Entwicklung beschränkt, bezieht Simmels Analyse auch spätere Entwicklungsphasen in einem umfassenderen gesellschaftlichen Kontext mit ein. Beide Wissenschaftler stimmen darin überein, daß die individuelle Identitätsentwicklung durch sozialstrukturelle Bedingungen beeinflußt wird.

Nach Mead ist Selbsterfahrung ein reflexiver Vorgang, währenddessen das Individuum sich selbst über eine Spiegelung durch seine soziale Umgebung erfährt. Dementsprechend ist positive Rückmeldung von wichtigen Bezugspersonen und -gruppen elementar für das persönliche Wohlbefinden. Simmel erweitert diesen Gedankengang, indem er den Einfluß normativer Prozesse auf die Identitätsbildung hervorhebt. Eine positive soziale Identität könne sich nur über den Erwerb sozialen Ansehens herausbilden, das abhängig sei vom Grad der Übereinstimmung zwischen individuellen und gesellschaftlichen Rollenerwartungen („Allgemeinheitswert der Individualität"). Wegen der zentralen Rolle des Berufslebens in modernen Gesellschaften dokumentiert sich soziales Ansehen in erster Linie durch den beruflichen Status. Berufliche Statusverweigerung oder -bedrohung ist im Sinne einer beruflichen Gratifikationskrise für den Einzelnen zutiefst verunsichernd, weil dadurch die drei elementaren sozio-emotionalen Motivationen nach Zugehörigkeit (zu einem beruflichen Zusammenhang), Wirksamkeit (durch berufliche Leistung) und Anerkennung (durch berufsbezogene Belohnung) frustriert werden. Damit verbunden sind subjektive Beeinträchtigungen, wie z.B. Enttäuschungen, Ärger und Ängste. Solche aus dem sozialen Umgang resultierenden Belastungen bezeichnet Siegrist als „emotionale Kosten der Vergesellschaftung". Sie können derart eskalieren, daß es über Selbstwerteinbußen bis hin zum „Einsturz sozialer Identität" kommt (Siegrist et al. 1987, S.4; Siegrist 1991, S.43; Siegrist 1996, S.89ff.). Als Folge beruflicher Gratifikationskrisen erschöpft sich das individuelle Bewältigungsrepertoire soweit, daß weitere soziale Krisen nicht mehr konstruktiv verarbeitet werden können und die Krankheitsanfälligkeit steigt.

Mit dem Konzept der beruflichen Gratifikationskrisen greift Siegrist einen Grundgedanken der sozioökonomischen Analysen von Marx (1962, Orig. 1844) und Mill (1965, Orig. 1848) auf, die übereinstimmend feststellen, daß ein Ungleichgewicht zwischen Verausgabungen und Belohnungen ein grundsätzliches Merkmal jeder freien Marktwirtschaft ist (Siegrist 1995). Siegrist spezifiziert dahin gehend, daß „glücklose Statusinvestition" und/oder „berufliche Statusbedrohung" sich in einer beruflichen Gratifikationskrise manifestieren. Glücklose Statusinvestition ist ein Ungleichgewicht zwischen starken Verausgabungen zur Statuserhaltung und geringen Belohnungen, während berufliche Statusbedrohung als berufsbiographische Verunsicherung definiert wird. (Siegrist et al. 1987, S.3; Siegrist 1991)

Im Modell beruflicher Gratifikationskrisen werden die Zusammenhänge zwischen Leistung und Belohnung detailliert dargestellt.

Die Leistungsseite betreffend sind berufliche Belastungen auf übersteigerte Anforderungen zurückzuführen, die

- von außen gestellt werden und/oder
- durch die individuelle Leistungsbereitschaft beeinflußt sind.

Die extrinsischen Leistungsanforderungen beinhalten Belastungsfaktoren aus "dem Arbeitsvollzug, der Arbeitsorganisation, der Arbeitsumgebung oder aber strukturellen Rahmenbedingungen" (Peter 1991, S.78f.). Die Leistungsbereitschaft wird moduliert durch den Bewältigungsstil beruflicher Kontrollbestrebungen (dazu ausführlich Pkt. 2.2 und 2.3).

Der Leistungsseite gegenüber steht die Belohnungs- oder Gratifikationsseite. Leistungsorientierte Belohnungen beziehen sich auf drei Gratifikationsebenen, die zugleich „Quellen beruflicher Gratifikationskrisen" (Siegrist 1990, S.82; Siegrist & Peter 1994) sind:

Auf der ökonomischen Ebene werden niedrige Lohn- und Gehaltszahlungen insbesondere dann zum Gratifikationsproblem, wenn die Bezahlung nicht oder nur geringfügig beeinflußt werden kann und alternative Arbeitsplätze knapp sind. Hinzu kommt, daß die unbefriedigende ökonomische Situation oft nur durch prekäre Arbeitsbedingungen (Schwer- und Mehrarbeit) verbessert werden kann. Die sozio-emotionale Ebene betreffend sind ein Mangel an Autonomie, positiver Rückmeldung und angemessener Unterstützung sowie unfaire Behandlung an restrikiven Arbeitsplätzen Ursachen für Gratifikationskrisen.

Auf der Ebene der Statuskontrolle können berufsbiographische Erfahrungen problematisch werden, die darauf hindeuten, daß außergewöhnliche Verausgabungen zum Zwecke des Statuserhalts oder des beruflichen Aufstiegs sich nicht gelohnt haben. Hervorzuheben sind hierbei drei Erfahrungen: „1. intragenerative berufliche Abwärtsmobilität; 2. fehlende qualifikationsgerechte Positionierung (Statusinkonsistenz); 3. (...) Arbeitsplatzunsicherheit und Arbeitslosigkeit." (Siegrist 1996, S.78f.) Die drei Gratifikationsebenen sind hierarchisch derart geordnet, daß die mit der Ebene beruflicher Statuskontrolle verknüpften Belohnungen zentral sind und die ökonomische und sozio-emotionale Ebene nachgeordnet, aber jeweils sehr stark davon abhängig sind (Siegrist 1996). Gratifikationskrisen sind gekennzeichnet durch hohe Verausgabung bei geringer Belohnung (Peter 1991, S.78; Siegrist 1996, S.95). Mit der Enttäuschung der Erwartung, hohe Leistung müsse entsprechend belohnt werden, sind spezifische Belastungserfahrungen verbunden, für die Siegrist den Begriff „aktiven Distreß" prägte (Siegrist 1996, S.40f.; vgl. auch Frankenhaeuser 1979, 1983; Karasek et al. 1982; Henry 1983). Man bezeichnet damit einen Aversions-Aversions-Konflikt, der in Leistungssituationen auftritt, die zwar hohe Anstrengungen erfordern, aber nur Mißerfolge erwarten lassen. Die mit dem Dilemma der Unvereinbarkeit von Leistungszwang einerseits und relativer Erfolglosigkeit andererseits verbundene Erfahrung unkontrollierbarer Stressoren (Glass 1977; 1978) „wird in der Regel als bedrohlich erlebt, weil der Verlust eigener Steuerungs- und Kontrollmöglichkeiten in Anforderungssituationen das Selbstwertgefühl und das soziale Ansehen einer Person beeinträchtigt" (Siegrist et al. 1987, S.28f.).

Als Folge der damit einhergehenden negativen Emotionen werden auf der physiologischen Ebene Mechanismen in Gang gesetzt, die insbesondere das Herz-Kreislauf-System schädigen. Sie entstehen durch die gleichzeitige Aktivierung zweier Streßachsen: Zum einen wird durch eine starke Bewältigungsreaktion (deshalb „aktiv") das sympathico-adrenomedulläre System innerviert, zum anderen wird bei deutlichen und/oder andauernden Mißerfolgen über starke Hilflosigkeitstendenzen (deshalb „Distreß") das hypophysär-adrenokortikale System angeregt. (zur detaillierten Darstellung der Vermittlung zwischen Gratifikationskrisen und physiologischen Reaktionen vgl. Klein 1990; Siegrist et al. 1987)

Berufliche Kontrollbestrebungen haben im Modell beruflicher Gratifikationskrisen als Merkmal der intrapsychischen Bewältigung beruflicher Anforderungen einen Einfluß darauf, wie sich Gratifikationskrisen jeweils individuell ausgestalten. Das Konstrukt 'berufliche Kontrollbestrebungen' soll wegen seiner zentralen Stellung im Modell beruflicher Gratifikationskrisen nun eingehender dargestellt werden.

2.2 Berufliche Kontrollbestrebungen

Das Konzept der 'beruflichen Kontrollbestrebungen' orientiert sich in Teilaspekten am Typ-A-Verhaltens-Konzept, welches von Rosenman et al. 1964 erstmals beschrieben und empirisch getestet wurde. Typ-A galt zunächst als Persönlichkeitsmuster (Dembroski et al. 1978, S.8), später ist man dazu übergegangen, es als Verhaltenskonzept zu definieren (vgl. v.a. Rosenman 1983). Typ-A-Verhalten ist charakteristisch für Personen, die andauernd darum kämpfen, auf schnellstem Wege möglichst viele ungenau bestimmte Ziele zu erreichen oder Dinge von ihrer Umgebung zu bekommen, ungeachtet dessen, ob dies unter den gegebenen Umständen möglich ist bzw. von der Umwelt gebilligt wird (Friedman 1969, S.84, zit. nach Glass 1977, S.24). Es wird charakterisiert durch wettbewerbsorientiertes Leistungsstreben und Verausgabungsbereitschaft, Durchsetzungsfähigkeit, Hetze und Ungeduld, Entspannungsunfähigkeit, Zeitdruck, mehrphasiges Denken und Handeln sowie latente Feindseligkeit im sozialen Umgang (Rosenman & Friedman 1959; Friedman & Rosenman 1974/75; Glass 1977; Matthews 1982) und entspricht in dieser risikoreichen Kombination weitgehend dem männlichen Rollenstereotyp (Bierhoff-Alfermann 1977). Das exzessive Leistungsstreben von Personen mit Typ-A-Verhaltensweisen wird als Versuch interpretiert, eine ausgeprägte Status-Unsicherheit, d.h. Ungewißheit über die Wertigkeit der eigenen Person, zu verringern. Die weithin akzeptierte Charakterisierung des Typ-A als aggressiv und dynamisch wird durch Ergebnisse einer qualitativen Studie von Friczewski (1988) relativiert, die den Schluß nahelegen, der Typ-A sei vielmehr aggressionsgehemmt und setze seine Energie unökonomisch und wenig zielstrebig ein. Als kontrastreichste Formen des Typ-A kristallisierten sich heraus: Der gehemmte Typ-A1 (latentes Dominanzstreben und manifeste ängstliche Anpassung) und der explosive Typ-A2 (manifestes Dominanzstreben und latente ängstliche Anpassung). (vgl. dazu auch die Diskussion bei Ernst 1988) Dieser Antagonismus zwischen Aktivitätsimpuls und -hemmung sei bisher vernachlässigt worden, obwohl Friedman & Rosenman sich der Ambivalenz in der Tiefenstruktur des Typ-A grundsätzlich bewußt gewesen seien (Rosenman et al. 1964; Rosenman 1978).

Glass (1977/1978) erkannte, daß Personen bevorzugt in unkontrollierbaren Leistungssituationen mit Typ-A-Verhalten reagieren und brachte es als erster ausdrücklich mit einem starken Kontrollbedürfnis in Zusammenhang (zur näheren Bestimmung des Zusammenhangs von Typ-A-Verhalten und Unkontrollierbarkeit vgl. die Ausführungen unter Pkt. 4.2.2). Inzwischen besteht weitgehende Übereinstimmung darin, daß Typ-A-Verhalten angesichts streßreicher unkontrollierbarer Umweltereignisse zum koronargefährdenden Bewältigungsstil wird (Friedman & Rosenman 1975, S.75, S.177; Glass 1977; 1978; Glass & Carver 1980; Matthews & Haynes 1986, S.924; davon abweichend sind Shekelle et al. 1983, 1986; Ruberman et al. 1984, zit.n. Matschinger et al. 1986, S. 104; vgl. dazu die Diskussion bei Peter 1991, S.55). McQueen & Siegrist (1982; zit. n. Burisch 1989, S.58) spezifizieren dahin gehend, daß der Bewältigungsstil Typ-A bei dafür prädisponierten Personen insbesondere in beruflichen Situationen aktiviert wird, weil dort typischerweiser Anforderungs- und Konkurrenzsituationen auftreten. Anknüpfend an die Arbeiten von Glass, etablierte in den 70-er Jahren die medizinsoziologische Forschergruppe um Johannes Siegrist das sozialpsychologische Konstrukt 'berufliche Kontrollbestrebungen' als Teilaspekt des Typ-A (Dittmann & Matschinger 1982; Siegrist & Matschinger 1988).

Gesteigerte Kontrollbestrebungen sind als stabiles Verhaltensmuster auf die subjektive Kontrolle der Umgebung (in Form aktiver Einflußnahme oder als kognitive Kontrolle) ausgerichtet. Der relativ unreflektiert zur Anwendung kommende Bewältigungsstil umfaßt Einstellungen und Motivationen, wie

1. Bedürfnis nach Anerkennung, Angst vor Kritik, Verarbeitung von Erfolg und Mißerfolg
2. Wettbewerbshaltung, latente Feindseligkeit, Unabhängigkeitsstreben in Leistungssituationen
3. Verausgabungsbereitschaft, Verdrängung von Entspannungsbedürfnissen
4. Genauigkeit, Gewissenhaftigkeit, Perfektionsstreben, Planungsbedürfnis
5. Hetze, Zeitdruck, Ungeduld, Irritierbarkeit bei Störungen
6. Berufliche Distanzierungsunfähigkeit, Verantwortungsbewußtsein, hohe Identifikationsbereitschaft mit vorgegebenen und selbstgesetzten Zielen
(vgl. Dittmann et al. 1985, S.4)

Der kognitiv-motivationale Bewältigungsstil kommt nur dann zum Einsatz, wenn es darum geht, sozial wahrnehmbare Leistungsaspekte zu kontrollieren. Dabei sind starke, oft unbewußte Motivationen die Triebfeder für eine ausgeprägte Leistungsmotivation. Auch wenn verschiedene Hypothesen über die Genese der motivationalen Struktur übersteigerter Kontrollbestrebungen bestehen, war es bis heute nicht möglich, einer dieser Annahmen eindeutig den Vorzug zu geben (Siegrist et al. 1987, S.8f.). Es liegen jedoch eindeutige Erkenntnisse über die Folgen des Bewältigungsstils vor. So bewerten Personen mit der für Kontrollbestrebungen spezifischen kognitiven Struktur Anforderungen und eigene Bewältigungsressourcen in der Regel unrealistisch. Diese Fehleinschätzungen kommen in der Tendenz zum Ausdruck, Leistungsanforderungen entweder zu überschätzen und Bewältigungsmöglichkeiten zu unterschätzen oder umgekehrt. Infolge dieser Fehleinschätzung werden Bewältigungsbemühungen falsch dosiert. Hoch kontrollbestrebten Individuen ist es, wegen der zugrundeliegenden motivationalen Struktur jedoch unmöglich, ihre Fehleinschätzung zu relativieren, um ihr Verhalten entsprechend an die Bedingungen anzupassen. „Dies bedeutet auch, daß ungünstige Kosten-Nutzen-Kalküle, beispielsweise unter Bedingungen verringerter beruflicher Statuskontrolle und erhöhter beruflicher Gratifikationskrisen, nicht rechtzeitig erkannt werden (...)" (Siegrist 1996, S.104f.). Durch ihre hohe Verausgabungsbereitschaft und ihre Distanzierungsunfähigkeit in unkontrollierbaren Verausgabungssituationen nehmen Personen mit stark ausgeprägten beruflichen Kontrollbestrebungen Erschöpfung nicht angemessen wahr. Folglich sind sie besonders durch aktiven Distreß und daraus resultierende langfristige Überforderung gefährdet. Die permanente Anwendung dieses Bewältigungsstils ist allerdings nicht allein den Individuen als gleichsam krankhaftes Verhalten zuzuschreiben, sondern wird vielmehr durch gesellschaftliche Belohnungssysteme gefördert. So kommt es nicht selten vor, daß überhöhte Kontrollbestrebungen unter der Bedingung beruflicher Belastungen, im Verlauf einer individuell unterschiedlich gestalteten Bewältigungskarriere („individuelle Belastungs- und Bewältigungsgeschichte" Siegrist & Matschinger 1988, S.90), dazu beitragen, vorzeitig ein kritisches Bewältigungsstadium einzuleiten, in dem sich als Konsequenz physischer und psychischer Erschöpfung Koronarkrankheiten manifestieren.

Gemeinsamkeiten des Bewältigungsstils Typ-A und des Konstrukts beruflicher Kontrollbestrebungen ergeben sich schon durch die enge Verwandtschaft dieser beiden Konzepte. Sie sind
- stabile Verhaltensmuster, wobei bisher nicht eindeutig geklärt werden konnte, wie sie erworben wurden.
- Bewältigungsreaktionen auf real vorhandene oder angenommene objektive Anforderungen, im Sinne gesteigerter Verausgabung.
- als Bewältigungsstrategien kurzfristig zur Problemlösung geeignet und werden deshalb beibehalten.
- Faktoren, die das koronare Risiko über anhaltende zentralnervöse Impulse beeinflussen. (Peter 1991, S.53f.)

Vor dem Hintergrund sowohl partieller als auch grundlegender Kritik des Typ-A-Konzepts (vgl. dazu Weber 1984; Matschinger et al. 1986; Friczewski 1988) ist das Konstrukt ´berufliche Kontrollbestrebungen´ jedoch mehr als dessen Ableger. Es ist vielmehr eine gewinnbringende theoretische

wie auch empirische Weiterentwicklung des deskriptiven, globalen und statischen Typ-A-Konzepts in folgenden Punkten:
- Verknüpfung motivationaler und kognitiver Aspekte
- Spezifizierung aktivierender Umgebungsbedingungen
  (Leistungszwang bei relativer Erfolglosigkeit)
- Erweiterung durch das dynamische Konzept der individuellen Bewältigungskarriere
  (Siegrist & Matschinger 1988; Peter 1991, S.60)

Wie man sich diese Bewältigungskarriere vorzustellen hat, soll im folgenden entwickelt werden.

2.3 Der Einfluß beruflicher Kontrollbestrebungen auf die Bewältigungskarriere

Das Konzept der Bewältigungskarriere (BK) basiert auf verschiedenen Annahmen zum prozeßorientierten Zusammenspiel von belastenden Umgebungsbedingungen, individuellem Bewältigungsverhalten und koronarem Risiko (Peter 1991, S.80). Es wird angenommen, daß vor dem Hintergrund eines zeitlichen Kontinuums erfolgsorientierte Bewältigungsbemühungen ('Verausgabungsbereitschaft') zunehmend dem Bewußtwerden von Bewältigungsproblemen ('Distanzierungsunfähigkeit') weichen. Die drei idealtypischen Stadien der Bewältigungskarriere lassen sich durch die jeweilige Ausprägung dieser beiden latenten Faktoren des Konstrukts 'berufliche Kontrollbestrebungen' charakterisieren (Matschinger et al. 1986; Siegrist et al. 1987, S.7ff.).

Demzufolge tendieren im ersten subklinischen Stadium zu Beginn der beruflichen Laufbahn hoch kontrollbestrebte Personen dazu, Anforderungen zu unterschätzen und Bewältigungskapazitäten zu überschätzen, was in Verbindung mit einer beruflichen Aufstiegsorientierung dazu führt, daß sehr viel Arbeit übernommen wird. Durch beruflichen Erfolg und soziale Anerkennung wird das ausgeprägte berufliche Engagement zunächst verstärkt. Im frühen Erwachsenenalter sind unter solchen zunächst günstigen Umgebungsbedingungen, trotz hoher Verausgabung, keine schädigenden Auswirkungen auf das kardiovaskuläre System zu beobachten.

Durch steigende Anforderungen, stagnierende bzw. abnehmende Bewältigungsressourcen und eine gleichbleibend hohe Verausgabungsbereitschaft wird das zweite prodromale Stadium der Bewältigungskarriere eingeleitet. Wenn die Statuskontrolle anhaltend bedroht ist, wie z.B. bei geringer

Arbeitsplatzsicherheit, erzwungener Abwärtsmobilität und zunehmender finanzieller Belastung, kann unter Beibehaltung des Bewältigungsmusters 'berufliche Kontrollbestrebungen' langfristig das kardiovaskuläre System geschädigt werden. Kontrollbedrohend können ebenso weniger klar umrissene Bedingungen sein, wie geringer Einfluß auf die Arbeitsumgebung oder Ungewißheit darüber, ob sich berufliche Anstrengungen auszahlen werden. Die beschriebene Risikokonstellation ergibt sich oft im mittleren Erwachsenenalter für übersteigert kontrollbestrebte Populationen mit geringem Status, wie z.B. Fabrikarbeiter. Es häufen sich unter der Bedingung zunehmender Belastungserfahrungen durch Kontrollbedrohung oder -verlust induzierte aktive Distreß-Erlebnisse. Beide Faktoren beruflicher Kontrollbestrebungen (Verausgabungsbereitschaft und Distanzierungsunfähigkeit) sind stark ausgeprägt. Die Verausgabungsbereitschaft hat unter der Bedingung kontrollbegrenzender Anforderungssituationen einen Einfluß darauf, wie stark sich koronare Risikofaktoren (Bluthochdruck, erhöhte Blutfettwerte) herausbilden. (Siegrist et al. 1987, S.9ff.) Außerdem geben die Betroffenen Symptome der Distanzierungsunfähigkeit zu, wie z.B. schwere Schlafstörungen.

Nach jahrelangen Verausgabungen sind in einem dritten manifesten Stadium die individuellen Bewältigungskapazitäten annähernd erschöpft. Die Verausgabungsbereitschaft ist bis auf ein Minimum reduziert. Distanzierungsunfähigkeit bestimmt das Bewältigungsverhalten, wobei Schlafstörungen mittlerweile noch ausgeprägter sind.[3] Gefühle von Energiemangel, exzessiver Müdigkeit, Reizbarkeit und Demoralisierung nehmen zu. Für die beschriebenen Erscheinungen prägten Appels et al. den Begriff „Syndrom vitaler Erschöpfung und Depression" („syndrome of vital exhaustion and depression", VED). Unter der Bedingung, daß psychosoziale Risikofaktoren und vitales Erschöpfungssyndrom sich gegenseitig verstärken, steigt für Personen mit entsprechender organischer Vorschädigung die Wahrscheinlichkeit, an einem Herzinfarkt zu erkranken (vgl. Appels & Mulder 1988; zit. n. Melamed et al. 1992, S.54; Appels & Schouten 1991; Appels et al. 1995). Bei vielen Betroffenen entwickelt sich erst nach Manifestation des Infarkts eine realistischere Sichtweise der eigenen unangemessenen Coping-Strategie („coping me") übersteigerter Kontrollbestrebungen (vgl. Matschinger et al. 1986). Und manche müssen unter Beibehaltung des Bewältigungsstils sogar verstärkt mit weiteren derartigen Komplikationen rechnen. Nur ein Abbau hoher Kontrollbestrebungen kann schließlich dazu beitragen, einen ungünstigen Krankheitsverlauf zu verhindern (K. Siegrist & Broer 1994).

---

[3] J. Siegrist (persönl. Kommunikation vom 10.10.1997) gibt zu bedenken, daß er „niedrige Verausgabungsbereitschaft als Komponente eines kritischen Bewältigungsstiles" keinesfalls gleich stark wie hohe Distanzierungsunfähigkeit gewichtet.

In einer späteren Arbeit stellt Siegrist (1996) eine `Verausgabungskarriere´ vor, welche die `Bewältigungskarriere´ (BK) sozusagen modifiziert. Dabei nimmt er eine vergleichsweise schematische Einteilung in vier chronologische Stadien vor. Als Ergänzung der BK wurde Stadium A „Ausbildung der Kontrollbestrebungen in der primären und sekundären Sozialisation" hinzugefügt, während die darauf folgenden Stadien B, C und D den traditionellen Ablauf vermuten lassen:

„B: Verausgabung in beruflichen Kontexten ohne eingeschränkte Statuskontrolle/Gratifikation;
C: Verausgabung in beruflichen Kontexten mit eingeschränkter Statuskontrolle/Gratifikation;
D: Aufgabe von Verausgabung infolge ausgeprägter Erschöpfung."
(Siegrist 1996, S.105ff.)

In beiden Varianten moderieren berufliche Kontrollbestrebungen den Verlauf, und das Syndrom vitaler Erschöpfung und Depression ist dabei jeweils als Resultat erfolgloser Bewältigungsbemühungen eine wichtige Größe. Es bestehen also Zusammenhänge zwischen den beiden Konzepten, die in späteren Ausführungen näher zu beleuchten sein werden (vgl. Pkt. 4.2.2).

2.4   Zusammenfassung

Im Modell beruflicher Gratifikationskrisen wird detailliert die Vermittlung zwischen extrinsischen (sozialen) Belastungen, intrinsischen (psychischen) Bewältigungsstilen und koronarem Risiko analysiert. Der individuelle Verausgabungsgrad ergibt sich aus dem Verhältnis von extrinsischen Anforderungs- und Belohnungsaspekten und wird beeinflußt durch den relativ stabilen intrapersonellen Bewältigungsstil `berufliche Kontrollbestrebungen´. Berufliche Gratifikationskrisen (Ungleichgewicht zwischen Verausgabung und Belohnung) werden besonders für Personen mit dem Bewältigungsstil beruflicher Kontrollbestrebungen problematisch, weil sie Anforderungen unrealistisch bewerten und daraufhin ihre Leistungsenergien unökonomisch einsetzen. Durch ihre extreme Verausgabungsbereitschaft und ihr Unvermögen, Erschöpfung angemessen wahrzunehmen, erleben insbesondere kontrollbestrebte Personen als Folge der Aufforderung zur Verausgabung bei geringen Erfolgs- oder Kontrollchancen (Sisyphussyndrom: Wolf 1969; Bruhn et al. 1974) aktiven Distreß (Verausgabung und Distreß). Aus neuroendokrinologischer Sicht ist aktiver Distreß kritisch, weil dadurch langfristig zwei klassische Streßachsen gleichzeitig aktiviert werden, deren Zusammenspiel hinsichtlich des koronaren Risikos als pathogen angesehen werden muß.

Das Gratifikationskrisenmodell erklärt relativ umfassend das Zusammenspiel zwischen Arbeitsbelastungen, deren Bewältigung und Folgen unter Berücksichtigung sowohl kontroll- als auch gratifikationsrelevanter Aspekte. In gelungener Weise verknüpft es arbeitssoziologische, sozialepidemiologische und streßphysiologische Konzepte (Peter 1991). Es ist fest verankert sowohl in sozialpsychologischen, soziologischen als auch in sozio-ökonomischen Erklärungszusammenhängen, indem es die theoretischen Überlegungen von Mead, Simmel, Marx und Mill aufgreift und spezifiziert.

Anhand des Konzepts der individuellen Bewältigungskarriere wird in idealtypischer Weise das prozeßorientierte Zusammenspiel von psychosozialen Belastungen und ihrer Bewältigung verdeutlicht. Der Einfluß des Bewältigungsstils 'berufliche Kontrollbestrebungen' wird vermittelt über seine latenten Faktoren 'Verausgabungsbereitschaft' und 'Distanzierungsunfähigkeit' herausgestellt. Die Annahmen zur Dynamik innerhalb der Bewältigungskarriere konnten bisher zwar noch nicht empirisch überprüft werden, sind aber dennoch einleuchtend.

Das Zusammentreffen von beruflichen Gratifikationskrisen, beruflichen Kontrollbestrebungen und koronarem Risiko wurde durch empirische Untersuchungen zum beruflichen Belastungsmodell von Siegrist et al. bestätigt (vgl. Peter 1991, S.81). Da bisher nur eine begrenzte Anzahl von Studien mit unterschiedlichen Herangehensweisen vorliegt, sind unbedingt weitere Untersuchungen zum Gratifikationskrisenmodell erforderlich, und zwar mit folgenden Zielsetzungen:

- Berufliche Kontrollbestrebungen, von Siegrist und Mitarbeitern 1982 erstmals bei Industriearbeitern erforscht (vgl. Dittmann & Matschinger 1982), wurden bis heute vorwiegend in männlichen Populationen untersucht. Empirische Untersuchungen der Kontrollbestrebungen von Frauen sind deshalb dringend erforderlich.

- Das Gratifikationskrisenmodell enthält richtungsweisende Anregungen zur Überbrückung der Lücke zwischen streßtheoretischen Modellen beruflicher Belastungen und dem Burnout-Konzept. Da Annahmen zu den Interaktionen zwischen Gratifikationskrisen, beruflichen Kontrollbestrebungen und Burnout bereits 1986 geäußert wurden (Matschinger et al. 1986, S.105), muß nun damit begonnen werden, diese Zusammenhänge systematisch zu erforschen.

Nachdem, als Grundlage empirischer Forschungen, in diesem Kapitel theoretische Überlegungen zu beruflichen Belastungen, deren Bewältigung und Folgen vorgestellt und diskutiert wurden, sollen im Mittelpunkt des nächsten Kapitels theoretische Ansätze und Modelle zur Erklärung des Burnout-Phänomens stehen.

3 Das Burnout-Phänomen

Das Kapitel wird eingeleitet mit einem Überblick der Entwicklungsgeschichte des Burnout-Phänomens, in dessen Mittelpunkt definitorische Belange stehen (3.1). Im Anschluß werden verschiedene Burnout-Ansätze vorgestellt (3.2), die abschließend zusammenfassend diskutiert werden (3.2.6).

3.1 Geschichte und Definition des Begriffs[4]

Burnout (BO) kommt aus dem amerikanischen Raum und kann mit Ausbrennen übersetzt werden. Verfolgt man die Geschichte des Burnout, so stößt man auf relativ weit zurückliegende Veröffentlichungen, in denen es als individuelles Erschöpfungsphänomen anhand von Fallbeispielen ausführlich geschildert wird (z.B. schon 1599 bei Shakespeare, s. dazu Shakespeare 1940, zit. n. Enzmann & Kleiber 1989, S.18). Bereits in den 30-er Jahren des 20. Jahrhunderts wurde der Begriff in den Merriam-Webster's Dictionaries in Zusammenhang mit den Bereichen des Profisports und der darstellenden Künste thematisiert (vgl. dazu Paine 1982, S.12). Von da an gewann Burnout auch als berufsbezogenes Problem zunehmend an Bedeutung (Schwartz & Will 1953; Greene 1961). Bradley (1969, S.366) erwähnte es erstmals in einem Artikel als psychologisches Problem von Helfern. Dennoch gilt der Psychoanalytiker Herbert J. Freudenberger als Entdecker des Burnout im sozialen Bereich. Er prägte 1974 den Begriff für physische und psychische Erschöpfungszustände von freiwilligen Helfern in alternativen Gesundheitsagenturen (Freudenberger 1974; Farber 1983, vgl. auch Büssing & Perrar 1989).

Neben Freudenberger waren die Sozialpsychologin Christina Maslach und ihre Kollegen maßgeblich an der Entdeckung des professionellen Burnout-Syndroms (BOS)[5] beteiligt. Sie beschäftigten sich seit Anfang der 70-er Jahre damit und führten erste systematische Untersuchungen dazu durch. Dabei wurden anhand weitgefächerter Forschungsmethoden (persönliche Briefe, schriftliche Befragungen, Interviews und teilnehmende Beobachtungen) Informationen von über tausend professionellen Helfern in den USA erhoben. Über Ergebnisse dieser Forschungen referierte Maslach erstmals 1973 auf der jährlichen Versammlung der `American Psychological Association`[6]. 1976

---

[4] Der Inhalt des Gliederungspunktes entspricht teilweise, auch wörtlich, der Abhandlung von Killmer & Siegrist „Arbeitsorganisatorischer Hintergrund pflegerischer Arbeit" in Kruse & Wagner (1994, S.71ff.).
[5] Als Abkürzung für Burnout-Syndrom wird BOS eingeführt und für Burnout BO.
[6] Der Vortrag lautet: Maslach (1973)."Detached concern" in health and social service professions.

veröffentlichte sie ein Arbeitskonzept des Burnout-Syndroms[7]. Mit diesen grundlegenden Aktivitäten stieß sie auf große Resonanz. Ausgehend von den Ergebnissen ihrer Arbeiten entwickelte sie mit Susan E. Jackson das 'Maslach Burnout Inventory', welches bis zum heutigen Tage das am meisten verwendete und bekannteste Instrument zur Messung von Burnout ist (vgl. Maslach & Jackson 1981, 1986).

Nach Schaufeli, Maslach & Marek (1993) verlief die Entwicklung des Burnout-Konzepts bisher in drei Stadien. Demzufolge schloß sich an das erste Stadium der Entdeckung des Burnout-Syndroms als berufsbezogenes Problem in Amerika eine zweite Phase der Grundlagenarbeit an. Diese sich vom Ende der 70-er bis Anfang der 80-er Jahre vollziehende sog. Pionierphase war gekennzeichnet durch die zunehmende Publizität des Phänomens bei gleichzeitiger Verallgemeinerung desselben. Damit einhergehend fungierte Burnout als Schlagwort für eine Reihe von Mißempfindungen. Während dieses Zeitraums ging es in erster Linie darum, die schädigenden Folgen des Burnout auf der individuellen Ebene durch Interventionen, wie z.B. Burnout-Arbeitsgruppen, zu beheben. Die Herangehensweisen an das Problem waren noch überwiegend unsystematisch und deskriptiv. Erst ab Mitte der 80-er Jahre konnte sich in der dritten empirischen Phase berufsbezogenes Burnout (BO) als ernstzunehmendes wissenschaftliches Thema etablieren. Auch in Deutschland gewinnt es seitdem als soziales Problem im Dienstleistungsbereich zunehmend an Bedeutung.

Obwohl wir nun schon auf eine 20-jährige Burnout-Forschung zurückblicken können, gibt es bisher keine allgemein gültige Definition des vielbeschriebenen Phänomens. Die oftmals sehr verschiedenen Definitionsansätze stimmen jedoch in folgenden Punkten überein:

- Burnout (BO) zeigt sich als Symptomenkomplex auf der individuellen Ebene und wird deshalb auch als Burnout-Syndrom (BOS) bezeichnet.
- Es ist eine negativ getönte psychologische Erfahrung.

Maslach definiert Burnout als Syndrom, das aus emotionaler Erschöpfung, Depersonalisierung und verminderter subjektiver Leistungsfähigkeit besteht und hauptsächlich auf interaktionsspezifische chronische Belastungen zurückzuführen ist (vgl. Maslach 1982a, S.3).

---

[7] Maslach (1976). Burned-out. Human Behavior, 5, S.16-22.

Die drei Komponenten des Burnout-Syndroms werden durch jeweils spezifische Ausprägungen charakterisiert:

Emotionale Erschöpfung zeigt sich darin „durch die Arbeit mit anderen Menschen ausgelaugt, erledigt, frustriert zu sein; „am Ende" (Hervorhebung im Original, C.K.) zu sein, schon vor der Arbeit müde zu sein oder in dem Gefühl, daß die Arbeit mit anderen Menschen (nur noch) eine Strapaze ist."

Depersonalisierung (Dehumanisierung) liegt vor, wenn „Klienten bzw. Ratsuchende als unpersönliche Objekte behandelt werden". Weitere Indikatoren dieses Burnout-Faktors sind „der Eindruck, Klienten und ihren Problemen gegenüber gleichgültiger zu werden, sich im Grunde nicht dafür zu interessieren, was aus ihnen wird oder das Gefühl, emotional zu verhärten".

Verminderte subjektive Leistungsfähigkeit „drückt sich (...) in subjektiven Einschätzungen aus, wie: den Umgang mit den Klienten nicht mehr im Griff zu haben, sich nicht mehr gut in sie hineinversetzen zu können, ihr Leben durch die eigene Arbeit nicht (mehr) positiv beeinflussen zu können, keine entspannte Atmosphäre mehr herstellen zu können und in der Arbeit mit emotionalen Problemen nicht mehr ruhig und ausgeglichen umgehen zu können." (Beerlage & Kleiber 1990, S.14)

Die Definition nach Maslach wird von einem Großteil der Wissenschaftler, die sich mit dem Burnout-Phänomen auseinandersetzen, anerkannt.
Es konnte inzwischen weitgehend Konsens darüber erzielt werden, daß Burnout aus dem berufsbezogenen Umgang mit Menschen resultiert, seien es nun Hilfeempfänger (z.B. Maslach 1979) oder Mitarbeiter und Supervisoren (Buunk & Schaufeli 1993). Daneben gibt es allerdings immer noch Tendenzen, Burnout in Berufen anzusiedeln, für die diese Bedingungen nicht zutreffen (vgl. Burisch 1989, S.10f.). Sogar in Liebesbeziehungen (Pines 1991) oder während der Arbeitslosigkeit (Burisch 1989) wird es vermutet. Alle diese Bestrebungen sind problematisch, weil sie der Kondensierung des Burnout-Begriffs entgegenwirken. Als in ähnlicher Weise kontraproduktiv ist einzuschätzen, daß eine mannigfaltige Auswahl oft widersprüchlicher Erscheinungen präsentiert wird, die für Burnout symptomatisch sein sollen (vgl. Gillespie 1983, S.3f., zit. n. Enzmann & Kleiber 1989, S.21). Der Widerspruch kann - allerdings nur partiell - aufgelöst werden, wenn man Burnout nicht als kurzfristigen Zustand mit typischer Symptomatik begreift, sondern als schleichend verlaufendes Geschehen (vgl. auch Etzion 1987, zit. n. Schaufeli & Buunk 1996, S.316), innerhalb dessen der Helfer verschiedene Symptomkonstellationen herausbildet, die wiederum bestimmte Phasen oder Stadien des Burnout charakterisieren.

Ursächlich für den Burnout-Prozeß ist meist der Versuch, eine streßreiche[8] Arbeitssituation durch innerpsychische Bewältigungsstrategien mit defensivem Charakter in den Griff zu bekommen (Cherniss 1980a; Enzmann & Kleiber 1989). BO-Symptome können sich während jeder Phase im körperlichen, emotionalen und geistigen Bereich sowie auf der Verhaltensebene zeigen (vgl. Carroll & White 1982, S.44), wobei nicht immer klar zu sein scheint, welchem Bereich die Symptome jeweils zuzuordnen sind.

Eine weitere Schwierigkeit besteht darin, zwischen Ursachen, Symptomen und Folgen des BO zu unterscheiden (vgl. Gillespie 1983, S.3f., zit. n. Enzmann & Kleiber 1989, S.21). Die Konfusion wird dadurch verstärkt, daß viele Burnout-Definitionen eine kombinierte Aufzählung von Erscheinungen der drei Kausalitätsebenen sind. Schaufeli & Buunk (1996) wenden die zugrunde liegende Abgrenzungsproblematik zum Vorteil, indem sie Symptome und Folgen als Manifestationen des Burnout zusammenfassen. Wenn damit auch eine gewisse Vereinfachung einer geht, so bleibt das Problem der Vermischung - nun bzgl. der Kategorien `Ursachen´ und `Manifestationen´ - doch grundsätzlich weiterbestehen.

Abgrenzungsschwierigkeiten gibt es auch zwischen dem Burnout-Konzept und Konzepten zum Streßmodell, zur Depression und zur Entfremdung (vgl. dazu Enzmann & Kleiber 1989; Burisch 1989).

Dennoch ist Burnout als besonderes Phänomen anzusehen, wobei die Burnout-Diskussion sich derzeit noch immer in der Phase der Konzeptualisierung befindet. Obwohl umfassende Burnout-Ansätze bereits mit anderen Theorien in Verbindung gebracht werden (vgl. auch Schaufeli, Maslach & Marek 1993), kann vom Theoriestatus des Burnout noch nicht die Rede sein. Dieser wird erst im Anschluß an die logische und widerspruchsfreie Verknüpfung verschiedener Burnout-Ansätze erreicht sein (vgl. Karger 1981, S.274).

Einige der wichtigsten sollen im folgenden vorgestellt werden.

---

[8] Der Streßbegriff wird in der Burnout-Literatur im großen und ganzen relativ undifferenziert verwendet, indem Stressor und Streßreaktion unter der Bezeichnung Streß subsumiert werden.

3.2 Theoretische Konzepte im Überblick

Auch wenn ein paar grundlegende Fragen zum Burnout-Phänomen noch nicht übereinstimmend beantwortet werden konnten, ist die theoretische Diskussion doch relativ weit fortgeschritten. Es gibt im wesentlichen individual- und sozialpsychologische, arbeitsorganisatorische und soziologische Ansätze wie auch Modelle zur Erklärung von Burnout. Nachdem bereits einige ausführliche Übersichtsarbeiten zum Burnout-Konzept vorliegen (vgl. aus dem deutschsprachigen Raum Enzmann & Kleiber 1989, Burisch 1989), werden im Kontext dieser Arbeit nur noch Auffassungen präsentiert und diskutiert, die unter gratifikationsspezifischen Aspekten interessant sind und/oder eine soziologische Sichtweise vertreten.

3.2.1 Individualpsychologische Ansätze

Mit dem Burnout-Phänomen haben sich bisher in erster Linie klinische Psychologen beschäftigt. Durch ihre Klienten unmittelbar mit den individuellen Auswirkungen konfrontiert, wurden sie als erste Berufsgruppe für Burnouterfahrungen sensibilisiert. Die Dominanz der individualpsychologischen Schule in der Burnout-Forschung kann außerdem damit erklärt werden, daß Menschen im allgemeinen und Helfer im besonderen dazu neigen, subjektive Einflüsse überzubewerten (vgl. Ross 1977, zit. n. Maslach 1982b, S.10; Cherniss 1982a; Enzmann & Kleiber 1989, S.34).
Drei Ansätze dieser Forschungsrichtung - vertreten durch Freudenberger et al. (3.2.1.1), Fischer (3.2.1.2) sowie Edelwich & Brodsky (3.2.1.3) - werden wir hier präsentieren.

3.2.1.1 Freudenberger

Im Erklärungsansatz von Freudenberger und Richelson (1983) bedeutet BO: „ (...) sich entleeren. Die eigenen körperlichen und seelischen Reserven erschöpfen. Sich selbst bei dem Versuch zerstören, unter Aufbietung aller Kräfte unrealistische Erwartungen zu verwirklichen, die selbstgesetzt oder vom Wertesystem der Gesellschaft aufgezwungen sind" (S.38).
Besonders erfolgs- und leistungsorientierte Personen mit Idealvorstellungen seien burnoutgefährdet, weil sie sich an Zielen orientieren, die erwartete Belohnungen nicht gewähren (Freudenberger & Richelson 1983, S.34, S.40).

Nach Auswertung von Freudenberger & Richelson (1980/83, S.34) stellen sich für Burisch (1989, S.24) die Zusammenhänge zwischen Zielsetzung und Belohnungsenttäuschung so dar:
- Ziele werden von außen vorgegeben. Sie sind, ebenso wie die entsprechenden Belohnungen, nicht bedürfnisgerecht.
- An realistische Ziele werden unrealistische Belohnungserwartungen geknüpft.[9]
- Ziele werden so hoch gesteckt, daß sie nicht erreicht und folglich auch nicht belohnt werden. Oder sie werden nur durch unverhältnismäßigen Energieeinsatz erreicht und erfüllen die dementsprechend hohen Belohnungsansprüche nicht.

Eine weitere Möglichkeit besteht darin, daß durchaus realistische Arbeitsziele anvisiert und erreicht werden, die Belohnung dafür aber vorenthalten wird (so ähnlich bei Burisch 1989, S.79f). So besteht eine geschlechtsspezifische Variante enttäuschter Belohnungserwartungen für Freudenberger & North darin, daß berufstätige Frauen zugunsten männlicher Kollegen für gute Leistungen nicht gebührend anerkannt werden. Die wiederholten vergeblichen Bemühungen von Frauen, aber auch Männern, für ihre Arbeitsergebnisse entsprechend belohnt zu werden, können zu Gefühlslagen und Verhaltensweisen führen, die Burnout begünstigen (Freudenberger & North 1992, S.57, 70, 126, 175).

Freudenberger & Richelson (1980) unterscheiden ein empfindendes und ein empfindungsloses Stadium des Ausbrennens. Das empfindende Stadium beginnt mit Erschöpfung; verschiedene andere Symptome kommen hinzu. Durch Verdrängung wird das empfindungslose Stadium eingeleitet, das sehr gefährlich ist, weil Personen sich in dieser Phase weigern, ihre Probleme zuzugeben. Die Symptomatik kann bei ein- und derselben Person während verschiedener Episoden variieren. Nachdem eine Episode durchlaufen worden ist, dauern die symptomfreien Phasen länger an, weil schon Schutzmechanismen gegen Burnout aktiviert worden sind. Weitere Episoden des Ausbrennens werden dann als weniger gravierend erlebt. (Freudenberger 1975a, S.73ff.)

Freudenberger und Richelson (1983) betonen zwar die individuelle Verursachung und Dynamik des Burnout, berücksichtigen aber auch organisatorische und gesellschaftliche Einflüsse. Durch die grundlegende Umgestaltung der Gesellschaft (Wertewandel, Zerfall der Familien) in den letzten Jahrzehnten würden viele Menschen verunsichert und Burnout in allen Lebensbereichen gefördert.

Trotz der Empfehlung weitreichender Interventionsmaßnahmen hebt Freudenberger die individuelle Komponente hervor, indem er letztlich Copingstrategien befürwortet (Freudenberger 1982).

---

[9] Dieser Aspekt wird besonders von Edelwich & Brodsky (1984, S.26) hervorgehoben.

3.2.1.2 Fischer

Das wesentliche Charakteristikum im psychoanalytischen Ansatz von Fischer (1983), der sich auf drei Fallbeispiele stützt, ist die Unterscheidung zwischen "worn-out" und "burn-out". Als "worn-out" bezeichnet Fischer das, was gemeinhin unter Burnout verstanden wird, nämlich das Aufgeben der Ideale sowie eine Verminderung der Arbeitsleistung und des Selbstwertgefühls. Kennzeichnend für das eigentliche "burn-out" sei die Tatsache, daß betroffene Personen an hohen Idealen und Selbstachtung festhalten und ihre Arbeitsbemühungen sogar steigern, ungeachtet der damit einhergehenden Erschöpfung (vgl. Freudenberger und Robbins 1979; Freudenberger 1975a). Offensichtlich sei hier ein elementares Gesetz der Natur, das Lustprinzip, außer Kraft gesetzt.

Die Triebfeder dieses gesundheitsschädigenden Verhaltens, ein fragiles Selbstwertgefühl, werde versucht zu stabilisieren durch kontinuierliche suchtbetonte Bestätigung der eigenen Allmacht („illusion of grandiosity", Fischer 1983, S.43f.) über die helfende Tätigkeit (vgl. dazu auch Schmidbauer 1980, S.326). Das märtyrerhafte berufliche Engagement wäre somit dem vergeblichen Bemühen untergeordnet, ein narzißtisches Defizit auszugleichen.

Fischer vermutet, daß das von ihm als "worn-out" bezeichnete originäre Burnout gesellschaftlich weiter verbreitet ist, als das, was er unter "burn-out" versteht. Beide Phänomene sind für ihn individuelle Probleme.

Seine Einstellung gegenüber strukturellen Interventionen, wie z.B. Forderungen nach günstigeren Arbeitsbedingungen und besserer Bezahlung, ist eher ablehnend, wenn auch nicht eindeutig, denn er bemerkt: „Of course, at the same time, the identification of unwholesome environmental factors should be pursued with a view toward their amelioration." (Fischer 1983, S.41)

3.2.1.3 Edelwich und Brodsky

Edelwich & Brodsky (1984, S.12) definieren BO als „zunehmenden Verlust an Idealismus und Energie" von Helfern durch enttäuschende Arbeitsbedingungen.[10]
Eine wichtige Frustrationsquelle sehen sie auch in unrealistischen Motivationen, die der Berufswahl zugrundeliegen. In der Regel unbewußt und verborgen hinter der Absicht, helfen zu wollen, könnten sie nur schwer korrigiert werden. Die eigentlichen unausgesprochenen Motive seien erstens der Wunsch, mehr über sich selbst zu erfahren, und zweitens der Wunsch, Kontrolle auszuüben. Da

---

[10] Sie betonen zwar die besondere Brisanz des Burnout in den Sozialberufen, wollen es aber nicht ausschließlich darauf beschränkt sehen.

Berufsanfänger irrtümlicherweise glaubten, ihre Ziele weitgehend unabhängig von Fremdeinflüssen umsetzen zu können, seien weitere Enttäuschungen vorprogrammiert.

Edelwich & Brodsky erklären Burnout vor dem Hintergrund eines Ablaufes, den sie als den Kreislauf der Desillusionierung bezeichnen. Er besteht aus den fünf Stadien des Enthusiasmus, der Stagnation, der Frustration, der Apathie und der Intervention, die hier unter Gratifikationsaspekten skizziert werden:

Im Anfangsstadium des Enthusiasmus (Begeisterung) wird unter Aufbietung großer Energien und unter Vernachlässigung des Privatlebens versucht, die idealistische Berufsauffassung umzusetzen. Extrinsische Belohnungen, wie z.b. Bezahlung und beruflicher Aufstieg, spielen in dieser Phase eine untergeordnete Rolle. In der Regel zeigt sich sehr bald, daß trotz Überidentifikation mit den Hilfsbedürftigen und unbegrenzter Aufopferung die erhofften sozio-emotionalen Belohnungen ausbleiben.

Die anfängliche Begeisterung wird abgelöst vom zweiten Stadium der Stagnation (Stillstand). Man fühlt sich wie festgefahren, erste Frustrationen kommen auf, die Arbeit ersetzt einem nicht mehr alles. Man weiß mittlerweile, daß persönliche Wünsche (wie z.b. nach Zuwendung) durch sie in der Regel nicht erfüllt werden können. Deshalb werden jetzt extrinsische Belohnungen sowie die Befriedigung persönlicher Bedürfnisse außerhalb der Arbeit wichtiger.

Die Frustrationsphase ist das zentrale Stadium des Burnout. Die Betroffenen zweifeln zunehmend am Sinn und der Effizienz ihrer Arbeit. Es entstehen Gefühle der Machtlosigkeit. Enttäuscht darüber, unter den gegebenen Bedingungen weder anderen helfen zu können, noch eigene Bedürfnisse erfüllt zu bekommen, entwickeln sie psychosomatische Krankheiten, Suchtverhalten und Störungen in persönlichen Beziehungen.

Apathie, als Abwehrmechanismus gegen chronische Frustrationen, ist das Endstadium des BO. Typisch für dieses Stadium ist die Abhängigkeit der Helfenden von der Arbeit bei gleichzeitiger Frustration durch sie. Infolgedessen werden ursprüngliche Ziele aufgegeben, und es wird mit möglichst geringem Arbeitsaufwand und ohne Interesse an der Arbeit versucht, die gesicherte berufliche Position aufrechtzuerhalten. Helfer schützen sich vor weiteren Frustrationen, indem sie Hilfsbedürftige depersonalisieren oder Kontakte zu ihnen ganz vermeiden.

Der Burnout-Prozeß ist an jeder beliebigen Stelle des Kreislaufs der Desillusionierung, der oft zyklisch verläuft und sich mehrmals wiederholen kann, durch gezielte, insbesondere individuenbezogene Interventionen zu unterbrechen (vgl. Ellis & Harper 1975; Glasser 1975). Als Intervention bezeichnen Edelwich & Brodsky „alles, was in Voraussicht oder als Reaktion auf Enthusiasmus, Stagnation, Frustration und Apathie unternommen wird" (Edelwich & Brodsky 1984, S.25).

3.2.2 Sozialpsychologische Ansätze

Neben Individualpsychologen haben sich auch Sozialpsychologen schon relativ früh mit dem Burnout-Phänomen beschäftigt und grundlegende Erkenntnisse dazu gewonnen. Die bekanntesten Ansätze nach Maslach (3.2.2.1), Pines (3.2.2.2) und Schaufeli (3.2.2.3) werden im folgenden dargestellt.[11]

3.2.2.1 Maslach

Die Sozialpsychologin Maslach beschreibt Burnout als Syndrom, bestehend aus emotionaler Erschöpfung, dem zentralen Symptom, sowie Depersonalisierung und einer negativen Einstellung zur eigenen Leistungsfähigkeit (Maslach 1982a, S.3; vgl. Pkt. 3.1). Genauer bezeichnen Maslach & Jackson (1981, 1986) die drei Burnoutsymptome als „Korrelate oder Manifestationen, in denen Burnout als Faktor erscheint" (Enzmann & Kleiber 1989, S.33). Burnout ist eine individuelle Streßerfahrung, die innerhalb komplexer sozialer Beziehungen entsteht (Maslach 1993, S.28). Maslach kam nach umfassenden empirischen Untersuchungen zu dem Schluß, daß Burnout durch den chronischen Streß aus der Helferbeziehung im sozialen Bereich gravierender sei als in anderen Bereichen (z.B. Maslach 1976).

Es kristallisierten sich vier strukturelle Aspekte der Helferbeziehung heraus, die grundlegend dazu beitrügen, die helfende Interaktion für den Helfer wenig lohnenswert zu gestalten und dessen negative Sicht von Hilfsbedürftigen zu fördern:

- Die Konzentration auf Probleme,
- der Mangel an positiver Rückmeldung,
- die Höhe des emotionalen Stresses und
- die (Un-)Wahrscheinlichkeit einer Änderung bzw. Verbesserung.

(Maslach 1982b, S.18ff)

Durch die emotional beanspruchende Beziehung zwischen Helfer und Empfänger der Hilfeleistung wird der Burnoutprozeß, zunächst über die Erfahrung emotionaler Erschöpfung, in Gang gesetzt. Die Betroffenen versuchen, den aus der Helferbeziehung resultierenden emotionalen Streß zu reduzieren, indem sie sich eine Einstellung distanzierter Anteilnahme aneignen. Diese Bewältigungsstra-

---

[11] Enzmann & Kleiber (1989) subsumieren die sozialpsychologischen Sichtweisen unter arbeits- und organisationsbezogene Ansätze, wobei sie selber darauf hinweisen, daß Pines et al. (1980, S.2) ihr Konzept als sozialpsychologisch verstanden wissen wollen.

tegie ist im allgemeinen erfolgreich, allerdings nicht einfach zu erlernen, so daß Helfer leicht im Sinne dehumanisierender Verhaltensweisen gegenüber den Hilfsbedürftigen überreagieren. Maslach sieht darin die zweite Phase der Depersonalisierung. Das defensive depersonalisierende Verhalten bewirkt, daß sich die Helferbeziehung zunehmend verschlechtert, berufliche Ziele nicht mehr umgesetzt werden können und sich eine negative Einstellung gegenüber der eigenen Leistungsfähigkeit herausbildet. Die Betroffenen befinden sich nun in der dritten Phase des Burnoutprozesses. Die Burnout-Phasen können mehrmals durchlaufen werden (Leiter & Maslach 1988, zit. n. Schaufeli, Maslach & Marek 1993, S.28, S.244; Maslach 1993).[12]

Maslach und Jackson führen Burnout, und davon v.a. emotionale Erschöpfung und Depersonalisierung, hauptsächlich auf situationsbedingten Streß aus der Helferbeziehung und den sie umgebenden Arbeitsbedingungen zurück. Sie berücksichtigen aber auch individuelle Persönlichkeitseigenschaften, Einstellungen und Bewältigungsstrategien, die einen Einfluß darauf haben, ob und wie es sich ggf. entwickelt (Maslach & Jackson 1978, S.8; vgl. dazu auch Adams 1983, S.8). Maslach (1993, S.29f.) betont, der Einfluß individueller Faktoren auf die Verursachung müsse zukünftig detaillierter untersucht werden, auch wenn sie im allgemeinen zu stark hervorgehoben würden. Bedingt sei dies u.a. durch einen grundlegenden Attributionsirrtum (Ross 1977). Demgemäß seien sich Helfer der situationsbedingten Belastungen ihrer Tätigkeiten zwar prinzipiell bewußt, sie nähmen jedoch fälschlicherweise an, BO selbst verursacht zu haben, weil sich während dessen schleichender Entwicklung nur persönliche Veränderungen feststellen ließen, die Umgebungsbedingungen aber weitgehend gleich blieben (vgl. dazu auch die Attributionstheorie nach Kelley 1967, 1971, zit. n. Maslach 1982c, S.42). Die Fehlattribution werde gestützt durch die ohnehin vorhandene Neigung von Helfern, persönliche Einflüsse zu überschätzen (Maslach 1982b, S.10; vgl. dazu auch Enzmann & Kleiber 1989, S.34). Solche Fehleinschätzungen könnten in Verbindung mit unangemessenen Bewältigungsstrategien den bereits vorhandenen Streß verstärken.

Zusätzlich würden Helfer durch die grundlegende Umstrukturierung gesellschaftlicher Rahmenbedingungen belastet, insbesondere durch die Nachfrage einer zunehmenden Zahl von isolierten Menschen nach sozialen Diensten. (Maslach 1982b) Umgekehrt habe Burnout weitreichende gesellschaftliche Folgen (Maslach & Jackson 1985, S.838), weshalb es unerläßlich sei, durch verbesserte Arbeitsbedingungen den emotionalen Streß von Sozialberuflern zu verringern (Maslach 1976).

---

[12]Golembiewski und Munzenrieder (1988) haben ein achtstufiges Phasenmodell des Burnout entwickelt, das auf den drei BO-Faktoren nach Maslach & Jackson (1981, 1986) basiert (vgl. die Darstellung von Enzmann & Kleiber 1989, S.76ff. und insbesondere Schaufeli & Buunk 1996, S.333ff.).

3.2.2.2 Pines

Eine besondere Komponente des Ansatzes von Pines und Mitarbeitern, der dem ihrer Kollegin Maslach sonst relativ ähnlich ist, ist die Differenzierung zwischen Überdruß und Ausbrennen. Auf der Erscheinungsebene würden beide als „Zustände körperlicher, emotionaler und geistiger Erschöpfung" identisch wahrgenommen, zurückzuführen seien sie jedoch auf jeweils unterschiedliche chronische Belastungen. Während sie beim Überdruß unspezifisch seien, lägen dem Ausbrennen von Idealismus getragene emotionale Belastungen durch andauernden intensiven Einsatz für andere Menschen zugrunde.

Sie diskutieren Burnout als einen Prozeß, in dem idealistische Personen ihr Gefühl der Verpflichtung verlieren, nachdem sie Autonomie und Kontrolle, ein Gefühl der Arbeitsvollendung und Belohnungen entbehren mußten (Aronson et al. 1983; Pines & Aronson 1981; Pines 1982). Überdruß definieren sie u.a. als Ergebnis zu zahlreicher Anforderungen bei einem Mangel an Belohnungen (Pines, Kafry & Etzion 1980, S.2, zit. n. Enzmann & Kleiber 1989, S.28). Pines et al. gehen davon aus, daß Ausbrennen in der Regel Überdruß beinhaltet und umgekehrt (Pines & Kafry 1978, S.499; Aronson et al. 1983, S.25). So wird in späteren Veröffentlichungen Überdruß in den Burnoutbegriff integriert (z.B. Pines & Aronson 1988).

Wie Maslach führen sie das Ausbrennen eher auf umweltbezogene Bedingungen zurück als auf die Persönlichkeit der davon betroffenen Individuen. Sie unterbreiten ein weitgefächertes Angebot arbeitsorganisatorischer, sozialer und individueller Ansätze zur Streßbekämpfung.

3.2.2.3 Schaufeli

Auch Schaufeli (1990) unterscheidet zwischen Überdruß und Burnout, wobei er letzteres auf jegliche Art von emotionalem, berufsbezogenem Beziehungsstreß zurückführt (vgl. Winnubst 1993, S.152). Buunk und Schaufeli (1993) konstatieren, daß Burnout sich primär in den sozialen Bezügen von Arbeitsorganisationen als Resultat sozialer Austauschprozesse herausbildet. D.h. sie leiten BO sowohl aus der Helferbeziehung als auch aus den Beziehungen zu Kollegen, Vorgesetzten usw. ab. Zur Erklärung des Burnout-Potentials der Helferbeziehung ziehen sie die Equity-Theorie (Walster, Walster & Berscheid 1978) heran. Demnach sei in helferischen Interaktionen eine grundlegende Regel sozialen Austausches, nämlich die der Reziprozität, außer Kraft gesetzt. Praktisch besteht Reziprozität darin, daß die Partner einer sozialen Beziehung darum bemüht sind, einen Ausgleich zwischen den beiderseitigen Investitionen und Gewinnen herzustellen, um Unbehagen zu vermeiden. Entsprechend könnte in der Helferbeziehung der Helfer als Gegenleistung für seine Hilfeleistung die Fortschritte des Klienten erwarten. Bleibt die Belohnung aus, so ist das Gleichgewicht gestört, und es resultiert die emotionale Erschöpfung des Helfers. Der emotional erschöpfte Helfer versucht wiederum, das Mißverhältnis zwischen Investitionen und Gewinn über depersonalisierendes Verhalten gegenüber dem Hilfeempfänger auszugleichen.

Unterstützt wird diese Vermutung durch signifikante Korrelationen zwischen der Wahrnehmung eines solchen Ungleichgewichts und Burnout, insbesondere in Bezug auf emotionale Erschöpfung und Depersonalisierung für verschiedene Berufsgruppen, wie auch Krankenschwestern (Schaufeli & Janczur 1994) und Allgemeinärzte (Van Dierendonck, Schaufeli & Sixma 1994). Hier ist allerdings der Einfluß von Persönlichkeitseigenschaften zu berücksichtigen. So waren bei einem Ungleichgewicht nur die Krankenschwestern stärker von Burnout betroffen, die eine wenig ausgeprägte gemeinschaftliche Orientierung aufwiesen.

Schaufeli et al. (Schaufeli, Van Dierendonck & Van Gorp 1996) erweitern diesen Ansatz in ihrem Zwei-Ebenen-Modell sozialen Austauschs, indem sie neben der Interaktionsebene auch die Ebene der Beziehung des Dienstleistenden zur Organisation unter Reziprozitätsaspekten einbeziehen.[13]

3.2.3 Arbeitsorganisatorischer Ansatz

Aus inhaltlichen Gründen wird hier nur der Ansatz von Cherniss dargestellt. Weitere arbeitsorganisatorische Sichtweisen können bei Enzmann & Kleiber (1989, S.36ff.) nachgelesen werden.

3.2.3.1 Cherniss

Cherniss (1980a; 1980b, S.17f.) beschreibt Burnout als transaktionalen Prozeß (vgl. Lazarus & Launier 1981). Transaktional bedeutet, daß eine Interaktion zwischen personen- und arbeitsbezogenen Bedingungen zugrundegelegt wird.
Der transaktionale Burnout-Prozeß besteht aus drei Stadien: Das Anfangsstadium ist durch anhaltenden beruflichen Streß gekennzeichnet, der sich im zweiten Stadium als unmittelbare emotionale Streßreaktion (Angst- und Spannungsgefühle, Erschöpfung) beim Betroffenen bemerkbar macht.

---

[13] Wir beschränken uns an dieser Stelle darauf, den theoretischen Ansatz von Schaufeli et al. in aller Kürze vorzustellen. Weitere Erkenntnisse dieser niederländischen Forschergruppe werden in der Diskussion des Empirieteils eingehend gewürdigt (vgl. Teil II, Pkt. 8).

Wenn es nicht möglich ist, den Zustand aktiv zu bewältigen, wird das dritte Stadium eingeleitet, in dem als defensives Coping negative Einstellungs- und Verhaltensänderungen vorgenommen werden.

Cherniss (1980a) deckte die beschriebenen Zusammenhänge in einer qualitativen Längsschnittstudie mit 28 jungen Professionellen (j.P.) auf, die während deren ersten zwei Berufsjahren durchgeführt wurde. In der arbeitsorganisatorischen Studie führten anhaltende Zweifel an der eigenen Kompetenz als grundlegender Berufsmotivation (Cherniss 1980b, S.57ff.; dazu auch Cherniss 1989; 1992) zur Überzeugung, keine Kontrolle über wichtige Belohnungen zu haben. Die damit einhergehende erlernte Hilflosigkeit (vgl. Seligman 1975, 1983; Cherniss 1980b, S.57ff.; Freudenberger & North 1992, S.70) bewirkte, daß j.P. nur noch defensive Formen zur Bewältigung von Streß einsetzten, die mit Burnout assoziiert sind (Cherniss 1980b, S.22). Sie gaben den ursprünglich mit der professionellen Tätigkeit verknüpften Idealismus und das Gefühl persönlicher Verantwortung auf und gestalteten den Umgang mit Klienten distanzierter, rigider oder sogar zynisch. Da die erwarteten intrinsischen Belohnungen ausgeblieben waren, gerieten extrinsische Belohnungen, wie z.B. gute Bezahlung, zunehmend in den Mittelpunkt ihres Interesses. (Cherniss 1980a, S.13f.; Cherniss 1980b; vgl. auch Cherniss & Krantz 1983).

Cherniss (1980b) entwickelt, ausgehend von den empirischen Ergebnissen seiner Studie, einen relativ umfassenden Überblick der Bedingungen, die mit Burnout in Verbindung stehen. Nachdem sich in dieser Studie bereits arbeitsorganisatorische Faktoren als die wichtigsten Streßauslöser herausgestellt hatten (Cherniss 1980a, S.158ff.), stellt er - orientiert an der Rollentheorie von Kahn et al. (1964) - normative Strukturen, Rollen- und Machtstrukturen von Arbeitsorganisationen in den Mittelpunkt seiner Betrachtung. Im Sinne einer grundlegenden präventiv-orientierten Maßnahme gegen Burnout fordert er, daß die o.g. Strukturen in humanitären Dienstleistungsorganisationen verändert werden. Weiterhin berücksichtigt er individuenbezogene Charakteristika, wie Alter, Geschlecht und Persönlichkeitseigenschaften, sowie den Einfluß vorangegangener Berufserfahrungen und außerberuflicher Beziehungen auf den Einzelnen. Die Karriereorientierung ist hier als personenbezogener Faktor besonders hervorzuheben, weil sie Aufschluß gibt über Ziele, die man in seiner Berufslaufbahn erreichen möchte, und Belohnungen, die man sich davon erhofft. Burnout wird begünstigt, wenn diese Vorstellungen schlecht auf die Berufsstruktur abgestimmt sind. So waren von den vier in der Untersuchung nachgewiesenen Orientierungen 'Soziale Aktivisten' und 'Handwerker' stärker von Burnout betroffen als 'Selbstinvestoren' und 'Karrieristen'. Während 'Soziale Aktivisten' wohl bei dem Versuch, institutionelle und soziale Veränderungen herbeizuführen, an die Grenzen ihrer Berufsrealität stießen[14], scheiterten 'Handwerker' vermutlich daran, ihren eigenen Standards entsprechend gute Arbeit zu leisten. (Cherniss 1980a, S.189ff.)

Schließlich diskutiert Cherniss eingehend den Einfluß sozialhistorischer Gegebenheiten auf Burnout (vgl. die ausführliche Darstellung bei Enzmann & Kleiber 1989, S.44ff.). Die sozialhistorische Sichtweise rückt er in seinen späteren Abhandlungen in den Mittelpunkt.

3.2.4 Soziologische Ansätze

Es besteht noch immer ein Mangel an soziologischen Erklärungsansätzen des Burnout.[15] Cherniss (1982a, S.92f.) begründet dies mit dem persönlichen Bedürfnis der Eigenkontrolle, das bedroht wäre, wenn man sich eingestehen müßte, von übergeordneten sozialen Zusammenhängen beeinflußt zu werden. Im Anschluß an seine arbeitsorganisatorischen Arbeiten (Cherniss 1980a, 1980b) entwickelte er zusammen mit Krantz (Cherniss & Krantz 1983) einen soziologischen Erklärungsansatz, der hier präsentiert wird (3.2.4.1). Danach stellen wir einen weiteren in diese Richtung gehenden Versuch von Karger (1981) vor (3.2.4.2).

3.2.4.1 Cherniss

Cherniss & Krantz (1983) relativieren die Erkenntnisse von Cherniss (1980a, 1980b), indem sie feststellen, daß nicht Streß und übermäßiges Engagement BO verursachen, sondern der Verlust an sozialem Engagement und moralischen Zielsetzungen. Grundlegend dafür seien nicht individuelle Anpassungs- oder Bewältigungsschwierigkeiten, sondern kulturelle und historische Gegebenheiten. Sie definieren Burnout als soziales Problem (vgl. auch Cherniss 1982c), das auf die Verdrängung des moralisch-religiösen durch das wissenschaftlich-technische Paradigma zurückgehe, weil die damit verbundene Professionalisierung soziale Unterstützung und Engagement untergrabe.

So begünstigten die in den Professionen extrem positiv besetzten Werte der Freiheit, des Individualismus und der Autonomie (Cherniss 1980a, S.209) die Isolation Professioneller (Pines & Aronson 1988; Cherniss 1980c). Weiter würden die mit professioneller Tätigkeit verknüpften hohen Beloh-

---

[14] Auch Maslach & Jackson (1978) gelangten zu der Auffassung, daß Ziele wie die Veränderung sozialer Strukturen wesentlich zu Burnout beitragen.
[15] Handy (1988) fordert, mehr soziologische Konzepte sowohl in die Streß- als auch in die Burnout-Forschung zu integrieren, um damit grundlegende theoretische und methodologische Probleme beider Forschungsrichtungen zu lösen.

nungserwartungen bzgl. Status, Autonomie und interessanter Arbeit oft durch bürokratische Reglementierung enttäuscht (Cherniss 1980a, zit. n. Cherniss 1982b, S.11). Professionelle seien im sozialen Bereich bspw. mit geringeren Kontrollbefugnissen und weniger Autonomie ausgestattet als in anderen Bereichen, insbesondere seitdem soziale Programme stärker durch die Öffentlichkeit kontrolliert werden (Cherniss 1980b). Der geringe soziale Status sei ein wesentlicher Grund für Unzufriedenheit in bestimmten Professionen, weil dadurch die Selbstwirksamkeit eingeschränkt werde (Cherniss 1993, S.148f.). Ein weiteres streßgenerierendes Merkmal der professionellen Kultur sei die alleinige Verantwortlichkeit des Professionellen als Experte für die Lösung von Klientenproblemen, obwohl diese oft nur durch politische oder kulturelle Ansätze gelöst werden könnten (Cherniss 1980a, S.217; Cherniss 1982a; Cherniss & Krantz 1983, S.211).

In einer von wissenschaftlichem Rationalismus und Professionalismus geprägten Kultur könne die moralische Tradition erneuert werden, indem die Herausbildung ideologischer Gemeinschaften in sozialen Institutionen unterstützt werde (Cherniss 1982a, S.210, S.212). Innerhalb der sozialen Strukturen solcher Gemeinschaften könnten Ziel- und Wertekonflikte als zentrale Burnout-Ursachen (Cherniss 1980b) verringert werden. Durch realistische Zielsetzungen und eine unterstützende soziale Umwelt (Cherniss 1980c) innerhalb und außerhalb der Gemeinschaft würde entspanntes Arbeiten ermöglicht. Gratifikationskonflikte als weitere Ursache von Burnout reduzierten sich, weil erstens alle Aufgaben und Mitarbeiter gleichermaßen wichtig seien und zweitens durch die intrinsische normative Motivation auf äußere Anreize in Form extrinsischer Belohnungen weitgehend verzichtet werden könne. In einem solchen Arbeitsumfeld könne die grundlegende Berufsmotivation, das Streben nach Kompetenz, leichter umgesetzt werden (vgl. Enzmann & Kleiber 1989, S.47f.).

Cherniss sieht in Bewußtseinsänderungen, die in sozialem Aktivismus gipfeln, wie z.B. dem Zusammenschluß in ideologischen Gemeinschaften, grundlegende Strategien zur Verminderung des Burnout-Syndroms. Weiter gibt er kulturellen, wirtschaftlichen und politischen Interventionsprogrammen, die auf einer Analyse der sozialen Einflußfaktoren basieren, gegenüber arbeitsorganisatorischen oder insbesondere individuellen Interventionen den Vorzug (Cherniss 1982a, S.94).

3.2.4.2 Karger

Kargers (1981) grundlegende Kritik an der Burnout-Forschung zielt auf die Vernachlässigung sozialer Aspekte zugunsten der individuellen Erscheinungsebene des Ausbrennens. Um gesellschaftliche Einflüsse stärker mit einzubeziehen, definiert er Burnout im Sinne der marxistischen Entfremdung (vgl. Marx 1962). Die Entfremdung von Helfern sei dem Umstand geschuldet, daß soziale Wohlfahrtseinrichtungen zunehmend industrielle Züge annehmen, die den Bedürfnissen von Klienten und Helfern nicht gerecht würden. So sei auch die Distanzierung des Dienstleistenden von seinen Klienten zurückzuführen auf die berufliche Funktionalisierung interaktiver Fähigkeiten (so auch Ostner & Krutwa-Schott 1981), die sozusagen wie ein Produktionsmittel eingesetzt würden. Die Helfer-Klienten-Beziehung objektiviere sich folglich. Dazu Karger: „It is this reification, which alienates the worker from the authentic expression of his skills, that fits within the reported symptoms of burnout" (Karger 1981, S.275). Durch ihre Proletarisierung würden Helfern Lohn- und Aufstiegsmöglichkeiten immer wichtiger und mangelnde Aufwärtsmobilität habe Resignation und zunehmende Entfremdung zur Folge.

3.2.5 Burnout-Modelle

Maslach (1982a, S.33) charakterisiert den Fortschritt in der Entwicklung der theoretischen Burnout-Diskussion insbesondere dadurch, daß an die Stelle einfacher Ansätze immer komplexere Modelle treten, wobei jeweils versucht wird, darin die Inhalte verschiedener Ansätze zu integrieren.
Das handlungstheoretische Modell (3.2.5.1) und das Modell sozialer Kompetenz (3.2.5.2) werden hier unter gratifikationstheoretischen Aspekten präsentiert.

3.2.5.1 Das handlungstheoretische Modell

Burisch (1989) integriert in sein handlungstheoretisches Burnout-Modell neben dem Streßkonzept bekannte Erklärungsansätze von Kontrollverlust, Hilflosigkeit, Frustration, Arbeits(un)zufriedenheit sowie von psychosomatischen Erkrankungen (Ulcera, Herz-Kreislauf-Erkrankungen und Krebs).

Er sieht in dem als Burnout Bezeichneten keine für bestimmte Berufe charakteristische Erscheinung und führt es relativ unspezifisch zurück auf Streß, der hervorgerufen werde durch das Unvermögen, individuelle Autonomieeinbußen angemessen zu bewältigen (Burisch 1989, S.70; Burisch 1993). Autonomieverlust komme zustande, wenn eine unangenehme Situation, gekennzeichnet durch Über- oder Unterforderung einerseits und Frustration intrinsischer Motive andererseits, weder verändert noch verlassen werden könne. Burisch setzt diesen Zustand gleich mit der typischen Fallensituation, die verbunden ist mit Hilflosigkeitsgefühlen (Burisch 1989, S.119).

Mit Hilfe des Modells von Burisch sollen Störfälle und deren Folgen analysiert werden, um davon ausgehend individuelle Burnout-Prozesse zu verhindern. Zu diesem Zweck ist es zunächst erforderlich, aus einem Handlungsstrom eine Handlungseinheit gleichsam herauszupräparieren. Dadurch soll es möglich sein, zu beobachten, wie im Verlauf der als Handlungs-Episode bezeichneten Einheit (mehr oder weniger bewußt) mit Belohnungserwartungen verknüpfte Ziele angesteuert werden.

In der ungestörten Handlungs-Episode wird das Ziel ohne nennenswerte Hindernisse erreicht und den Erwartungen entsprechend belohnt. Die Welt wird dadurch als kontrollierbar erlebt. (zur ungestörten Handlungsepisode vgl. Burisch 1989, S.78, Abb. 2)

Problematisch sind kritische oder gestörte Handlungs-Episoden.

In den letztgenannten tauchen Störfälle auf dem Weg zum Ziel auf. Die vier häufigsten sind „Zielvereitelung", „Zielerschwerung", „Ausbleiben der Belohnung" und „Negative Nebenwirkungen" (vgl. S.79f.). Dazu Burisch: „Wer häufig oder gar regelmäßig feststellen muß, trotz aller Anstrengungen Ziel oder Belohnung verfehlt zu haben, eine Belohnung durch unverhältnismäßigen Einsatz zu teuer erkauft zu haben, oder durch Nebenwirkungen um seinen Lohn gebracht zu sein, der wird zumindest unzufrieden werden - ein Zustand, dem im Maslach Burnout Inventory die Skala „Leistungsunzufriedenheit" entspricht" (Burisch 1989, S.95).

Burisch nimmt an, daß Ausbrenner erstens eher gestörte Handlungsepisoden durchlaufen als Personen, die nicht ausbrennen, und sie diese zweitens weniger gut bewältigen und dadurch zeitweise ihre Autonomie bzw. Kontrolle verlieren können. Welcher der beiden Faktoren Burnout stärker beeinflußt, ist noch ungeklärt (Burisch 1989, S.89).

In der Zwischenform der kritischen Handlungs-Episode wird das Ziel ohne Mehranstrengung erreicht und die Belohnung empfangen. Das letztlich positive Resultat ist in einem frühen Stadium der Handlungsplanung jedoch eher unwahrscheinlich, so daß die Episode bis zum Schluß als herausfordernd bzw. bedrohlich erlebt wird. Beim Vorhandensein zusätzlich belastender Bedingungen kann vor diesem Hintergrund Burnout entstehen (Burisch 1989, S.86f.).

Burnout kann sich, nach Burisch, u.a. in psychosomatischen Erkrankungen, wie Ulcera, Herz-Kreislauf-Erkrankungen und Krebs, manifestieren.

3.2.5.2 Das Modell sozialer Kompetenz

Harrison (1983) vermutet als wichtigsten Grund für die Wahl eines Sozialberufes den Wunsch, anderen helfen zu wollen, oder anders formuliert: durch die Berufsausübung soziale Kompetenz zu erlangen (zur Bedeutung der Variable 'Kompetenz' vgl. auch Cherniss 1980a). Solange diese von idealistischen Vorstellungen getragene Motivation befriedigt werde und über die intrinsische Belohnung sozusagen verstärkend auf die Hilfsbereitschaft zurückwirke, sei Burnout so gut wie ausgeschlossen. Neben der Belohnung durch das Gefühl sozialer Kompetenz seien aber auch materielle Belohnungen und andere Formen extrinsischer Gratifikationen bedeutsam:

„Their importance varies considerably from worker to worker and setting to setting, but in times we think of as economically tight, small differentials in salary and other types of extrinsic reward that are ostensibly tied to competence may take on great significance. Where material rewards are absent or inadequate, the path to burnout is considerably facilitated" (Harrison 1983, S.37).

Für Harrison ist Burnout das Resultat der Diskrepanz zwischen personenbezogenen Erwartungen und sozialer Kompetenz. Er sieht darin den Verlust des Gefühls sozialer Kompetenz und der ursprünglichen Berufsmotivation und nicht notwendigerweise die Folge bestimmter, etwa sozialer, Tätigkeiten (S.38).

Im Modell sozialer Kompetenz spielen individuelle (z.B. Attributionen) und umweltbezogene Faktoren eine entscheidende Rolle dabei, ob soziale Kompetenz und Leistungsmotivation gefördert werden oder Burnout. Weil sie die Hilfsbereitschaft entweder positiv oder negativ beeinflussen, werden sie auch als helfende Faktoren („helping factors") oder Barrieren der Hilfe („barriers of helping") bezeichnet (S.32).

Harrison vertritt die Auffassung, daß angesichts sich verschärfender Arbeitsbedingungen realitätsbezogene, ziel- und klientenorientierte Arbeitsmethoden zu bevorzugen seien, um soziale Kompetenz zu erlangen und Burnout zu verhindern.

3.2.6 Zusammenfassung und Diskussion

Wir haben in den vorangegangenen Kapiteln Burnout-Ansätze vorgestellt, die unter gratifikationsspezifischen Gesichtspunkten interessant sind, und/oder die das Burnout-Phänomen unter einem soziologischen Blickwinkel zu erklären versuchen. Dies sind insbesondere individual- und sozialpsychologische, arbeitsorganisatorische und soziologische Sichtweisen sowie das handlungstheoretische Modell nach Burisch und das Modell sozialer Kompetenz nach Harrison.

In der nun folgenden zusammenfassenden Diskussion soll der Frage nachgegangen werden, ob die Konzeptionen in sich stimmig sind, und inwieweit sie dazu beitragen können, die Entwicklung eines soziologischen Burnout-Modells voranzutreiben, das gratifikationstheoretische Aspekte integriert.

Die psychoanalytischen Herangehensweisen nach Freudenberger und Fischer sowie die an der Psychologie des Individuums orientierten Ansätze nach Edelwich & Brodsky und Burisch vermitteln die Grundlage für das Verständnis des Burnout-Phänomens, sind aber ansonsten allesamt eingeschränkt, weil sie die Verantwortung für Burnout letztlich dem einzelnen zuschreiben. Dementsprechend basieren die Erkenntnisse lediglich auf Einzelfallstudien bzw. Interviews.
Freudenberger (1983) weist zwar ausdrücklich darauf hin, Burnout nicht vor dem Hintergrund eines medizinischen Krankheitsmodells zu interpretieren und erkennt den gesellschaftlichen Einfluß auch an, integriert ihn aber nicht in seine Analyse. Zentral in seinem individualpsychologischen Ansatz ist die Annahme, Burnout werde hervorgerufen, wenn bestimmte mit einem Ziel verbundene Belohnungserwartungen enttäuscht werden. Obwohl zahlreiche Wissenschaftler in der Burnout-Forschung diese Auffassung teilen, wird sie selten so klar formuliert.
So geht bspw. Fischer nicht explizit auf gratifikationsbezogene Aspekte ein. Sein Ansatz ist in diesem Zusammenhang interessant, weil er impliziert, die immensen Arbeitsleistungen würden unabhängig von monetärer Gratifikation erbracht. Die Belohnung sei vielmehr verknüpft mit der Erfahrung, den eigenen Selbstwert über Omnipotenzgefühle in der helfenden Tätigkeit regulieren zu können, wobei die damit verbundene extreme Beanspruchung für die betroffenen Personen von nachgeordnetem Interesse sei. Das Besondere seiner Sichtweise liegt in der Unterscheidung zwischen worn-out, das einher gehe mit Leistungsminderung, und burn-out, bei dem die Leistung trotz widriger Umstände gesteigert werde. Diese Auffassung verhält sich konträr zu dem allgemeinen Konsens, Endstadien des Burnout in Verbindung mit einer reduzierten Arbeitsleistung zu sehen (eine weitere Ausnahme davon bildet die Sichtweise Freudenbergers & Robbins' 1979).
Edelwich & Brodsky heben in ihrer Burnout-Definition die Arbeitsbedingungen als Hauptquelle von Frustrationen hervor, relativieren diese Sichtweise aber, indem sie letztlich, ähnlich wie

Freudenberger, Burnout zurückführen auf latente intrinsische Belohnungserwartungen, die enttäuscht wurden. Im wesentlichen seien es der Wunsch nach Selbsterfahrung einerseits und Kontrollausübung andererseits. Ihren Kreislauf der Desillusionierung haben wir unter Berücksichtigung von Belohnungsaspekten illustriert. Dabei wurde deutlich, daß während dieses Prozesses die anfänglich vorherrrschenden sozio-emotionalen Belohnungserwartungen sukzessive durch eine Orientierung an materiellen Belohnungen verdrängt werden. Wie viele andere Phasenmodelle des Burnout-Syndroms (z.B. Freudenberger & Richelson 1983) geht der Kreislauf der Desillusionierung zurück auf einen intuitiven Typisierungsversuch basierend auf Fallbeispielen. Da das Modell bisher empirisch nicht systematisch getestet wurde, ist letztlich nicht verläßlich zu belegen, daß es dem Burnout-Geschehen entspricht. Es kann deshalb nur einen - wenn auch plastischen - Eindruck davon vermitteln, wie sich der Prozeß des Ausbrennens in der Belastungskarriere vollziehen könnte. Die Stadieneinteilung in Enthusiasmus, Stagnation, Frustration, Apathie und Intervention (Edelwich & Brodsky 1984, S.23ff., S.39ff.) ist allerdings unlogisch, weil Intervention eine andere Qualität besitzt als die Zustände des Enthusiasmus, der Stagnation, der Frustration und der Apathie. Diese Tatsache reproduziert sich darin, daß Edelwich & Brodsky sich in weiteren Textstellen auf einen vierstufigen Prozeß beziehen (S.68ff.). Auch Enzmann & Kleiber (1989, S.24) beziehen sich auf „einen *vierstufigen Prozeß der Desillusionierung* (kursiv im Original, C.K.)". Sie lassen das Stadium der Intervention jedoch gänzlich unberücksichtigt. Unseres Erachtens wäre es bzgl. der Stadieneinteilung sinnvoll, sich allgemein auf die vierstufige Lösung festzulegen, wobei Intervention als besondere Kategorie zu definieren wäre.

Die Sozialpsychologen Maslach, Pines sowie Schaufeli sehen das Individuum im dynamischen Austausch mit seiner sozialen Umwelt. Sie konzentrieren ihre Aufmerksamkeit auf die systematische empirische Erforschung der Umwelteinflüsse, insbesondere des Arbeitsumfeldes, die in den individualpsychologischen Ansätzen fehlt.

Maslach hat vor diesem Hintergrund drei Burnout-Faktoren (emotionale Erschöpfung, Depersonalisierung, verminderte subjektive Leistungsfähigkeit) herausgearbeitet, die zugleich Symptome und Bewältigungsstrategien beruflicher Belastungen sind (vgl. dazu die Diskussion bei Enzmann & Kleiber 1989, S.32) und deren jeweilige Ausprägung verschiedene Burnout-Stadien kennzeichnen. Zentral sind in der Verursachung des Burnout-Syndroms, ihren Forschungsergebnissen zufolge, die chronischen interaktionsbezogenen Belastungen aus der Arbeit mit Hilfsbedürftigen. Anhand struktureller Gegebenheiten erläutert sie den wenig lohnenswerten Charakter der Helferbeziehung. Wenngleich sie die Notwendigkeit betont, zukünftig auch verstärkt individuelle Bedingungen im Burnout-Geschehen zu erforschen, erklärt sie auf der Grundlage attributionstheoretischer Überlegungen detailliert, weshalb diese im allgemeinen überbewertet werden. Ihre theoretisch fundierte Argumentation trägt entscheidend zur Entlastung des Individuums bei, dem in individualpsychologischen Ansätzen eine relativ große Eigenverantwortung bei der Verursachung des Burnout-Geschehens zugeschrieben wird.

Pines et al. unterscheiden in ihrem Konzept die Erschöpfungszustände Überdruß und BO nach ihrer Verursachung, nämlich unspezifischen Streß beim Überdruß und spezifischen interaktionsbezogenen Streß beim Ausbrennen, ohne sie auf der Erscheinungsebene jedoch klar voneinander trennen zu können. Sie definieren Burnout als Verlust der Verpflichtung durch einen Mangel an Kontrolle und Belohnung sowie eines Gefühls der Arbeitsvollendung, wobei sich in letztgenanntem die beiden erstgenannten Mängel reproduzieren: Da ein Gefühl der Arbeitsvollendung fehlt, kann ein Kontrollgefühl nicht entwickelt werden und die intrinsische Belohnung bleibt aus. Als eine mögliche Ursache von Überdruß wird in der Definition die Diskrepanz zwischen Anforderungen und Belohnungen ausdrücklich erwähnt. Die Konfusion der Begriffe Burnout und Überdruß läßt allerdings nicht den Schluß zu, sie seien gleichbedeutend. So konnte anhand einer Faktorenanalyse der Überdrußskala nachgewiesen werden, daß „überdrüssig sein" und „ausgebrannt sein" auf unterschiedlichen Dimensionen laden. (Enzmann & Kleiber 1989, S.121f.) Dennoch wird in späteren Veröffentlichungen der Forschergruppe Überdruß stillschweigend durch Burnout ersetzt (Pines & Aronson 1988).

Da A. Pines eine ehemalige Mitarbeiterin von C. Maslach ist (dazu Pines & Aronson 1988; Schaufeli, Maslach & Marek 1993; gemeinsame Publikationen sind z.B. Maslach & Pines 1977, 1979), gibt es zwischen den Konzepten von Maslach et al. und Pines et al. in einigen Punkten starke Ähnlichkeiten. Sie betreffen v.a. die Symptome emotionale Erschöpfung und Depersonalisierung sowie die Betonung des interaktionsbezogenen Stresses als eine Ursache des Burnout. Unterschiede bestehen darin, daß Maslach den dritten Faktor ungenügender Leistungsfähigkeit in ihre Burnout-Gleichung mit aufnimmt und die Dehumanisierung stärker gewichtet als Pines. Während im sozialpsychologischen Ansatz nach Maslach gesellschaftliche Zusammenhänge immerhin als Interpretationshintergrund herangezogen werden, bleiben sie bei Pines so gut wie unberücksichtigt (Enzmann & Kleiber 1989, S.31).

Schaufeli (1990) unterscheidet, wie Pines, zwischen Überdruß und Burnout. Er führt BO jedoch allgemeiner auf jegliche berufliche emotionale Beziehung zurück. Eine aus gratifikationstheoretischer Sicht interessante Komponente des Ansatzes nach Schaufeli et al. besteht darin, daß sie Burnout in ihrem Zwei-Ebenen-Modell sozialen Austauschs aus der unbefriedigenden Gratifikationsstruktur der helfenden Beziehung einerseits und der organisationsbezogenen Ebene anderseits ableiten. Sie ziehen zur Erklärung des Burnout-Syndroms die Equity-Theorie heran. Derzufolge sei ein ungünstiges Kosten-Nutzen-Verhältnis der Auslöser für die von Maslach und Jackson nachgewiesenen Faktoren emotionale Erschöpfung, Depersonalisierung und negative Einstellung zur Leistungsfähigkeit.

Individual- und sozialpsychologische Konzepte unterscheiden sich im wesentlichen darin, daß individuenbezogene und soziale Einflüsse jeweils verschieden stark gewichtet werden. Dieses Vorgehen ist wenig erfolgversprechend, weil wegen der interdependenten Beziehung zwischen individuellem Verhalten und Sozialem die Frage der Gewichtung letztlich nicht beantwortet werden kann (Killmer 1989, S.40).

Cherniss integriert in seinen arbeitsorganisatorischen Ansatz - vermittelt über eine an Lazarus & Launier (1981) orientierte transaktionale Sichtweise - sowohl situations- als auch personenbezogene Gesichtspunkte. Außerdem berücksichtigt er in seinen Ausführungen die rollentheoretischen Überlegungen nach Kahn et al. (1964) und die Theorie der erlernten Hilflosigkeit von Seligman (1983; vgl. Enzmann & Kleiber 1989, S.27f.). Er geht davon aus, daß sich beim Mißlingen des Erwerbs von Kompetenz, als wichtigster Berufsmotivation, die Überzeugung herausbildet, keine Kontrolle über intrinsische Belohnungen zu haben. Als Folge der damit verbundenen Frustration treten extrinsische Belohnungen in den Mittelpunkt des Interesses. Gleichzeitig resultieren Erfahrungen erlernter Hilflosigkeit, die zu defensiver Streßbewältigung und schließlich Burnout führen. Cherniss' Burnout-Definition ist relativ umfassend, weil sie neben der transaktionalen Orientierung (Cherniss 1980a, 1980b) - wenn auch nur implizit - die drei Burnout-Faktoren nach Maslach & Jackson beinhaltet (Enzmann & Kleiber 1989, S.42). Eindeutig ist sie jedoch nicht. Cherniss definiert Burnout als einen Prozeß, in dem ein ehemals engagierter Dienstleistender sich als Reaktion auf beruflichen Streß psychologisch von seiner Arbeit löst (vgl. Cherniss 1980a, S.5; Cherniss 1980b, S.18, S.24). An anderer Stelle bezeichnet er es auch als intrapsychische Copingstrategie, die eingesetzt wird, wenn aktives Coping sich als nutzlos erweist (Cherniss 1980b, S.24). Burnout kann jedoch nicht zugleich Prozeß und Copingstrategie, also dessen letztes Stadium, sein. Enzmann & Kleiber weisen einen Weg aus diesem Dilemma, indem sie den Sachverhalt so erklären: „Der Burnoutprozeß beginnt nach Cherniss mit exzessivem, ausgedehntem Arbeitsstreß, welcher beim Arbeitenden Streßreaktionen (...) hervorruft. Entscheidend für das Entstehen von Burnout ist dann die Art der Bewältigung (...)" (Enzmann & Kleiber 1989, S.42).

Sowohl Cherniss' arbeitsorganisatorischer Ansatz wie auch die sozialpsychologischen Herangehensweisen beschäftigen sich intensiv mit der Erforschung des Arbeitsumfeldes. Es muß diesbezüglich betont werden, daß Cherniss die arbeitsorganisatorischen Kriterien sehr viel umfassender, theoretisch fundierter und detaillierter erforscht als die Sozialpsychologen. Allerdings beschränkt er sich auf qualitative Untersuchungen mit nur kleinen Fallzahlen. Obwohl sozialhistorische Hintergründe im arbeitsorganisatorischen Konzept eingehend diskutiert werden, steht eine Analyse des Einflusses übergeordneter sozialer Gebilde auf das Burnout-Geschehen noch aus.

Deshalb ist nun zu prüfen, inwieweit dieses Defizit in den soziologischen Ansätzen von Cherniss und Karger ausgeglichen wird. Während Cherniss Burnout im arbeitsorganisatorischen Ansatz als Ursache des Verlustes von Engagement und moralischen Zielsetzungen begreift, definiert er Burnout in seinem soziologischen Ansatz als daraus resultierendes soziales Problem und weist ihm damit den Status eines Symptoms zu. Unbestritten ist die Diskussion über die arbeitsorganisatorische oder soziologische Ausrichtung der Burnout-Forschung für weitere Fortschritte auf diesem Gebiet wesentlich. Dennoch muß hingewiesen werden auf die Gefahr der Reproduktion eines grundlegenden Problems der Burnout-Forschung, nämlich das der Vermischung zwischen verschiedenen Kausalitätsebenen, die unter der Prämisse der Fragestellung zustande käme, ob Burnout Ursache oder Symptom (Folge) sei. Cherniss erläutert seine neu gewonnene Überzeugung sehr detailliert, indem er das Burnout-Phänomen aus kulturellen und historischen Entwicklungen ableitet, wobei er auf die Verdrängung des moralisch-religiösen durch das wissenschaftlich-technische Paradigma abzielt. Zentraler Bezugspunkt seiner soziologischen Analyse ist die Kultur des wissenschaftlichen Rationalismus und Professionalismus. Dabei hebt er explizit die Diskrepanz zwischen Belohnungserwartungen und -möglichkeiten in helfenden Professionen als eine Ursache des Ausbrennens hervor. Demgemäß hatte in den von ihm untersuchten Professionen der niedrige soziale Status einen negativen Einfluß auf die intrinsische Belohnung der Selbstwirksamkeit. Cherniss schlägt vor, die kulturell bedingten Gratifikationsprobleme zu lösen, indem die Organisation Einzelner in ideologischen Gemeinschaften zum Zwecke der moralischen Erneuerung gesellschaftlich gefördert werde. Trotz des missionarischen Impetus könnte dieser Vorschlag vielversprechende Möglichkeiten eröffnen, um Streß und Burnout innerhalb der ideologischen Gemeinschaft zu verringern: So ist leicht nachvollziehbar, daß über die Reduzierung von Ziel-, Werte- und Gratifikationskonflikten in solchen Gemeinschaften verstärkte soziale Unterstützung und entspannteres Arbeiten möglich ist. Zweifellos kann vor diesem Hintergrund der Erwerb beruflicher Kompetenz (bzw. Selbstwirksamkeit) als grundlegender Berufsmotivation erleichtert werden. Cherniss' soziologische Sichtweise relativiert sich allerdings mit der Anforderung einer individuellen Bewußtseinsänderung als Ausgangspunkt der Bildung ideologischer Gemeinschaften (dazu auch Enzmann & Kleiber 1989, S.63), auch wenn er weitere kulturell, wirtschaftlich und politisch orientierte Interventionsmöglichkeiten anbietet (vgl. Cherniss 1982a, S.94).

Karger (1981, S.274) setzt Burnout gleich mit der marxistischen Entfremdung, um damit den eingeschränkten Blickwinkel der Burnout-Forschung zu erweitern. Er erklärt die Entfremdung von Helfern mit der Industrialisierung sozialberuflicher Tätigkeit und berücksichtigt damit einen wesentlichen gesellschaftlichen Einflußfaktor des Burnout-Phänomens. Seine gesellschafts-ökonomische Betrachtungsweise beinhaltet Gratifikationsaspekte aus den Bereichen Bezahlung, Statuskontrolle und -

wenn auch nur implizit - sozio-emotionale Belohnung. Allerdings bewegt sich Kargers Analyse auf relativ allgemeinem Niveau. Zugleich bleiben wichtige Charakteristika dessen, was Burnout auszeichnet, wie der zugrundeliegende Idealismus und Spezifika helfender Tätigkeiten, weitgehend ausgeklammert. So wird, trotz einer vielversprechenden Annäherung an eine sozio-ökonomische Erklärungsweise des BOS, letztlich nichts anderes als Entfremdung beschrieben (vgl. zur Abgrenzung von Entfremdung und Burnout die Diskussion bei Enzmann & Kleiber 1989, S.81ff.).

Insgesamt kann zu den Ansätzen von Karger und Cherniss festgehalten werden, daß sie gratifikationsrelevante Elemente enthalten und richtungsweisende Anregungen für die soziologische Analyse des Burnout-Phänomens bereitstellen. Eine umfassende gratifikationstheoretische, soziologische Analyse steht jedoch noch aus.

Deshalb soll nun gezeigt werden, ob die Burnout-Modelle dem Anspruch ihrer Verfasser gerecht werden, Burnout umfassender zu erklären als es in den Burnout-Konzepten bisher geschehen ist.

Burisch entwickelte zu diesem Zweck das handlungstheoretische Modell. In ihm werden innerhalb einer Handlungsepisode mit Belohnungserwartungen verknüpfte Ziele angesteuert. In der ungestörten Handlungsepisode wird das Ziel erreicht und die Leistung entsprechend belohnt. Es bildet sich der Eindruck, die Welt kontrollieren zu können. Anders ist dies in kritischen und gestörten Handlungsepisoden, als deren Folge sich Kontrollverlust, Streß und Burnout entwickeln können. Burnout ist hier definiert als Fallensituation, die verbunden ist mit einem Gefühl der Hilflosigkeit. Burisch ist sich bewußt, einen komplexen Sachverhalt extrem vereinfacht darzustellen, wenn er zusammenhängende Prozeße analytisch trennt, indem er eine Handlungsepisode aus einem Handlungsstrom herausnimmt. Diese Vorgehensweise verhindert es nachzuvollziehen, in welcher zeitlichen Abfolge die genannten Bedingungen (gestörte Handlungsepisoden, Autonomieeinbußen oder erst deren mißglückte Bewältigung) an der Verursachung des Burnout mitwirken. Reale Ereignisse können dadurch nicht folgerichtig eingeordnet werden, so daß es nahezu unmöglich sein dürfte, den Anspruch einzulösen, mit Hilfe des handlungstheoretischen Modells Burnouterlebnisse zu verhindern bzw. zu therapieren. Burisch begründet seine individualpsychologische Herangehensweise u.a. damit, daß er „sich an der inneren Realität des Ausbrenners orientiert, an dem, was dieser (nicht notwendig bewußt) sozusagen „proximal" erlebt, während die meisten Burnout-Theorien mit „distalen" Faktoren wie Überlastung, Undankbarkeit, Unterbezahlung operieren, deren Wirkung auf das Individuum erst noch vermittelt werden muß" (Burisch 1989, S.70). Diese Argumentation ist aus verschiedenen Gründen nicht ganz einleuchtend. Erstens stellt sich hier die Frage, wie Burisch die proximalen Faktoren der Beobachtung zugänglich gemacht hat, nachdem sie „nicht notwendig bewußt" sind. Zweitens ist anzumerken, daß die sog. distalen Faktoren bei Berücksichtigung der individuellen Einschätzung mindestens genauso eng an der Erlebniswelt des Individuums orientiert sind wie die sog. proximalen Faktoren. Obwohl Burischs handlungstheoretisches Modell sich mit der Vermittlung zwischen individuellen Belohnungsanreizen, deren Frustration und BO sehr instruktiv auseinandersetzt, muß man ihn wohl bestärken in der Einschätzung, daß es empirisch nicht fundiert ist und „allenfalls Plausibilität" beanspruchen kann (Burisch 1989, S.89).

In Harrisons Modell ist Burnout das Resultat eines Mißverhältnisses zwischen Erwartungen und sozialer Kompetenz (vgl. Cherniss 1980a, 1980b). Auch wenn dabei die intrinsische Belohnung durch das Gefühl sozialer Kompetenz zentral ist, sind materielle Belohnungen nicht unwichtig. Unbestimmt bleibt, ob sie ausschließlich als extrinsische Manifestation intrinsischer Belohnungen relevant sind oder auch durch ihren Eigenwert. Soziale Kompetenz in der von Harrison definierten Bedeutung kann nur in sozialen Berufen erlangt werden, so daß seine Feststellung, BO werde nicht unbedingt durch soziale Tätigkeiten hervorgerufen, unter dieser Prämisse einen fragwürdigen Charakter bekommt. Insgesamt wird in Harrisons Modell die Bedeutung sozialer Kompetenz auf Kosten anderer Einflußfaktoren zu stark gewichtet (vgl. Killmer 1989).

Wenn man sich die beiden Burnout-Modelle abschließend ansieht, muß man feststellen, daß es weder Burisch noch Harrison gelungen ist, das Burnout-Geschehen umfassender als in den zuvor diskutierten Burnout-Ansätzen zu erklären: Burischs handlungstheoretisches Modell, das zwar verschiedene theoretische Sichtweisen integriert und auch aus gratifikationstheoretischer Sicht konstruktive Anregungen bietet, bleibt in der eingeschränkten individualpsychologischen Analyse stecken. Harrisons Modell sozialer Kompetenz weist grundlegende Übereinstimmungen mit Cherniss´ Konzept auf, geht aber keinesfalls über die arbeitsorganisatorische Ebene hinaus.

Zusammenfassend bleibt folglich festzuhalten, daß es, trotz vielversprechender Ansätze in dieser Richtung, bisher kein umfassendes soziologisches Erklärungsmodell für das Burnout-Phänomen gibt. Gratifikationstheoretische Aspekte werden von den meisten Autoren zwar explizit behandelt, sie beziehen sich jedoch überwiegend auf die relativ eingeschränkten individual- und sozialpsychologischen Erklärungsmuster. Obwohl von einigen Wissenschaftlern zumindest arbeitsorganisatorische Anforderungssituationen detailliert dargestellt werden, bleibt die Belohnungsseite relativ abstrakt.

Beim derzeitigen Forschungsstand zum Burnout-Syndrom kristallisieren sich die folgenden gratifikationsbezogenen Leitlinien heraus:
- Burnout wird als Folge einer Gratifikationskrise, d.h. des Mißverhältnisses zwischen Anforderungen und Belohnungen, interpretiert.
- Die anhaltende Gratifikationskrise setzt Bewältigungsbemühungen in Gang, die sich in einer Streßbewältigungskarriere fortsetzen.

Spezifischer, in bezug auf helfende Berufe, zeigte sich folgendes:
- Mit der Ausübung helfender Berufe werden zunächst v.a. sozio-emotionale Belohnungserwartungen verknüpft. Mit zunehmender Frustration solcher immaterieller Bedürfnisse werden materielle Belohnungen wichtiger (außer bei Fischer 1983).
- Kontrollbestrebungen, im allgemeinen Sinne des Wortes, sind in helfenden Berufen ein zentraler Bestandteil der oft unbewußten egoistischen Berufsmotivation (vgl. Killmer 1989).

Wie man anhand dieser Leitlinien leicht erkennen kann, zeichnen sich insgesamt enge Verbindungen zwischen beruflichen Gratifikationskrisen, Kontrollbestrebungen und Burnout ab.

Daran anknüpfend wollen wir in vorliegender Arbeit das Modell beruflicher Gratifikationskrisen und grundlegende Inhalte des Burnout-Konzepts zusammenfassen, um damit einen Beitrag zu einem soziologischen Burnout-Modell zu leisten.

Als Ausgangspunkt dafür soll durch die folgenden Überlegungen transparent werden, worin die Gemeinsamkeiten und Unterschiede beider Ansätze bestehen. Dabei werden wir auch das Syndrom vitaler Erschöpfung und Depression (VED) berücksichtigen.

4 Vergleichende Bewertung von Gratifikationskrisenmodell und Burnout-Konzept unter Berücksichtigung des Syndroms vitaler Erschöpfung und Depression (VED)

Als grundlegende Gemeinsamkeit der Forschungskonzepte berufliche Gratifikationskrisen und Burnout ist hervorzuheben, daß beide in enger Verbindung zur Streßforschung stehen: Während Gratifikationskrisen Ursachen von beruflichem Streß sind, entsteht Burnout als Folge andauernden beruflichen Stresses, der unangemessen bewältigt wird. Inadäquat bewältigter Streß ist somit das Bindeglied zwischen dem Ausgangspunkt der Gratifikationskrise und dem Endpunkt des Burnout. Bereits Matschinger et al. (1986, S.105) stellen, ausgehend von ihren industriesoziologischen Forschungen, explizit diesen Zusammenhang zwischen Gratifikationskrisen und Burnout her, der auch im Rahmen der Burnout-Forschung weitgehend bestätigt wird.

Während Menschen große berufliche Anforderungen erfüllen können, wenn sie sich in ihren Organisationen geschätzt und angemessen belohnt fühlen, wird das Ausbrennen begünstigt, wenn die Belohnungen als mangelhaft empfunden werden (Pines & Aronson 1981; Aronson et al. 1983, S.7; Cherniss 1980a; Freudenberger & Richelson 1980, 1983; Freudenberger & North 1992; Kanner et al. 1978, zit. n. Aronson et al. 1983, S.25; Hobfoll & Freedy 1993; Burisch 1989). Vor allem Schaufeli et al. interpretieren emotionale Erschöpfung und Depersonalisierung als Bewältigungsreaktionen auf ein Überwiegen der Investitionen gegenüber den Belohnungen insbesondere in helfenden Berufen (vgl. Pkt. 3.2.2.3).[16]

Nachdem wir bereits an anderer Stelle dargelegt haben, was Belohnung aus gratifikationstheoretischer Sicht beinhaltet (vgl. Pkt. 2.1), stellt sich die Frage, wie der Belohnungsbegriff in der Burnout-Forschung gefaßt wird. Die Sozialpsychologin A. Pines (1982, S.204) definiert Belohnung in verhaltenstheoretischer Weise „als Ziel, Situation, oder verbale Aussage im Zusammenhang mit einer erfolgreichen Arbeitsausführung, die dazu beiträgt, das zugrundeliegende Verhalten zu verstärken. Belohnungen beinhalten Bezahlung und extrinsische Gewinne (Sicherheit, Verbesserungsmöglichkeiten), genauso wie intrinsische Vorteile (Wertschätzung, Anerkennung)"[17] (freie Über-

---
[16] Van Dierendonck, Schaufeli & Buunk (1996) haben nachgewiesen, daß sich Burnout bei überhöhten Belohnungen im Vergleich zu mangelhaften Belohnungen sogar noch verstärkt. Da diese Bedingung in sozialen Berufen eher selten zutrifft und sich die Ergebnisse nur auf zwei empirische Studien mit relativ geringen Fallzahlen stützen, wollen wir unsere weiteren Überlegungen auf die Bedingung ungenügender Belohnung konzentrieren.
[17] Es wird im allgemeinen zwischen intrinsischer und extrinsischer Belohnung unterschieden. Diese in der Burnout-Literatur weithin unbestimmten Termini sollen anhand motivationstheoretischer Überlegungen erklärt werden. In der Lernpsychologie wird eine Motivation als intrinsisch bezeichnet, „wenn eine durch sie veranlaßte Handlung um ihrer selbst willen ausgeführt wird (z.B. Lernen aus Interesse), und extrinsisch, wenn die Handlung als bloßes Mittel eingesetzt wird, um einen Zweck oder ein Ziel zu erreichen (z.B. Lernen zur Vermeidung von Strafe und Mißbilligung oder

setzung, C.K.). Damit ist die Quintessenz dessen erfaßt, was in den verschiedenen Burnout-Ansätzen unter Belohnung subsumiert wird. D.h. es wird ein relativ vager und eingeschränkter Belohnungsbegriff zugrundegelegt, der in der Regel nicht mehr als ein sozialpsychologisches Verständnis von Belohnung vermittelt. Siegrist et al. hingegen beziehen explizit den gesellschaftlichen Kontext ein und unterscheiden in ihrem Gratifikationskrisenmodell sehr viel umfassender und dezidierter drei Belohnungsmodi, nämlich Bezahlung, sozio-emotionale Belohnung und Statuskontrolle. Auch Karger (1981), der Burnout leider sehr verkürzt als Entfremdung definiert, bezieht sich in seiner soziologischen Herangehensweise zumindest implizit auf diese Belohnungsstruktur, ohne diese allerdings gratifikationstheoretisch einzubinden. Es ist deshalb erforderlich, den Belohnungsbegriff der Burnout-Forschung im Sinne Siegrists zu erweitern.

Wendet man diese drei Belohnungsebenen des Modells beruflicher Gratifikationskrisen auf das Burnout-Konzept an, so fällt auf, daß Bezahlung und Statuskontrolle hier originär untergeordnete Belohnungskriterien zu sein scheinen, während die sozio-emotionalen Belohnungen eine herausragende Rolle spielen. Die Belohnungskategorie der sozio-emotionalen Belohnung ist besonders bzgl. der helfenden Beziehung sehr weit gefächert. Aus gratifikationstheoretischer Sicht wäre es sinnvoll, künftig auch die Belohnungsmodi Bezahlung und Statuskontrolle stärker in die Analyse einzubeziehen.

Während im Modell beruflicher Gratifikationskrisen die verschiedenen extrinsischen Anforderungen gleichwertig sind, dominieren in der Burnout-Forschung interaktionsbezogene, die für helfende Berufe spezifisch sind.

Eine Besonderheit des Burnout-Konzepts ist die, daß unrealistische Erwartungen als eine zentrale Ursache für Gratifikationskrisen angesehen werden. Auch wenn davor gewarnt werden muß, diese individualpsychologische Kategorie überzubetonen, sollte sie doch auch in ein soziologisches Gratifikationskrisenmodell des Burnout integriert werden.

In beiden Forschungskonzepten wird die Bewältigung von Gratifikationskrisen nicht statisch, sondern vor dem Hintergrund einer „individuellen Belastungs- und Bewältigungsgeschichte" (Siegrist & Matschinger 1988, S.90) beschrieben. Durch den Vergleich der Bewältigungskarriere (BK) nach Siegrist et al. und verschiedener BO-Phasenmodelle sollen weitere Unterschiede und Ähnlichkeiten der Forschungskonzepte herausgearbeitet werden (4.1). Anschließend heben wir die sich abzeichnenden Verbindungen zwischen beruflichen Kontrollbestrebungen, dem Syndrom vitaler

---

zur Erlangung von materiellen oder immateriellen Gratifikationen)" (Hartfiel & Hillmann 1982, S.195; dazu auch Kohn 1988, S.41f.). Davon abgeleitet wäre ein Empfinden intrinsischer Belohnung direkt mit der Handlungsausführung verknüpft, während unter extrinsischer Belohnung alle Gratifikationen zu subsumieren wären, die sich nicht aus der unmittelbaren Handlungsausführung ergeben. Anhand der Burnout-Literatur kann eine Tendenz festgestellt werden, den Begriff intrinsischer Belohnung auf sozio-emotionale Belohnungen auszudehnen, obschon es sich dabei strenggenommen um - zwar immaterielle - extrinsische Belohnungen handelt.

Erschöpfung und Depression (VED) und dem Burnout-Syndrom deutlicher hervor (4.2). Zusammenfassend legen wir die Ergebnisse unserer Gegenüberstellung von Burnout-Konzept und Gratifikationskrisenmodell dar (4.3).

4.1 Vergleich der Bewältigungskarrieren

Im Mittelpunkt dieses Kapitels steht der Vergleich der BK nach Siegrist et al. (s. Pkt. 2.3) mit diversen prozeßorientierten Burnout-Modellen. Als Erinnerungshilfe sollen die wichtigsten Burnout (BO)-Phasenmodelle nach Freudenberger, Edelwich & Brodsky, Maslach und Cherniss sowie die BK in aller Kürze umrissen werden.

Zunächst zu den BO-Phasenmodellen: Sie alle beschreiben eine Entwicklung, die ihren Höhepunkt in extremen Burnout-Ausprägungen findet. Um die graduelle Entwicklung einer Bewältigungskarriere zu verdeutlichen, sind sie in Stadien eingeteilt.

Freudenberger (Freudenberger & Richelson 1980/83), ein Pionier der Burnout-Forschung, differenziert zwischen zwei Stadien, nämlich einem empfindenden Anfangsstadium und einem empfindungslosen Endstadium (vgl. Pkt. 3.2.1.1.1). Edelwich & Brodsky (1984) schildern den Ablauf als Kreislauf der Desillusionierung, mit den vier Stadien des Enthusiasmus, der Stagnation, der Frustration und der Apathie (vgl. Pkt. 3.2.1.1.3). Maslachs Modell hat drei Phasen, nämlich erstens emotionale Erschöpfung, zweitens Depersonalisierung und drittens negative Einstellung zur eigenen Leistungsfähigkeit (Maslach & Jackson 1981, 1986; Leiter & Maslach 1988; Maslach 1993, vgl. Pkt. 3.2.2.1). Golembiewski entwickelte eine achtstufige Variante, indem er unterschiedliche Ausprägungen der drei Burnout-Faktoren kombinierte. Diese Variante ist jedoch sehr konstruiert, und sie scheint in der Realität so nicht nachvollziehbar zu sein. Wir werden dieses BO-Phasenmodell wegen seiner schematischen Abstraktheit aus unserem Vergleich ausschließen (Golembiewski und Munzenrieder 1988; vgl. die Darstellung von Enzmann & Kleiber 1989, S.76ff. und insbesondere Schaufeli & Buunk 1996, S.333ff.; s. auch Golembiewski et al. 1983). Cherniss (1980a; 1980b, S.17f.) beschreibt Burnout als dreistufigen transaktionalen Prozeß (vgl. Lazarus & Launier 1981): Das Anfangsstadium ist durch anhaltenden beruflichen Streß gekennzeichnet, der sich im zweiten Stadium als unmittelbare emotionale Streßreaktion (Angst- und Spannungsgefühle, Erschöpfung) beim Betroffenen bemerkbar macht. Wenn es nicht möglich ist, den Zustand aktiv zu bewältigen, wird das dritte Stadium eingeleitet, in dem als defensives Coping negative Einstellungs- und Verhaltensänderungen vorgenommen werden (vgl. Pkt. 3.2.3.1). Alle Verfasser gehen implizit oder explizit davon aus, der Burnout-Prozeß könne mehrmals durchlaufen werden, wobei einige die Ansicht vertreten, dies müsse nicht in der idealtypischen Weise geschehen. Bei unserem Vergleich von BO-Phasenmodellen und BK werden wir, der Übersichtlichkeit halber, jedoch den jeweils idealtypischen Verlauf zugrundelegen.

Die BK nach Siegrist et al. wird in drei Stadien eingeteilt, die als subklinisch, prodromal und manifest bezeichnet werden. Während im subklinischen Stadium die hohe Verausgabungsbereitschaft entsprechend durch Statuskontrolle belohnt wird, sind im prodromalen Stadium bei eingeschränkter Statuskontrolle Verausgabungsbereitschaft und Distanzierungsunfähigkeit etwa gleich stark ausgeprägt. Unter gleichbleibenden bzw. sich verschärfenden beruflichen Bedingungen reduziert sich die Verausgabungsbereitschaft im manifesten Stadium drastisch bei zunehmender Distanzierungsunfähigkeit. Nach einer Phase vitaler Erschöpfung und Depression kommen schließlich koronare Herzkrankheiten (KHK) zum Ausbruch.

Im Anschluß an diesen Überblick wollen wir zum Vergleich der BK und der BO-Phasenmodelle übergehen.

Der zentrale Unterschied besteht darin, daß sich die BK auf Produktions- und allgemeine Dienstleistungsberufe bezieht, während die meisten BO-Phasenmodelle auf helfende Berufe zugeschnitten sind[18].

Daraus resultiert als erstes Unterscheidungskriterium, daß die sozio-emotionalen Motivationen (Siegrist 1996) zu Beginn der beruflichen Laufbahn jeweils unterschiedlichen Belohnungsebenen zugeordnet werden.

Während bei Industriearbeitern und „allgemeinen" Dienstleistenden eine sehr starke Orientierung an Bezahlung und Statuskontrolle vermutet wird, scheinen in helfenden Berufen im besonderen sozioemotionale Belohnungen grundlegend für den Bewältigungsprozeß zu sein. Es wird angenommen, daß das Gehalt und die Statuskontrolle für professionelle Helfer wichtiger werden, nachdem sich die sozio-emotionalen Belohnungserwartungen nicht in dem erwarteten Ausmaß erfüllt haben (vgl. Burisch 1989, S.94; Edelwich & Brodsky 1984; so ähnlich auch Hall 1976, S.191, zit. n. Cherniss 1993, S.138). Entsprechend nahm in Cherniss' Studie zum Burnout junger Professioneller die Zufriedenheit mit dem Gehalt ab, nachdem immaterielle Belohnungserwartungen sich in der beruflichen Tätigkeit während eines Zeitraums von vier Monaten nicht erfüllt hatten (Cherniss 1980a).

Ein zweites Unterscheidungskriterium betrifft die Einschätzung des zu Beginn der Berufslaufbahn vorherrschenden ausgeprägten beruflichen Engagements als lohnenswert oder nicht lohnenswert.

---

[18] Obwohl helfende Berufe zu den Dienstleistungsberufen gehören, werden sie hier gesondert dargestellt, weil helfender Tätigkeit eine besondere Qualität innewohnt.

Während Siegrist et al. davon ausgehen, Engagement werde in der Anfangsphase durch beruflichen Erfolg und soziale Anerkennung verstärkt, tendieren die mit dem Burnout-Syndrom beschäftigten Wissenschaftler dazu, es in ihren Prozeßmodellen im Sinne einer `glücklosen Statusinvestition´ darzustellen, weil es unmöglich sei, die zugrundeliegenden sozio-emotionalen Bedürfnisse durch die berufliche Tätigkeit zu befriedigen. Analog dazu wird (emotionale) Erschöpfung in den Phasenmodellen nach Freudenberger, Maslach und Cherniss bereits zu einem frühen Zeitpunkt des Burnoutprozesses antizipiert, während sie in der BK ein Endstadium kennzeichnet.

Die Sichtweise, daß sich Statusinvestitionen schon zu Beginn der Berufstätigkeit in helfenden Berufen als glücklos herausstellen, wird bestätigt durch den Praxisschock (Kramer 1974) und die frühen Burnouterfahrungen von professionellen Helfern. Der Praxisschock ist eine plötzliche traumatische Erfahrung, die in der Regel während des ersten praktischen Einsatzes unmittelbar im Anschluß an die Ausbildung über die Berufsneulinge hereinbricht. Ursächlich hierfür ist eine Kumulation neuer ungewohnter Belastungen, die auf unrealistische Berufsmotivationen von Helfern stößt (Daley 1979; Harrison 1983; vgl. Pkt. 5.1).

Der Praxisschock kann, bei Fortbestehen dieses Mißverhältnisses und andauernd defensiver Bewältigung des daraus resultierenden Stresses, den Auftakt für den Burnout-Prozeß bilden, der schon relativ früh in der beruflichen Laufbahn durchlaufen werden kann. Es ist sowohl von individuellen Charakteristika wie auch von den Umgebungsbedingungen abhängig, wann dies geschieht. Bei Krankenschwestern, (Zahn-)ärzten und Lehrern liegt der Zeitrahmen dafür innerhalb der ersten fünf Berufsjahre (Kanzow 1989, S.142; Pines & Aronson 1988, S.17). Für Pflegepersonen ist diese Tendenz anhand einer Fülle empirischer Untersuchungen nachweisbar, auch wenn es vereinzelt Studien gibt, die konträr zu bisherigen Erkenntnissen nahelegen, ältere Personen seien eher von Burnout betroffen als jüngere (so auch eine neuere niederländische Untersuchung von Schaufeli & Van Dierendonck 1995). In der BK nach Siegrist et al. (1987; vgl. z.B. auch Siegrist & Weber 1983) ist der Belastungshöhepunkt erst im mittleren Erwachsenenalter erreicht.

Folglich besteht das dritte Unterscheidungskriterium in berufsspezifischen unterschiedlichen Belastungsspitzen von BK und BO-Prozeßmodellen.

Ein viertes Unterscheidungskriterium bezieht sich auf jeweils unterschiedliche Folgen unangemessen bewältigten Stresses.

Während die BK auf den Endpunkt einer chronisch degenerativen Erkrankung, den Herzinfarkt, ausgerichtet ist, gipfeln die BO-Phasenmodelle in der Endphase des Burnout. Es wird weitgehend davon ausgegangen, das Ausbrennen gehe dem Herzinfarkt voraus. Wenn diese Abfolge bisher auch noch nicht zweifelsfrei empirisch belegt werden konnte, so ist doch relativ wahrscheinlich, daß beide Erscheinungen auf einer Zeitachse anzuordnen sind.

Eine große Ähnlichkeit einiger BO-Phasenmodelle und der BK nach Siegrist et al. findet sich in der Art und Weise der Streßbewältigung, die letztlich entscheidend ist für den Verlauf aller Bewältigungskarrieren.

So ist die für stark kontrollbestrebte Personen typische Unterschätzung von Anforderungen bei gleichzeitiger Überschätzung von Bewältigungskapazitäten sowohl ein wichtiges Kriterium der Anfangsstadien verschiedener Burnoutphasenmodelle (Freudenberger & Richelson 1980; Edelwich & Brodsky 1984) als auch des Beginns der BK. Diese Fehleinschätzung kommt insbesondere in der Phase des Enthusiasmus im Kreislauf der Desillusionierung nach Edelwich & Brodsky (vgl. Pkt. 3.2.1.3) zum Ausdruck. Sie wird in der Literatur über helfende Berufe auf den sog. `Missionarseifer' zurückgeführt, dem die Kontrollüberzeugung von Berufsanfängern zugrunde liegt, aus eigener Kraft selbst extrem ungünstige Umgebungsbedingungen ändern zu können. Ein Beispiel dafür ist die unrealistische Erwartung, Klientenprobleme lägen im eigenen Einflußbereich und seien schnell zu lösen (Harrison 1983).

Die anfänglich übermäßige Verausgabungsbereitschaft, die in den Burnout-Phasenmodellen durch die idealistisch begründete Begeisterung gespeist wird, spielt auch in der Bewältigungskarriere nach Siegrist et al. eine zentrale Rolle, allerdings ohne daß dabei idealistische Motivationen als Triebfeder vermutet werden. In späten Phasen einiger Burnout-Karrieren und der BK dominiert ein hohes Maß an Unfähigkeit zur Distanz gegenüber beruflichen Belangen. Es ist allerdings derzeit noch fraglich, ob die Verhaltensweisen, die in den Burnout-Phasenmodellen beschrieben werden, auf `berufliche Kontrollbestrebungen' zurückgehen. Dies ist, wie in den vorangegangenen Ausführungen gezeigt werden konnte, allerdings naheliegend. So stellen Matschinger et al. bereits 1986 (S.105) fest, daß unter der Bedingung einer beruflichen Gratifikationskrise Fehleinschätzungen des Verhältnisses von Anforderungen und eigenen Ressourcen - wie sie für Personen mit dem Bewältigungsmuster `berufliche Kontrollbestrebungen' charakteristisch sind - zu frühzeitiger Erschöpfung und Burnout führen können.

An dieser Stelle kann soweit zusammenfassend festgehalten werden:
Der Vergleich der Bewältigungskarrieren wurde eingeleitet mit einer Übersicht der wichtigsten BO-Phasenmodelle und der BK nach Siegrist et al., die anschließend gegenübergestellt wurden.
Dabei fiel als wesentliches Unterscheidungskriterium auf, daß sie zugeschnitten sind auf unterschiedliche Berufsgruppen, nämlich Industriearbeiter und Dienstleistende im allgemeinen einerseits und helfende Berufe im besonderen andererseits.

Zu einem Großteil lassen sich aus diesem Sachverhalt die Unterschiede der BK und der BO-Phasenmodelle ableiten:

Erstens konnte festgestellt werden, daß ihnen auf unterschiedliche Belohnungsebenen zielende sozioemotionale Motivationen zugrundeliegen, nämlich emotionale Belohnung in den BO-Modellen und Statuskontrolle sowie Bezahlung in der BK. Bei professionellen Helfern werden jedoch im Verlaufe der Burnout-Karriere das Gehalt und die Statuskontrolle zunehmend wichtiger, wenn sozioemotionale Belohnungserwartungen sukzessive enttäuscht werden.

Ein zweites Unterscheidungskriterium besteht darin, daß das ausgeprägte berufliche Engagement in der BK zunächst belohnt wird, wohingegen den BO-Phasenmodellen tendenziell die Auffassung zugrunde liegt, es handele sich dabei von vorneherein um eine glücklose Statusinvestition.

Daraus resultieren, als drittes Unterscheidungskriterium, unterschiedliche Belastungsspitzen. Dementsprechend befindet sich der Höhepunkt der primär auf helfende Berufe bezogenen BO-Phasenmodelle am Anfang der beruflichen Laufbahn, wogegen er in der BK erst in einem späteren beruflichen Stadium angesiedelt ist.

Viertens beziehen sie sich auf unterschiedliche Belastungsendpunkte, nämlich Burnout und Herzinfarkt.

Eine Gemeinsamkeit der verschiedenen Bewältigungskarrieren ist bzgl. der ihren Verlauf bestimmenden Streßbewältigung zu verzeichnen.

So kristallisierte sich heraus, daß die für kontrollbestrebte Personen typische Tendenz, Anforderungen zu unterschätzen und dabei zugleich Bewältigungskapazitäten zu überschätzen, sowohl in Anfangsstadien der BK als auch zu Beginn von BO-Phasenmodellen festzustellen ist. Weitere Parallelen bestehen hinsichtlich der anfänglich hohen Verausgabungsbereitschaft, die in späteren Phasen von einer extrem ausgeprägten Distanzierungsunfähigkeit verdrängt wird.

Im Anschluß an diesen Vergleich der Bewältigungskarrieren wollen wir gezielt Verbindungen zwischen beruflichen Kontrollbestrebungen, dem VED und Burnout beleuchten.

4.2 Berufliche Kontrollbestrebungen, VED und Burnout

4.2.1 VED und Burnout

Die Konzepte VED und Burnout überschneiden sich im Punkt emotionaler Erschöpfung. Dennoch diskriminiert der Aspekt der Depersonalisierung eindeutig zwischen dem Burnout-Syndrom und eher unspezifischen Streßmanifestationen wie dem VED. Obwohl eine Abgrenzung demnach möglich ist, reproduziert sich in verschiedenen Studien eine Problematik, die in der Vermischung des VED und der emotionalen Erschöpfung des Burnout-Syndroms verwurzelt ist.

Dies wird auch in einer Studie von Appels & Schouten (1991) deutlich. Deren Ausgangspunkt bilden die Hypothesen, daß erstens BO ein unabhängiger Risikofaktor von KHK sei und daß zweitens das dem Infarkt vorausgehende Erschöpfungsstadium (VED; vgl. dazu auch Appels 1980) als Reaktivierung weiter zurückliegender Burnouterfahrungen gedeutet werden könne. Zugrunde liegt die prospektive Befragung einer Kohorte von 3877 Männern im Alter zwischen 39 und 65 Jahren. Es wurde ein Untersuchungszeitraum von durchschnittlich 4,2 Jahren erfaßt. In dieser Studie zeigten Männer ein um 145% erhöhtes Risiko für KHK, nach Kontrolle von Alter, Blutdruck, Rauchen und Cholesterin, die zum Erhebungsbeginn der Frage zugestimmt hatten „Have you ever been burned out?". Diese Frage bejahten etwa ein Drittel derjenigen, die sich vor dem Infarkt erschöpft gefühlt hatten. Appels & Schouten schließen daraus, Burnout sei ein Vorläufer des VED und unabhängiger Risikofaktor von KHK.

Eine solche Interpretation ist aus meßtechnischen Gründen nicht ganz zweifelsfrei:
- Die teilidentischen Phänomene Burnout und VED wurden nicht trennscharf operationalisiert. Insofern sind auch keine gültigen Aussagen über eine zeitliche Abfolge der relativ ähnlichen Erscheinungen möglich.
- Burnout wurde durch nur ein Item sehr verkürzt und direkt abgefragt.

In einer neueren Studie überprüften Melamed et al. (1992) die Verbindung zwischen zwei Komponenten des Burnout, nämlich Spannung und Lustlosigkeit, und kardiovaskulären Risikofaktoren. Sie kamen zu dem Schluß, daß Burnout dem Herzinfarkt vorausgeht.

Auch wenn sich enge Beziehungen zwischen dem VED, Burnout und dem Herzinfarkt im Bezugssystem einer Bewältigungskarriere abzeichnen, kann wegen eines Mangels an aussagekräftigen Studien zum jetzigen Zeitpunkt nicht entschieden werden, wie sie gestaltet sind. Da uns die Problematik des Herzinfarkts nur am Rande interessiert, wollen wir sie im folgenden aussparen.

Wir werden uns vielmehr konzentrieren auf mögliche Zusammenhänge zwischen beruflichen Kontrollbestrebungen und dem VED (4.2.2) sowie beruflichen Kontrollbestrebungen und Burnout (4.2.3).

4.2.2 Berufliche Kontrollbestrebungen und VED

Appels, Siegrist und de Vos (1997, S.120f.) konnten anhand aktueller empirischer Erkenntnisse meßtechnische Überschneidungen zwischen dem Konzept `VED´ und dem Faktor `Distanzierungsunfähigkeit´ des Konstrukts `berufliche Kontrollbestrebungen´ nachweisen. Sie integrieren beide Konzepte in eine Bewältigungskarriere mit drei Stadien:

Stadium 1: Verausgabungsbereitschaft
Stadium 2: Distanzierungsunfähigkeit
Stadium 3: vitale Erschöpfung

Siegrist (1996, S.109f.) differenziert dahin gehend, daß vitale Erschöpfung ein Endstadium sei, wohingegen die durch Distanzierungsunfähigkeit charakterisierte Phase zwar immerhin schon durch kritische Befindlichkeiten, aber auch noch durch Aktivität gekennzeichnet sei. Während das Konzept „vitale Erschöpfung" sich auf einen gleichbleibenden Zustand beziehe, unterliege das Persönlichkeitsmerkmal „berufliche Kontrollbestrebungen" in Abhängigkeit von situationalen Bedingungen einem ständigen Wandel. Er bestimmt den Zusammenhang zwischen beiden Konzepten so, daß hohe „vitale Erschöpfung (...) der Endpunkt einer Verausgabungskarriere sein (könne, C.K.), zu der hoch kontrollambitionierte Personen häufiger als andere prädisponiert sind." (Siegrist 1996, S.110)

Die erhellenden Analysen von Appels (1983) aufgreifend wollen wir uns nun eingehend mit der Frage auseinandersetzen, wie dieser Zusammenhang zu erklären sein könnte:
Appels führt das VED sowohl auf physische als auch psychische Komponenten zurück. Als Ursache der körperlichen Erschöpfung vermutet er Überarbeitung. Zur Erklärung der depressiven Komponente zieht er u.a. die Theorie der erlernten Hilflosigkeit (Maier & Seligman 1976; Abramson, Seligman & Teasdale 1978) heran. Im Sinne dieses verhaltenspsychologischen Ansatzes resultiert erlernte Hilflosigkeit aus der wiederholten Erfahrung, trotz gezielter Bemühungen keinen Einfluß auf streßhafte Ereignisse nehmen zu können. Solcherart durch Unkontrollierbarkeit frustrierte Individuen werden künftig, selbst in prinzipiell kontrollierbaren Situationen, keinerlei Anstrengungen mehr

unternehmen, aktiv in das Geschehen einzugreifen. Wird die als erlernte Hilflosigkeit generalisierte Erfahrung der Einflußlosigkeit als individuelles Versagen empfunden, entwickeln sich Selbstwerteinbußen, die zur Hilflosigkeitsdepression führen.

Typ-A-Personen sind von Hilflosigkeitsdepressionen besonders gefährdet, weil
- hohe Kontrollambitionen bei ihnen dazu führen, daß sie sich insgesamt häufiger in Kontrollbemühungen verausgaben. Dies steigert sowohl die Wahrscheinlichkeit des Gelingens als auch des Scheiterns (quantitatives Argument).
- sie auf Kontrollbedrohung oder -verlust besonders sensibel reagieren (qualitatives Argument).

Personen mit Typ-A-Verhaltensweisen nehmen neue Aufgaben mit hohem Energieaufwand in Angriff. Auf kontrollbegrenzende Erfahrungen reagieren sie mit Gefühlen von Aggressivität und Feindseligkeit (Williams et al. 1980, Williams & Williams 1993, zit. n. Siegrist 1996, S.108f.) und versuchen sie zunächst durch verstärkte Bemühungen zu neutralisieren. Dieses als 'Reaktanz' bezeichnete Verhalten ist im Gegensatz zur Hilflosigkeit darauf ausgerichtet, eine bedrohte Freiheit der Wahl zu verteidigen bzw. bei Verlust wiederherzustellen. Beide Reaktionen auf Kontrollverlust fallen bei Typ-A-Personen extremer aus als bei Personen ohne Typ-A-Verhalten, sog. Typ-B-Personen (Glass 1977, S.172; vgl. dazu auch Bierhoff 1984; bzgl. Reaktanz: Brehm 1966; 1976; Brehm & Brehm 1981; Carver 1980; Rhodewalt & Comer 1982).

Wortman & Brehm (1975) lösen den Widerspruch zwischen Reaktanz und erlernter Hilflosigkeit auf, indem sie beide Ansätze in ein umfassendes prozeßorientiertes Modell integrieren. Die Überlegungen basieren auf experimentellen Untersuchungen, in denen nachgewiesen werden konnte, daß das Ausmaß des Hilflosigkeitstrainings entscheidend dafür ist, welche der beiden Reaktionen überwiegt. So steigern Personen mit Typ-A-Verhalten nach kurzfristigem, uneindeutigem Kontrollverlust ihre Kontrollbemühungen im Sinne von Reaktanz, was sich in Hyperreaktivität äußert. Bei länger anhaltender eindeutiger Unkontrollierbarkeit geben sie eher auf und neigen zur Hilflosigkeit und damit einhergehenden Depressionen, zeigen also umgekehrt Hyporeaktivität. Tendenziell erwerben sie aber im Verlaufe ihrer individuellen Bewältigungsgeschichte eine Disposition, auf schwierige Verhältnisse mit Hilflosigkeitsdepressionen zu reagieren (vgl. Glass 1977, S.7, S.164ff.; 1978, S.148ff.; Dembroski et al. 1978, S.123). Analog dazu war in einer Befragung von Appels & Schouten das Syndrom vitaler Erschöpfung und Depression bei Typ-A-Personen stärker ausgeprägt als bei Typ-B-Personen (vgl. Appels & Schouten 1991, S.54).

Demnach ist der depressive Anteil des VED als Folge erlernter Hilflosigkeit[19] einzuschätzen. Erlernte Hilflosigkeit wird in den vorangegangenen Ausführungen großenteils auf Kontrollambitionen

---

[19] In diesen Erklärungszusammenhang wurden auch Gedanken des psychoanalytischen Konzepts des Objektverlusts integriert, das bzgl. des VED nicht so elaboriert ist wie der verhaltenstheoretische Ansatz. Im psychoanalytischen Konzept des Objektverlustes bildet eine Verlusterfahrung den Ausgangspunkt einer Hilflosigkeitsdepression. Dabei

als einem Teilaspekt des Typ-A-Verhaltens zurückgeführt. Es ist somit naheliegend, das beschriebene Reaktionsmuster auch bei Personen mit übersteigerten beruflichen Kontrollbestrebungen zu vermuten. Da sich das VED und das Burnout-Syndrom im Punkt der emotionalen Erschöpfung überschneiden, sind möglicherweise berufliche Kontrollbestrebungen auch sehr eng mit dem Burnout-Syndrom assoziiert. Mit der Frage, wie dieser Zusammenhang ausgestaltet sein könnte, wollen wir uns nun beschäftigen.

4.2.3 Berufliche Kontrollbestrebungen und Burnout

Wenn es darum geht, Querverbindungen zwischen beruflichen Kontrollbestrebungen, die im Gratifikationskrisenmodell als Merkmal intrinsischer Anforderung fungieren, und Burnout aufzudecken, ist besonders auf die Abgrenzung zwischen berufsbezogenen Kontrollbestrebungen und Kontrollüberzeugungen (locus of control) zu achten. Beide sind eng verbunden mit dem Kontrollbegriff. Burisch (1989, S.71) empfiehlt statt Kontrolle, als Formulierung höheren Grades, den Terminus „subjektive Autonomie" (oder einfach Autonomie) zu verwenden, der mit „sein Leben im Griff haben" übersetzt werden kann (vgl. zur Definition auch Wortman & Brehm 1975, S.282f., zit. n. Burisch 1993, S.83). Während Kontrollüberzeugungen attributionstheoretisch fundiert sind, das Individuum also zu entscheiden hat, ob es sein Leben im Griff hat oder von außen gelenkt wird, sind berufliche Kontrollbestrebungen motivationspsychologisch begründet und somit durch ein Streben nach Autonomie zu charakterisieren. Wie eng die beiden Phänomene in der Realität zusammenhängen, wird durch die Aussage Cherniss' (1982a, S.92f.) deutlich, wonach das persönliche Bedürfnis, sein Leben im Griff zu haben (Kontrollbestrebung), so groß sei, daß eine Bedrohung der Eigenkontrolle allein schon mit dem Eingeständnis verbunden wäre, von übergeordneten sozialen Zusammenhängen beeinflußt zu werden (Kontrollüberzeugung). Die Frage, ob eine Kontrollbestrebung erfolgreich war, kann also nur durch eine Kontrollüberzeugung beantwortet werden.

---

kann es sich sowohl um einen realen Verlust (z.B. Tod einer nahen Bezugsperson) als auch um einen symbolischen Verlust (z.B. Selbstwerteinbußen infolge von Statusbedrohung) handeln. Es wird zunächst verstärkt versucht, das verlorene reale oder symbolische Objekt zurückzugewinnen. Stellt es sich als unerreichbar heraus, werden die Bemühungen eingestellt. Damit einher geht eine Steigerung der Attraktivität des verlorenen Objekts, und es wird als Ideal beibehalten. Am Ende der Entwicklung steht die Hilf- und Hoffnungslosigkeitsdepression. Dieser Ablauf stimmt überein mit dem zuvor geschilderten: Zunächst wird im Anschluß an eine kontrollbegrenzende Erfahrung (Objektverlust) reaktantes Verhalten eingesetzt (zur Erlangung des Objekts), das nach erfolglosen Kontrollbemühungen von Hilflosigkeit und der damit verbundenen Depression abgelöst wird.

Kontrollüberzeugungen werden nicht nur im Anschluß an Geschehnisse entwickelt, sondern auch im voraus. Zu einer fälschlich antizipierten Kontrollüberzeugung führt u.E. die Unterschätzung von Anforderungen bei gleichzeitiger Überschätzung von Bewältigungsressourcen, als Merkmal des Konstrukts `berufliche Kontrollbestrebungen´. Burisch konstatiert, Burnout werde begünstigt, wenn u.a. „Aufwand und Zeitbedarf" einer Anforderung unterschätzt und die „Erfolgsaussichten" überschätzt würden (Burisch 1989, S.91). Solche kognitiven Fehleinschätzungen einer Anforderungssituation (Lazarus 1966; Harrison 1983) sind typisch für Personen mit beruflichen Kontrollbestrebungen (vgl. Siegrist & Matschinger 1988, S.89; Cherniss 1980a, S.59).

Der Zusammenhang zwischen Kontrollüberzeugungen und BO ist ausgiebig erforscht. So konnte nachgewiesen werden, daß wer davon überzeugt ist, sein Leben im Griff zu haben, zugleich seltener Burnout hat (Pines 1982, S.194; vgl. auch Landsbergis 1988). Hingegen kann die Überzeugung, keine Kontrolle über Belohnungen zu haben, zur Hilflosigkeit und, über eine damit verbundene defensive Bewältigung zum Ausbrennen führen (Cherniss 1980b, vgl. Pkt.3.2.3.1). Obgleich Cherniss (1982b, S.3) bemerkt, die Burnout-Forschung konzentriere sich neben anderen individuellen Dispositionen, die die Streßempfänglichkeit steigern, auch auf ein starkes Kontrollbedürfnis („a strong need for control"), liegen unseres Wissens systematische empirisch fundierte Erkenntnisse dazu bisher nicht vor.

Dennoch gibt es in der Literatur zahlreiche Hinweise auf den Zusammenhang zwischen Kontrollbestrebungen und Burnout.

So können bei folgenden burnout-gefährdeten Personengruppen berufliche Kontrollbestrebungen vermutet werden:

- Personen mit Typ-A-Verhalten, weil das Merkmal `Kontrollambition´ ein Bestandteil dieses Verhaltensstils ist (Friedman & Rosenman 1974; Grutchfield 1982, S.40; Cherniss 1980b, S.127ff.; Pines & Aronson 1988, S.70).[20]

- Der narzißtische Typ (Fischer 1983; Schmidbauer 1980), der getrieben wird von dem Bedürfnis, sich immer wieder seine Allmacht zu bestätigen, ungeachtet der damit verbundenen Erschöpfung.

- Personen, die in der Annahme leben, unentbehrlich zu sein und alles selber machen zu müssen (Freudenberger 1975a, S.2ff.).

- Frauen, die mehr denn je den Anspruch haben, „stark und beherrscht zu sein und alles unter Kontrolle zu haben" (Freudenberger & North 1992, S.120f.).

- Der `autoritäre Ausbrenner´, der „immer in Kontrolle sein muß, daß niemand eine Aufgabe so gut wie er erledigen kann" (Freudenberger 1975b, S.76, freie Übersetzung, C.K.).

---

[20] Typ-B-Verhalten schützt tendenziell vor Burnouterfahrungen (Grutchfield 1982, S.40).

Die Charakterisierung des `autoritären Ausbrenners´, der Arbeit, aus Angst vor Kontrollverlust, nicht delegieren kann, findet sich sinngemäß in einigen Items des Fragebogens `berufliche Kontrollbestrebungen´ (Dittmann et al. 1985) wieder. Analog dazu wird in der Literatur der burnout-ähnliche Fall eines Industriemeisters beschrieben (Kahn et al. 1964; zit. n. Burisch 1989, S. 108), dessen Überlastung auf die mangelnde Delegation von Aufgaben zurückgeführt wird.

Alle diese Beschreibungen verstärken den Eindruck einer Verbindung zwischen Kontrollmotivationen und BO. So könnten starke Kontrollbestrebungen über die Erfahrung erlernter Hilflosigkeit[21] Burnout, ebenso wie bereits für das teilidentische VED angenommen, mitverursachen (Appels 1983; vgl. Pkt. 4.2.2).[22]

Das „Kontroll-(oder Autonomie-)Bedürfnis" (Burisch 1989, S.107) des Ausbrenners ist sowohl als Ursache wie auch als Folge von Burnout denkbar (Freudenberger 1982, S.182). Wie die Richtung dieser Kausalität blieb bisher auch die Frage empirisch ungeklärt, ob gesteigerte Kontrollbestrebungen bei Berufseintritt bereits vorhanden sind oder, ob sie erst durch fortgesetzte Kontrollbedrohungen während der beruflichen Tätigkeit erworben werden (vgl. bzgl. der theoretischen Annahmen Pkt. 2.2). Es ist allerdings naheliegend anzunehmen, daß Kontrollbestrebungen bereits vor Berufseintritt vorhanden sind und sie im Rahmen der beruflichen Sozialisation, u.a. durch Burnouterfahrungen, verstärkt werden.

4.3 Zusammenfassung

In unserer vergleichenden Bewertung wurde als Grundlage für spätere Analysen erarbeitet, worin sich das Modell beruflicher Gratifikationskrisen und das Burnout-Konzept unterscheiden oder ähneln.

Als wichtigste Gemeinsamkeit beider Forschungsansätze ist hervorzuheben, daß sie mit der Streßforschung assoziiert sind: Gratifikationskrisen als Ursache von Streß, Burnout als Folge davon. Dieses

---

[21] In diesem Zusammenhang ist interessant, daß Schmidbauer (1977, 1983) Hilflosigkeit als Merkmal von Helfern hervorhebt.
[22] Dementsprechend würden Menschen mit diesem Bewältigungsstil zunächst extrem sensibel auf Autonomieeinbußen reagieren (im Sinne von Reaktanz) und bei länger anhaltender eindeutiger Unkontrollierbarkeit dazu neigen, Erfahrungen des Kontrollverlustes zu generalisieren (im Sinne erlernter Hilflosigkeit) (so ähnlich auch Burisch 1989, S.69; vgl. die Theorie der erlernten Hilflosigkeit nach Maier & Seligman 1976; Abramson, Seligman & Teasdale 1978). Während dabei starke Bewältigungsbemühungen von Hilflosigkeit abgelöst werden, vereinigt das streßphysiologische Konzept des aktiven Distreß (Siegrist et al. 1987) Bewältigungsreaktion und Hilflosigkeit als konträre Reaktionen, die gleichzeitig auftreten.

Verhältnis wird präzisiert, indem man Burnout weitgehend als Folge defensiv bewältigten Stresses definiert, der begründet ist in Gratifikationskrisen. Gratifikationskrisen werden hervorgerufen durch ein Ungleichgewicht zwischen Anforderungen und Belohnungen. Während die Anforderungsseite sowohl im Modell beruflicher Gratifikationskrisen als auch in den meisten Burnout-Ansätzen gut ausgearbeitet ist, bleibt in den letzteren die Belohnungsseite relativ unbestimmt und muß als wenig elaboriert bezeichnet werden. In der Regel wird ein eingeschränkter sozialpsychologischer Belohnungsbegriff verwandt, der den gesellschaftlichen Zusammenhang vernachlässigt. Wir schlagen deshalb vor, den Analysen der Belohnungsseite drei Gratifikationsebenen (Bezahlung, sozio-emotionale Belohnung und Statuskontrolle) zugrundezulegen, die der soziologischen Sichtweise von Siegrist et al. entsprechen. Die sehr gut ausgearbeitete sozioemotionale Belohnungsebene des BO-Konzepts müßte durch detaillierte Beschreibungen der Bezahlungs- und Statuskontroll-Ebene ergänzt werden. Ebenso wären als individualpsychologischer Verursachungsmodus unrealistische Berufsmotivationen zu berücksichtigen, die bei der Herausbildung des Burnout-Syndroms von Helfern eine große Rolle zu spielen scheinen.

Die Bewältigung von Gratifikationskrisen, die ihren Höhepunkt in starken Burnouterscheinungen und/oder im Herzinfarkt finden kann, wird in beiden Forschungsansätzen jeweils dynamisch vor dem Hintergrund einer Bewältigungskarriere erklärt.

Beim Vergleich der Bewältigungskarrieren beider Richtungen sticht als wesentliches Unterscheidungskriterium ins Auge, daß BK und BO-Phasenmodelle auf unterschiedliche Berufsgruppen (Industriearbeiter/Dienstleistende im allgemeinen und helfende Berufe im besonderen) bezogen sind.

Weitere Unterschiede, die zum Teil daraus resultieren, beziehen sich auf die

- sozio-emotionale Motivation (emot. Belohnung vs. Statuskontrolle und Bezahlung)
- Belohnung des Engagements (eher nicht vorhanden vs. anfangs vorhanden)
- Belastungshöhepunkte (Beginn der Berufslaufbahn oder späteres Stadium)
- Belastungsendpunkte (Burnout und Herzinfarkt)

Trotz dieser Unterschiede sind Aspekte der individuellen Streßbewältigung ähnlich gestaltet: Die für kontrollbestrebte Personen typische Unterschätzung von Anforderungen bei gleichzeitiger Überschätzung von Bewältigungskapazitäten charakterisiert die Anfangsstadien der Phasenmodelle beider Forschungsrichtungen. Und die anfänglich hohe Verausgabungsbereitschaft wird in späteren Phasen jeweils von einer extrem ausgeprägten Distanzierungsunfähigkeit verdrängt.

Wir haben dann grundlegende Verbindungen zwischen beruflichen Kontrollbestrebungen, dem Syndrom vitaler Erschöpfung und Depression (VED) sowie Burnout beleuchtet.

Dabei konnten wir feststellen, daß VED und Burnout-Syndrom (4.2.1) teilidentisch sind und jeweils als Vorläufer des Herzinfarkts zur Diskussion stehen.

Auch zwischen dem VED und dem Konstrukt 'berufliche Kontrollbestrebungen' (4.2.2) bestehen enge Zusammenhänge. Es wurde versucht, diese - in Anlehnung an Appels (1983) - anhand des verhaltenstheoretischen Konzepts der erlernten Hilflosigkeit zu erklären. Die Theorie der erlernten Hilflosigkeit ist hinsichtlich des Einflusses von Typ-A-Verhalten relativ gut erforscht. So weiß man inzwischen, daß Hilflosigkeit insbesondere von Typ-A-Personen, die sich immer auch durch hohe Kontrollambitionen auszeichnen, als Bewältigungsreaktion auf langanhaltenden eindeutig unkontrollierbaren Streß erlernt wird. Es wurde abschließend das für Typ-A-Verhalten bereits nachgewiesene prozeßorientierte Reaktionsmuster (erst Reaktanz, dann erlernte Hilflosigkeit und Depression) auch für Personen mit übersteigerten beruflichen Kontrollbestrebungen antizipiert.

Die sich anschließende Darstellung der Zusammenhänge zwischen beruflichen Kontrollbestrebungen und Burnout (4.2.3) erforderte eine Unterscheidung zwischen Kontrollüberzeugungen und Kontrollbestrebungen. Dabei fiel uns auf, daß die 'berufliche Kontrollbestrebungen' kennzeichnende Fehleinschätzung, eine Anforderung leicht in den Griff zu bekommen, eine irrtümlich antizipierte Kontrollüberzeugung nach sich zieht.

Berufliche Kontrollbestrebungen wurden im Gegensatz zu Kontrollüberzeugungen in der Burnout-Forschung u.W. bisher kaum erforscht. Dennoch gibt es zahlreiche Hinweise auf enge Verbindungen zwischen beruflichen Kontrollbestrebungen und Burnout.

In Anbetracht aller bis jetzt vorliegender Erkenntnisse ist es bereits naheliegend, eine Entwicklung anzunehmen, die auf folgendem Kontinuum abgebildet werden kann:

Berufliche Gratifikationskrisen führen besonders bei stark kontrollbestrebten Individuen über zunächst verstärkte Reaktanz nach anhaltenden Mißerfolgserlebnissen zur erlernten Hilflosigkeit. Daraus resultiert das VED bzw. Burnout. Diese allerdings nur teilidentischen Erscheinungen können unter dem Einfluß fortgesetzter psychosozialer Belastungen im Herzinfarkt kulminieren.

Die Erhellung dieser antizipierten Abfolge ist als komplizierte, aber auch lohnenswerte Aufgabe weiterer empirischer Forschungen anzusehen.

Nach dieser theoretischen Analyse der Gemeinsamkeiten und Unterschiede des Modells beruflicher Gratifikationskrisen und des vorwiegend helferbezogenen Burnout-Konzepts wollen wir uns nun einem typischen Helferberuf, der Krankenpflege, zuwenden.

5 Die Krankenpflege - ein lohnenswerter Beruf?

Wenn es um die Beantwortung der Frage geht, ob die Krankenpflege ein lohnenswerter Beruf ist[23], gilt es zunächst einmal zu klären, welche Erwartungen der Berufsausübung zugrunde liegen (5.1). Eine Analyse der Berufsmotivationen von Krankenschwestern ist unter dem Blickwinkel elementar, daß die Enttäuschung beruflicher Belohnungserwartungen den Ausgangspunkt des Burnout-Syndroms bildet (Pines & Aronson 1988, S.34f.; vgl. auch Kornhauser 1965, zit.n. Siegrist 1996, S.71).

In der vergleichenden Bewertung von Gratifikationskrisenmodell und Burnout-Konzept hatte sich bereits herauskristallisiert, daß berufliche Kontrollbestrebungen vermutlich eine Rolle spielen in der Verursachung des Burnout-Syndroms, aber auch als Folge davon. Wir wollen diesen Gedankengang hier auf die Situation in der Krankenpflege übertragen (5.2).

Im Anschluß wird die Problematik der Krankenpflege als Frauenberuf gewürdigt (5.3).

Danach werden wir gezielt die spezifischen Belohnungen (5.4) einerseits und Anforderungen (5.5) andererseits darstellen, um dann deren Verhältnis zueinander vorläufig abzuwägen.

Sodann wenden wir uns dem Burnout-Phänomen in der Krankenpflege (5.6) und psychosomatischen Beschwerden des Pflegepersonals (5.7) zu.

Schließlich werden wir resümierend einschätzen, ob die Krankenpflege ein lohnenswerter Beruf ist (5.8).

5.1 Berufsmotivationen von Krankenschwestern

Die Berufsmotivation beinhaltet die Gründe für eine bestimmte Berufswahl im Sinne von Vorstellungen, die man für sich und andere durch die Berufsausübung umsetzen will (Killmer 1989, S.56). Berufsmotive werden selten während der gesamten beruflichen Laufbahn unverändert beibehalten, sondern sind in der Regel Wandlungen unterworfen. Allerdings wollen wir uns, wegen der ohnehin relativ kurzen durchschnittlichen Verweildauer von Krankenschwestern im Beruf, in erster Linie mit der Berufsmotivation auseinandersetzen, die zur Berufswahl führt. Sie setzt sich zusammen aus

---

[23] In unserer Literaturübersicht beziehen wir uns vorwiegend auf Studien aus dem deutschsprachigen Raum. Wir haben uns für dieses Vorgehen entschieden, weil die Situation im anglo-amerikanischen Raum nur bedingt mit hiesigen Verhältnissen verglichen werden kann. Interessenten an einer Gesamtübersicht, die auch amerikanische Untersuchungen berücksichtigt, seien auf die Studie von Herschbach (1991a) verwiesen. Bei unserer Darstellung von Ergebnissen aus Ost- und Westdeutschland, Holland, Luxemburg und der Schweiz sind zwar ebenso landestypische Unterschiede und Besonderheiten zu beachten, sie sind allerdings geringfügiger.

einem „Bündel von Motiven" (Hennig & Kaluza 1995, S.76), wobei grob unterschieden werden kann nach intrinsischen und extrinsischen Motivationen (vgl. Fußnote 17). Ursprünglich ist intrinsisch motivierte Tätigkeit gleichbedeutend mit zweckfreiem Handeln. Da im Berufsleben zweckfreies Handeln jedoch relativ selten ist, wird in einem weiteren Sinne dann von intrinsischer Motivation gesprochen, wenn die berufliche Tätigkeit in einem unmittelbaren Verhältnis zum angestrebten Ziel steht (Bsp.: Helfen wollen). Bei einem nur mittelbaren Zusammenhang zwischen beruflicher Tätigkeit und Zielsetzung ist von extrinsischer Motivation die Rede (Bsp.: Geld verdienen). Beide Motivationsarten, die schon per se nicht trennscharf voneinander abzugrenzen sind, vermischen sich in der Berufsmotivation vollends. In der Regel überwiegt jedoch eine Motivausprägung. So wird man bei einer Bewerberin, die in erster Linie Geld verdienen will, also stark extrinsisch motiviert ist, davon ausgehen müssen, daß sie auch eine zumindest schwache intrinsische Ausprägung im Sinne des Helfen wollens aufweist, weil sie sonst keinen Helferberuf gewählt haben würde. Insgesamt wäre allerdings die extrinsische Motivausprägung dominant. Umgekehrt wird man bei einer Bewerberin, die primär kranken Menschen helfen will und somit stark intrinsisch motiviert ist, auch das extrinsische Motiv des Geldverdienens nicht ganz vernachlässigen dürfen. Dennoch wäre in diesem Fall die intrinsische Motivation vorherrschend. (Ahrens 1994)

Die Annahme der Vermischung von Motivationsarten bestätigt sich auch für die Berufswahl der Krankenpflege. In einer Untersuchung von Ostner & Krutwa-Schott (1981) gaben nur ca. 30% eine rein intrinsische soziale Motivation an, aber bei immerhin ca. 59% wurde ein Motivations-Mischtypus aus sozialer (intrinsischer) und pragmatischer (extrinsischer) Orientierung offenbar. Obwohl verschiedene ältere Studien konsistent belegen, daß bspw. ökonomische Werte bei Schwesternschülerinnen gering ausgeprägt sind (zit. n. Weinert 1984, S.292), ist nicht zweifelsfrei zu entscheiden, welchen aktuellen Stellenwert extrinsische Motive bei der Berufswahl haben. Geld, Sicherheit des Arbeitsplatzes (Edelwich & Brodsky 1984, S.44; Robert Bosch Stiftung 1987; Hennig & Kaluza 1995) und Aufstiegsmöglichkeiten (Ostner & Krutwa-Schott 1981, S. 131 und S.132 jeweils Fußnote 1, S.164) werden zunehmend wichtiger vor dem Hintergrund der konjunkturell prekären Wirtschaftslage und eines gesellschaftlichen Wertewandels, der sich u.a. im Rückgang christlicher aufopferungsbetonter Motivationen dokumentiert (Robert Bosch Stiftung 1993a, S.21, S.24). Auch wenn „im Krankenpflegeberuf der materielle Aspekt als primäres Berufsziel vorhersehbare Grenzen hat" (Weinert 1984, S.289), wurden für die Berufsanfängerinnen der neuen Bundesländer in den letzten Jahren extrinsische Motive zunehmend wichtiger (Hennig & Kaluza 1995, S.108). So wird auch die Realisierung des weitverbreiteten praktischen Berufswahlmotivs, sich von einer einengenden Herkunftsumgebung lösen zu wollen, erleichtert durch die relativ hohe Ausbildungsvergütung (Robert

Bosch Stiftung 1987, S.7; Ostner & Krutwa-Schott 1981, S.164; Küpper 1996, S.122).[24] Diese hat in Kombination mit der Aussicht auf einen relativ krisensicheren Beruf sicherlich einen bedingten Anreizcharakter, der allerdings nicht überbewertet werden darf.

Veit (1996) schließt aus ihrem Vergleich zwischen 267 KrankenpflegeschülerInnen und einer 2955 Personen starken Zufallsstichprobe der Normalbevölkerung, daß bei KrankenpflegeschülerInnen intrinsische Motive, wie zwischenmenschliche Kontakte, eine größere Rolle spielen als in anderen Berufen. Extrinsische Motive, wie Einkommen, Aufstiegsmöglichkeiten, Freizeit etc., hatten demgegenüber einen deutlich geringeren Einfluß auf die krankenpflegerische Berufswahl. Das Motiv der Arbeitsplatzsicherheit war allerdings nach intrinsischen Motiven relativ stark ausgeprägt (Veit 1996, S.64). Intrinsische Berufswahlmotive dominierten außerdem in einer umfangreichen Befragung in den neuen deutschen Bundesländern (Hennig & Kaluza 1995) sowie in einer gesamtdeutschen (Schlüter 1992) und einer neueren schweizerischen Untersuchung (Dätwyler & Baillod 1995, S.67).

Die Frage nach intrinsischer oder extrinsischer Berufswahlmotivation kann derzeit wohl eher so beantwortet werden, daß intrinsische die extrinsischen Motivationen überwiegen (dazu auch Schlüter 1992, S.77ff.; Veit 1996, S.64)[25]. Veit (1996, S.64f.) stellte in ihrer Befragung anhand einer exploratorischen Faktorenanalyse fest, daß neben intrinsischer und extrinsischer Motivation der Faktor der Persönlichkeitsentwicklung eine Rolle spielt.

Die vorwiegend intrinsisch bestimmte Berufswahl scheint nach wie vor durch idealistische Motivationen beeinflußt zu sein (vgl. Edelwich & Brodsky 1984). Entsprechend hatte in der Befragung von Ostner & Krutwa-Schott mehr als ein Drittel der Frauen bei der Berufswahl keine genaue Vorstellung von dem Beruf, mehr als die Hälfte gab zu, ihn viel zu idealistisch gesehen zu haben. Männer gingen realistischer an die Krankenpflege heran (Ostner & Krutwa-Schott 1981). In einer qualitativen Studie von 13 Krankenschwestern, die allerdings nicht repräsentativ ist, gaben immerhin acht an, daß die Krankenpflege ihr Traumberuf (gewesen) sei, wobei die Bezeichnung 'Traumberuf' bereits unrealistische[26] Vorstellungen impliziert (Killmer 1989, S.198).

Zu einem nicht unbeträchtlichen Teil trägt diese Idealisierung des Berufes bei Krankenschwestern zur Desillusionierung und damit verbundenen Distreßerfahrungen bei, wenn sie mit den ungünstigen objektiven Bedingungen in der späteren Berufspraxis konfrontiert werden (vgl. auch Gotthardt 1983,

---

[24] In der täglichen Ausübung der traditionell hierarchisch organisierten Pflege werden die Pflegenden auf einer tieferliegenden strukturellen Ebene jedoch wieder in ihrem Freiheitsdrang behindert (Killmer 1989, S.199f.).
[25] Konträre Ergebnisse zeigt eine auf teilnehmende Beobachtung zurückgehende Untersuchung von Sandrock (1968), die allerdings antiquiert ist und wegen geringer Fallzahlen sowie methodischer Schwächen keine Repräsentativität beanspruchen kann. Hier nannten als wichtigstes Motiv für ihre Berufswahl jeweils drei Schwestern den Verdienst sowie die Umgebung und die Stellung der Schwester, erst dann folgte das Helfermotiv mit nur zwei Nennungen. Bar jeglicher ideologisch-karitativer Verbrämung präsentierten die Pfleger drei rein extrinsische Gründe für ihre Berufswahl: 1. Regelmäßiges Einkommen, 2. Krisenfester Beruf, 3. Man arbeitet im Trockenen und Warmen.
[26] An dieser Stelle sei darauf hingewiesen, daß in der Literatur nicht klar definiert wird, was unter idealistisch bzw. unrealistisch zu verstehen sei. Teilweise werden die Begriffe gleichbedeutend gebraucht.

S.494; Gann 1979, zit. n. Grutchfield 1982, S.32). Sie erleiden dann häufig einen Praxisschock (Kramer 1974; vgl. Pkt. 4.1). Dies mag auch darin begründet sein, daß in der theoretischen Ausbildung Idealvorstellungen pflegerischer Tätigkeit als Maßstab gelten. Dazu Rohde: „Unter den Gesichtspunkten der Kontinuität des Berufes und der Funktionsfähigkeit seiner Träger ist sicher ein Idealismus, der sich langsam an der konkreten Erfahrung der Tätigkeit entwickelt, dem vorzuziehen, der nach vorheriger, künstlich gesteigerter Hochspannung zusammenbricht" (Rohde 1974, S.285).

Die meisten der in der Studie von Ostner & Krutwa-Schott (1981) befragten Frauen hatten den Wunsch, einen sozialen Beruf zu erlernen. Die Krankenpflege war aber für fast zwei Drittel Krankenschwestern eine „Gelegenheits- bzw. Verlegenheitswahl" im Rahmen helfender Berufe. Vorrangig ist bei der Berufswahl der Wunsch, mit Menschen zu arbeiten. Dabei spielt das Motiv, Menschen helfen zu wollen, eine große Rolle (z.B. Willi 1992, S.135). Dieses weitverbreitete Motiv wird enttäuscht, wenn anhaltende berufliche Belastungen die Umsetzung erschweren oder sogar vereiteln. „Statt aber die Nicht-Realisierbarkeit der Berufsmotivation in der Struktur und Organisation des Gesundheitsbereiches zu suchen, sucht die Krankenschwester (...) die Schuld dafür bei sich selbst, wie es in der weiblichen Sozialisation gelernt wurde" (Bischoff 1994, S.155). Es resultieren oft innerpsychische defensive Bewältigungsstrategien. Die Erfahrung des Ausbrennens ist dann eine, wenn auch nicht unvermeidbare, so doch logische Folge (Hennig & Kaluza 1995, S.75).

Bei Berufsanfängern verbergen sich hinter altruistischen Berufsmotivationen, die unter dem Begriff des `Helfenwollens´ zu subsumieren sind und in deren Mittelpunkt der Patient steht, oft unausgesprochene emotionale Bedürfnisse (so auch Pinding et al. 1972, zit. n. Bartolomeyczik 1991, S.356; Widmer 1988, S.162), die durch die soziale Arbeit befriedigt werden sollen[27]. Da sie den Berufsanfängern oft selbst nicht einmal bewußt sind, können sie nicht konstruktiv bearbeitet werden. Auch nach Bewußtwerdung widersetzen sich solche Berufsmotivationen oft einer Modifikation, weil sie eng mit einer unbewußten Konfliktlösungsstrategie verknüpft sind, die darauf abzielt, biografisch bedingte Probleme über helferische Tätigkeiten zu lösen (vgl. Schmidbauer 1977; Edelwich & Brodsky 1984, S.45; Killmer 1989, S.195ff.; v. Klitzing & v. Klitzing 1995).

Maslach (1982b, S. 67) hebt drei solcher Berufsmotive von Helfern hervor:
- Helfer haben ein starkes Bedürfnis nach Liebe und Anerkennung, das von dankbaren Hilfeempfängern gestillt werden soll (vgl. dazu auch Edelwich & Brodsky 1984, S.52), um somit zur Steigerung des eigenen Selbstwertgefühls beizutragen.
- Sie wollen sich durch die helfende Tätigkeit von Schuldgefühlen befreien.

---

[27] Bronsberg & Vestlund (1988) prägten den Begriff der egoistischen Aufopferung, der diesbezüglich passend zu sein scheint.

- Sie haben Probleme, enge Beziehungen einzugehen und benutzen die Helferbeziehung als eine Möglichkeit, ihr Bedürfnis nach Intimität zu befriedigen (so auch bei Schmidbauer 1977, 1983).

Berufswahlmotive von Berufsanfängern in der Krankenpflege bestehen nach einer qualitativen Studie darin, gefordert zu werden, Erfahrungen auszuweiten, Vorurteile zu überwinden, Abwechslung zu haben, sich handwerkliche Fähigkeiten anzueignen und fundiertes krankheitsspezifisches Wissen zu erwerben (Robert Bosch Stiftung 1987).

Malzahn (1972, zit. n. Gotthardt 1983, S.494) stellte zu Anfang der siebziger Jahre neben überwiegend sozial-ideellen Motiven bei nur 20% der Befragten medizinische Motive fest. In der ostdeutschen Studie von Böhm et al. (1971, S.96, zit. n. Hennig & Kaluza 1995, S.79) aus dem gleichen Zeitraum nannten 25,7% das „naturwissenschaftlich-biologische Interesse" als Berufswahlmotiv (Hennig & Kaluza 1995, S.79).

Dieses Motiv wurde in einer neueren ostdeutschen Untersuchung von Krankenpflegepersonal mit immerhin 70% bejaht. Allerdings können die Ergebnisse dieser schriftlichen Befragung in den neuen Bundesländern nicht auf gesamtdeutsche Verhältnisse übertragen werden, weil in der DDR die Arztassistenz eine zentrale Rolle gespielt hat und eine medizinische Orientierung als Voraussetzung für die Berufswahl somit unerläßlich war (Hennig & Kaluza 1995, S.79). In der noch aktuelleren gesamtdeutschen Untersuchung von Veit (1996, S.64f.) ist das medizinische Interesse sogar stärker ausgeprägt als das pflegerische. Diese Präferenz zeigten insbesondere Abiturienten. Bei Walter (1991, zit. n. Veit 1996, S.64) bekannten 80% der Befragten, medizinisches Interesse habe „viel" bis „sehr viel" zur Entscheidung für die Krankenpflege beigetragen.

Es kann als Tendenz festgehalten werden, daß heute im Vergleich zu früheren Zeiten das medizinische Berufswahlmotiv sehr viel stärker ausgeprägt ist. Diese Tendenz gefährdet die Bestrebungen nach pflegerischer Eigenständigkeit, „die eine klare Abgrenzung der Pflege von medizinischen Tätigkeiten fordern und damit eine Reduktion von medizinischem Wissen nach sich ziehen" (Veit 1996, S.64).

Im Anschluß an die detaillierte Darstellung der Erkenntnisse über Motivationen für die Berufswahl der Krankenpflege interessiert uns vor allem, inwieweit diese Berufserwartungen in Erfüllung gehen. Dazu greifen wir, sozusagen exemplarisch, zurück auf die Ergebnisse einer deutschen Untersuchung von Schlüter (1992), in der 218 Krankenpflegepersonen u.a. zu diesem Zusammenhang befragt wurden. Dabei unterschieden sich bei 6 von 11 Items die Erwartung und deren Erfüllung statistisch signifikant. In einem höheren Ausmaß erfüllt als erwartet wurden sichere Zukunft und soziales Ansehen (vgl. zum sozialen Ansehen Pkt. 5.4.1). Seltener realisiert als erhofft wurde der an zweiter Stelle genannte Wunsch, Menschen helfen zu wollen. Am stärksten enttäuscht wurde jedoch die an dritter Stelle geäußerte Erwartung, eine befriedigende Tätigkeit ausüben zu können. Damit wurden in dieser Untersuchung, insbesondere durch Personal- und Zeitmangel, zwei zentrale intrinsische Berufsmotive enttäuscht. (Schlüter 1992, S.78f.)

Insgesamt muß an dieser Stelle resümierend festgehalten werden, daß letztlich nicht entschieden werden kann, welche Berufsmotivationen aktuell vorherrschen. Die Aussagekraft vorliegender Studien ist eingeschränkt, weil der Untersuchungsgegenstand Berufsmotivation schwer zu operationalisieren ist. Denn ein Großteil der Berufsmotivationen ist unbewußt, und die allgemein üblichen Befragungen zu diesem Thema bringen bestenfalls Erkenntnisse über bewußte Motivationen zutage. Diese können zusätzlich durch ein sozial erwünschtes Antwortverhalten und die Methode retrospektiver Befragungen verzerrt werden. Des weiteren haben wir es bei den KrankenpflegeschülerInnen mit einer heterogenen Gruppe zu tun, die nicht „über einen Kamm geschoren werden" kann (Veit 1996). Dennoch war es in diesem Zusammenhang möglich, unter Einbeziehung der Berufsmotivation von Helfern im allgemeinen, die Berufsmotivationen von Krankenschwestern zumindest tendenziell offenzulegen. Diese Tendenzen stützen die Annahme, daß extrinsische Motivationen zunehmen, aber immer noch relativ schwach ausgeprägt sind, und intrinsische Berufsmotivationen bei Krankenschwestern nach wie vor dominieren. Sie beinhalten insbesondere die Erwartung, eine befriedigende, menschenbezogene Tätigkeit ausüben zu können. Offenbar wird diese Erwartung oft enttäuscht, so daß sie wohl als zu hoch angesetzt und unrealistisch eingestuft werden muß. Unrealistische Erwartungen stehen aber in einem positiven Zusammenhang mit dem Ausbrennen (Stevens & O'Neill 1983).

5.2 Kontrollbestrebungen von Krankenschwestern

In Helferberufen scheinen berufliche Kontrollbestrebungen - als Ursache und auch als Folge des BOS - eine besondere Rolle zu spielen. So gilt eine autoritäre Orientierung in Verbindung mit einem gesteigerten Kontrollbedürfnis als charakteristisch für Helfer im allgemeinen (Wills 1978, zitiert nach Adams 1983) und für Krankenschwestern im besonderen (Cantar 1963, Lawson 1965, beide zit. n. Adams 1983).

Wie wir bereits festgestellt haben, sind Kontrollbestrebungen, im allgemeinen Sinne des Wortes, bei Helfern ein zentraler Bestandteil der oft unbewußten egoistischen Berufsmotivation (vgl. Killmer 1989; Edelwich & Brodsky 1984, S.44, S.111; Cherniss 1982a, S.87; Heifetz & Bersani 1983; vgl. Pkt.5.1). Helfer werden für helfende Tätigkeiten sehr stark motiviert durch die Annahme, „die Quelle der Befriedigung *unter Kontrolle* zu haben, d.h. *jederzeit* haben zu können, was man möchte" (Burisch 1989, S.109). Eine qualitative Befragung von 13 Krankenschwestern (Killmer 1989) offenbarte rückblickend fast durchweg eine hohe Verausgabungsbereitschaft in der beruflichen Anfangsphase, die motiviert war durch die Annahme, aus eigener Kraft selbst die ungünstigsten Bedingungen ändern zu können.

In Helferberufen ist es jedoch schwieriger, Kontrolle auszuüben als in Berufen, wo Dinge der Arbeitsgegenstand sind (vgl. dazu Freudenberger & Richelson 1980, S. 174; so ähnlich Kuhlmey 1993, zit. n. Kuhlmey 1995, S.289). Enzmann & Kleiber (1989, S. 46) verweisen demgemäß auf einen „für die helfenden Berufe typischen Konflikt Helfen-Kontrolle". Durch den unberechenbaren Arbeitsgegenstand 'Mensch' („das unvermeidliche Element der Unkontrollierbarkeit", Burisch 1989, S.84, S.96) und die oft restriktiven Arbeitsbedingungen (Bsp. bürokratische Kontrolle) wird das hohe Kontrollbedürfnis permanent enttäuscht (so ähnlich auch bei Burisch 1989, S.118).

Ein Bewältigungsversuch dieses Konfliktes im Sinne einer Vermeidung besteht darin, innerhalb der Berufsausübung Umgang mit Patienten zu suchen, die nicht ansprechbar und passiv sind. Durch die Passivität solcher Patienten, die oft einher geht mit deren externer technischer Steuerung, erhalten Pflegepersonen einen Machtzuwachs, der besonders den stark kontrollbestrebten unter ihnen entgegenkommen dürfte. Eine solche Überlagerung personenbezogener Verrichtungen durch Technik findet man im Anästhesie- und Operationsbereich sowie auf den Intensivstationen der Kliniken. Es liegt daher die Vermutung nahe, daß insbesondere in diesen Bereichen Personen arbeiten, die starke Kontrollbestrebungen haben, weil sich „mit Technik (...) Ungewißheiten und Unkontrollierbarkeiten reduzieren" lassen (Kuhlmey 1995, S.290).

Der beschriebene Zusammenhang wird deutlich am Beispiel einer Krankenschwester, die sich über die Pflege von Beatmungspatienten auf der Intensivstation folgendermaßen äußert:

„(...) ja, wenn ich arbeite, wenn ich (...), zum Beispiel en Patient, der nichts sagt, und den ich weiß, den kann ich waschen, dann isch er sauber. Und der redet und plappert mich net ständich sechs, siebe Stund lang voll, und da kann ich dann hingehn. Die mach ich unheimlich gern. Da kann ich arbeiten wie ich will, da stört mich niemand" (Interview Bettina S., S.10, zit. n. Killmer 1989, S.184).

Kontrollbestrebungen können sogar soweit gehen, daß Patienten medikamentös ruhiggestellt werden, um sie besser „in den Griff zu bekommen" (Maslach 1982b, 78f.). Der Skandal in einem Lainzer Altenheim (Dt. Ärzteblatt 1991c, S.C-651) und der Fall der Intensivkrankenschwester Michaela

Roeder, als Beispiele für Patiententötungen, führten die Bemühungen, eine als ausweglos erscheinende Situation erfolgreich zu bewältigen, besonders drastisch vor Augen. In allen diesen Beispielen depersonalisierenden Verhaltens haben überhöhte Kontrollbestrebungen möglicherweise eine wichtige Rolle gespielt.

Langfristig, so vermuten wir, bewirken hohe Kontrollbestrebungen bei Krankenschwestern, daß sie im Beruf nicht effizient sind (so ähnlich bei Gann 1979, zitiert nach Grutchfield 1982, S.41f.) und ausbrennen. Andererseits nehmen wir an, daß Burnouterfahrungen umgekehrt auch berufliche Kontrollbestrebungen steigern können.

Da bisher kaum systematische empirische Erkenntnisse über die Zusammenhänge zwischen beruflichen Kontrollbestrebungen und Burnout vorliegen, werden wir uns im empirischen Teil der Arbeit eingehend mit dieser Problematik beschäftigen.

Nachdem wir mit den Berufsmotivationen und den möglicherweise überhöhten Kontrollbestrebungen von Krankenschwestern potentielle (sozial-)psychologische Ursachen des Burnout-Syndroms angesprochen haben, wollen wir uns nun der strukturellen Ebene der Analyse zuwenden.

Dabei setzen wir uns mit der Frage auseinander, inwieweit das Burnout-Syndrom in der Krankenpflege in ihrer Eigenschaft als Frauenberuf begründet ist.

5.3 Der Frauenberuf Krankenpflege

„Das Problem des Pflegeberufes besteht darin, daß er ein Frauenberuf ist" (zit. n. Bartjes 1995, S.47).

Weshalb dies so ist, soll durch die folgenden Überlegungen klar werden, die ausgehen von der Frage, wie die Krankenpflege zum Frauenberuf wurde. Diese Frage soll beantwortet werden anhand der ebenso faszinierenden wie kritischen Analyse ihrer geschichtlichen Entwicklung von Claudia Bischoff. Sie entlarvt die Feststellung, Krankenpflege sei schon immer d e r typische Frauenberuf gewesen, als Trugschluß. Ein Verständnis der Krankenpflege als „naturgemäß weibliche Tätigkeit" (Bischoff 1994, S.17) sei ebenso verfehlt. Vielmehr habe man erst im 19. Jahrhundert den bis dahin gleichermaßen von Männern und Frauen ausgeübten Beruf über ideologische Einflußnahme zu einem b ü r g e r l i c h e n Frauenberuf umfunktioniert.

Bischoff stellt folgende Zielsetzungen als grundlegend heraus: „Zum einen sollten mit ihrer (der Ideologie, C.K.) Hilfe bürgerliche Frauen für den Beruf gewonnen werden; dazu wurde gerade auf die anerzogene, selbstlose und versagende Mentalität der bürgerlichen Frau gezielt,, (Bischoff 1994, S.92), indem das Ideal des Dienens sozial belohnt wurde (Brown & Reimer 1995, S.7). „Zum zweiten sollten die durch die geschlechtliche Arbeitsteilung hervorgebrachten „weiblichen" Fähigkeiten und Eigenschaften für einen Beruf nutzbar gemacht werden, der sich nicht völlig verberuflichen ließ. Zum dritten dienten die Ideologien dazu, die ökonomische Ausbeutung der Frau in der Krankenpflege und die Instrumentalisierung der Krankenpflege für die Zwecke der Medizin zu verschleiern. Und letztendlich wurden sie dazu benutzt, bürgerliche Frauen aus anderen Berufen, vor allem den akademischen - und hier besonders der Medizin - herauszuhalten" (Bischoff 1994, S.92).

Die gesellschaftlich motivierten Bestrebungen, die Krankenpflege als Frauenberuf zu etablieren, hatten zur Folge, daß gegen Ende des 19. Jahrhunderts Männer zunehmend aus diesem Beruf ausgegrenzt wurden. Da Männer in der Krankenpflege zu dieser Zeit 10-20% mehr Lohn erhielten als Frauen, verbilligte sich mit ihrer Ausgrenzung die Krankenpflege noch mehr (Bischoff 1984, S.25, S.121, zit. n. Weidner 1995, S.71f.).

Heute, im 20. Jahrhundert, repräsentieren Männer im Krankenpflegeberuf eine Minderheit (Ostner & Krutwa-Schott 1981). Es sind etwa 18 % Männer und 82 % Frauen in der Krankenpflege beschäftigt (Steppe 1992, S.317). Obwohl Männer einen Minderheitenstatus in der Krankenpflege haben, sind die Zeiten ihrer Marginalisierung vorbei, seitdem im dritten Krankenpflegesetz vom 15.7.1957 männliches und weibliches Krankenpflegepersonal beruflich gleichgestellt wurde (Kruse 1987, S.114ff.). Dennoch bildet sich innerhalb der Krankenpflege eine geschlechtsbezogene Spezialisierung heraus. So sind Männer bestrebt, sich von ursprünglich pflegerischen Tätigkeiten abzugrenzen, weil sie weiblich geprägt und deshalb wenig prestigeträchtig sind. Sie erobern den Krankenpflegeberuf zunehmend für sich, indem sie dort in die angesehenen Funktionsbereiche und in Führungspositionen strömen (vgl. Killmer 1989, S.18; Bischoff 1995; Küpper 1996). Diese männlichen Karrierebestrebungen werden vom Management in den Krankenhäusern aus geschlechtsspezifischen Gründen unterstützt (dazu auch Ullrich 1987, S.61; so ähnlich auch Hennig & Kaluza 1995, S.51). Hingegen wird die weibliche Aufstiegsorientierung, die zu Beginn der Ausbildung nach der Befragung von Veit (1996, S.67) sogar stärker ausgeprägt sein soll als die männliche, sukzessive frustriert. Entsprechend werden 20% der Krankenpfleger nach der höchsten Einkommensstufe bezahlt, aber nur 5% der Frauen (Rabe-Kleberg 1991, S.37, zit. n. Bartjes 1995, S.48). Krankenschwestern werden also bezüglich der extrinsischen Gratifikationen, wie Aufstiegschancen und Bezahlung, im Vergleich zu Krankenpflegern strukturell benachteiligt. Diese Gratifikationssituation innerhalb der Krankenpflege spiegelt die internationale Situation in weiblichen Berufsfeldern wider, insofern als Frauen in der ganzen Welt für weniger Lohn und bei geringeren Aufstiegsmöglichkeiten als Männer arbeiten. Eine Studie der Internationalen Arbeitsorganisation der Vereinten Nationen (ILO) zeigte, daß heute weltweit etwa 45% der Frauen erwerbstätig sind, sie aber in der Industrie und im Dienstleistungssektor durchschnittlich 25% weniger verdienen als Männer und auch nur ein Zehntel der Führungspositionen besetzen (zit. n. Pinzler 1996, S.22).

Die soziale Benachteiligung von Frauen wird verschärft durch die Qualität der Arbeitstätigkeiten in typischen Frauenberufen, die nach einer Untersuchung von Demmer & Küpper als schwer einzustufen sind (Demmer & Küpper 1984, Anm.1, S.143; zit. n. Schlüter 1989, S.399). Weibliche Berufstätigkeit ist nicht nur tendenziell schwer, sie dient gesellschaftlich auch als schlecht honorierte Basisleistung für männliche Arbeit und männlichen Erfolg. Dementsprechend ermöglicht, trotz aller oberflächlicher Reformen, die Krankenschwester durch ihre Zuarbeit erst den Erfolg des Arztes. Ihre Hilfeleistungen erstrecken sich von Vermittlungsleistungen zwischen Arzt und Patient bis hin zur Übernahme ärztlicher Tätigkeiten, für die nicht sie, sondern der Arzt honoriert wird. Diese Situation ist bedingt durch die ärztliche Weisungsbefugnis, die sich aus der historisch begründeten mangelnden Beruflichkeit der Krankenpflege ableitet.

Die mangelnde Beruflichkeit zeichnet sich aus durch einen Doppelcharakter, der ursächlich für einen Großteil der Belastungen von Krankenschwestern ist: Einerseits soll die Krankenpflege nach beruflichen Prinzipien rational und effektiv organisiert sein, andererseits ist dies wegen ihrer hausarbeitsnahen Struktur jedoch prinzipiell nicht möglich.

Um diesen unauflösbaren strukturellen Widerspruch abzuschwächen, werden „sog. Jederfraufähigkeiten und -verhaltensweisen unentgeltlich genutzt" (Ostner & Krutwa-Schott 1981, S.96, S.72, s. auch S.52). Dies gilt besonders für die weibliche Gefühlsarbeit, „that affirms, enhances, and celebrates the well-being and status of others" (Hochschild 1983, S.165, zit. n. Dunkel 1988, S.73). Der Krankenpflegeberuf hält damit ein überdurchschnittlich hohes Potential an psychosozialem Streß bereit.

Krankenschwestern müssen mit dem strukturellen Gegensatz innerhalb der Krankenpflege, als Berufsarbeit einerseits und Hausarbeit andererseits, umgehen. Da ihnen beide Bereiche unterschiedliche, oft unvereinbare, Ressourcen abverlangen, entsteht in ihnen ein Zwiespalt im Sinne einer Rollenambiguität. So kann bspw. die Anforderung, sich im Berufsleben durchzusetzen, in der Regel nicht erfüllt werden, weil die weibliche Sozialisation auf Konfliktvermeidung ausgerichtet ist. Dazu

Beck-Gernsheim: Wenn „Frauen emotional sensibel sein sollen, Gefühlsexperten, Zulieferer von Streicheleinheiten - dann sind sie eben damit faktisch disqualifiziert für Positionen, die Kampf und Wettbewerb und Herausforderung verlangen. Wenn Frauen freundlich und nachgiebig sein sollen, dann werden sie eben auch weitgehend unfähig, wenn es darum geht, eine Gehaltserhöhung durchzusetzen, eine Beförderung zu fordern oder ihre eigene Leistung gut zu verkaufen. Wenn Frauen immer andere unterstützen sollen, dann lernen sie nicht, selbst jemand zu sein und selbst etwas zu können" (Beck-Gernsheim 1976, S.64, zit. n. Bischoff 1994, S.152).

Die unvollständige Beruflichkeit der Krankenpflege wird gestützt durch das defizitäre berufliche Selbstverständnis von Krankenschwestern (Bischoff 1994, S.129f.). Dementsprechend sind sie primär an den sozialen Arbeitsbedingungen interessiert, während objektive Kriterien, wie z.B. Bezahlung, für sie von nachgeordneter Bedeutung sind (dazu auch Schmidbauer 1992, S.92). Zudem fällt es ihnen schwer, sich mit anderen zu verbünden, um sich gegen unzumutbare Arbeitsbedingungen zu wehren (Bischoff 1994), was sich auch in dem niedrigen gewerkschaftlichen Organisationsgrad des Krankenpflegepersonals widerspiegelt. Krankenschwestern, die ihre beruflichen Interessen artikulieren, müssen heute in vielen Fällen noch mit sozialer Ablehnung rechnen und stoßen oft sehr schnell an die Grenzen eines verkrusteten hierarchischen Systems.

Die aus dem Doppelcharakter der Krankenpflege resultierenden Probleme nehmen viele Krankenschwestern, unter dem Einfluß einer restriktiven Berufsideologie, fälschlicherweise als selbstverschuldet wahr. Die Bereitschaft zu Schuldgefühlen ist bei Frauen besonders stark ausgeprägt, weil sie meinen, alle Erwartungen erfüllen zu müssen, um anerkannt zu werden. Als Folge von Schuldgefühlen greifen sie tendenziell zu individuellen defensiven Konfliktlösungsstrategien. Da die strukturellen Widersprüche nicht individuell gelöst werden können, wendet sich der berufsimmanente Zwiespalt somit im Sinne einer chronischen Belastung gegen sie (Bischoff 1994, S.125ff.; Taubert 1992, S.26).

Die innerberufliche Zerrissenheit von Krankenschwestern wird verstärkt, wenn die hausarbeitsnahen Fähigkeiten auch noch in einem außerberuflichen Zusammenhang (Familie o.ä.) gefordert werden. Der Balanceakt zwischen Hausarbeit und Berufsarbeit gestaltet sich dadurch schwieriger und qualitativ belastender. Daneben wirkt sich die quantitative Doppelbelastung aus der Kombination von Berufs- und Hausfrauentätigkeit negativ auf die Gesundheit von Krankenschwestern aus. Dabei ist bemerkenswert, daß ihre gesundheitlichen Beschwerden eher von beruflichen als von häuslichen Anforderungen abhängig sind. Dies ist plausibel, weil die Arbeitsbedingungen in der Krankenpflege (schwere körperliche Betätigung, Schicht- und Nachtarbeit) der weiblichen Konstitution völlig zuwiderlaufen (Bartholomeyczik 1987, zit. n. Galuschka 1993, S.20ff.). Durch die meist unvereinbaren Anforderungen entwickeln Krankenschwestern frühzeitig Erschöpfungs- und sogar Verschleißerscheinungen, die in zahlreichen Fällen zum Berufsaustritt führen (Riedel & Steininger 1992, S.31). Man spricht deswegen auch von der befristeten Berufsperspektive von Krankenschwestern.

In Anbetracht struktureller Berufsbedingungen, wie der relativen Benachteiligung von Krankenschwestern gegenüber Krankenpflegern, der Ausbeutung des weiblichen Arbeitsvermögens (durch Verwaltung, Mediziner etc.), die der weiblichen Konstitution zuwiderlaufenden Belastungen und schließlich der befristeten Berufsperspektive, ist der Frauenberuf Krankenpflege bisher kein optimaler Beruf für Frauen (Ostner & Krutwa-Schott 1981). Analog dazu stimmten in einer großangelegten schriftlichen Befragung des Pflegepersonals der neuen deutschen Bundesländer nur 18% dem Item zu, die Berufswahl der Krankenpflege sei „für Frauen besonders geeignet" (Hennig & Kaluza 1995, S.77).

Im Vergleich zu früher, wo die Krankenpflege als typisch weiblich gehandelt wurde, scheint sich ein Wertewandel zu vollziehen; die Geschlechterrollen vermischen sich immer mehr. Obwohl nach wie vor eine geschlechtsspezifische Sozialisation stattfindet und Frauen immer noch benachteiligt werden, ist dies inzwischen bewußter und deshalb veränderbar. Die Mehrheit junger Frauen, die sich heute für eine Ausbildung in der Krankenpflege entscheidet, orientiert sich nicht mehr am Ideal des Dienens, sondern an dem der Selbstverwirklichung (vgl. die soziologische Analyse der Entwicklungsprozesse im Pflegeberuf von Karrer 1995). Und man kann weiterhin auch nicht davon ausgehen, daß Krankenpflegeschülerinnen das sog. weibliche Arbeitsvermögen in die Ausbildung mitbringen. Folglich werden zukünftig hausarbeitsnahe Fähigkeiten in der Ausbildung erst vermittelt werden müssen und auch bezahlt werden müssen, nach dem Motto: „Was erlernt worden ist, muß auch bezahlt werden" (Bischoff 1994, S.173, im Original kursiv gedruckt, C.K.).

Neuerdings tendieren in den ostdeutschen Gebieten weibliche Pflegekräfte allerdings wieder dahin, eine besondere weibliche Eignung für den Beruf zu propagieren, möglicherweise um die Krankenpflege auf dem ohnehin angespannten Arbeitsmarkt als weibliche Domäne zu verteidigen (Hennig & Kaluza 1995, S.78f.). Eine solche Orientierung wird allerdings dazu beitragen, das weibliche Arbeitsvermögen von Krankenschwestern weiter unentgeltlich zu nutzen, um die in den Krankenhäusern immer deutlicher hervortretende strukturell angelegte Inhumanität zu reduzieren. Eine Renaissance dieses Musters wird repräsentiert durch die traditionell-unberufliche Richtung der patientenorientierten Pflege, die zunehmend propagiert und praktiziert wird (vgl. dazu die Diskussion bei Bischoff 1994, S.182ff.).

Nachdem in unseren Erörterungen zum Frauenberuf Krankenpflege bereits angeklungen ist, daß das Verhältnis zwischen Belohnungen und Anforderungen in diesem Beruf ungünstig ist, wollen wir uns im folgenden gezielt mit der pflegerischen Gratifikationssituation und ihrer Burnout-Relevanz auseinandersetzen. Wir tun dies, indem wir zunächst Belohnungsaspekte und dann Anforderungsaspekte jeweils unter diesem Aspekt darstellen.[28]

5.4 Belohnungsaspekte in der Krankenpflege

Die Belohnungssituation in der Krankenpflege soll anhand der Belohnungskategorien des Gratifikationskrisenmodells (Statuskontrolle, Bezahlung, sozio-emotionale Belohnung) analysiert werden.

5.4.1 Statuskontrolle

Wenn man sich mit Fragen der Statuskontrolle innerhalb des Krankenpflegeberufes beschäftigen will, gilt es zunächst einmal zu klären, welchen Status dieser Beruf überhaupt hat.

Dabei sehen wir uns mit der Besonderheit konfrontiert, daß die Krankenpflege über keinen eigenständigen Status verfügt. Ähnlich wie in früheren Zeiten der Status einer Frau vom Status des Ehemanns abgeleitet wurde, hat die Krankenpflege, als Heilhilfsberuf, einen von der Ärzteprofession abgeleiteten Status.[29]

Hennig & Kaluza (1995, S.66) vertreten eine vergleichsweise revolutionäre Sichtweise, indem sie die Krankenpflege als nichtärztlichen Heilberuf mit eigenem Status begreifen. Sie gehen in ihrer Untersuchung „Krankenschwester Ost" u.a. der Frage nach, inwieweit sich eine „formale Statusveränderung des Pflegedienstes" der neuen Bundesländer im täglichen Arbeitsablauf niederschlägt. Analog zur überwiegenden Auffassung, im Stationsablauf sei die formale Statusänderung nicht zu bemerken, sahen sich in dieser Befragung immerhin noch annähernd 70% des Pflegepersonals als Assistenz des

---

[28] Die Studien über die Arbeitssituation in der Krankenpflege zeigen große Unterschiede bezüglich der Größe und Zusammensetzung der jeweiligen Stichproben und der Erhebungsinstrumente.
Die Größe der Stichproben variiert zwischen zwei- und vierstelligen Zahlen. Hinzu kommt, daß manche dieser Stichproben nur aus Krankenschwestern bestehen, andere sich wiederum aus männlichem und weiblichem Personal zusammensetzen, wobei Krankenpflegepersonal und Hilfspersonal oft vermischt werden. Auch wenn die daraus resultierenden Ungenauigkeiten hier nicht korrigiert werden können, sei jedenfalls auf sie hingewiesen.
[29] Rohde (1974, S.225f.) stellt in Anlehnung an Dahrendorf (1956, S.72f.) den medizinischen, den pflegerischen und den Verwaltungs-Bereich des Krankenhauses in drei Pyramiden dar, die jeweils die bereichsinterne Hierarchie abbilden. Er unterstützt die Sichtweise des höchsten Status der Ärzte, indem er die Spitzen der Pyramiden so anordnet, daß die der medizinischen Pyramide am höchsten gelegen ist. Somit sind in dieser Konstellation sowohl der pflegerische Bereich als auch der Verwaltungsbereich der ärztlichen Autorität unterstellt.

Arztes, wohingegen sich nur etwas mehr als 30% als gleichberechtigt mit dem Arzt einschätzten (Hennig & Kaluza 1995, S.100). Obwohl die Ergebnisse dieser Untersuchung sich nicht auf gesamtdeutsche Verhältnisse übertragen lassen, stützen sie doch insgesamt die aktuell vorherrschende Sichtweise des Status eines ärztlichen Hilfsberufs, der mit einem vergleichsweise niedrigen sozialen Ansehen verknüpft ist (dazu auch Hagemann 1968, S.108f.; Graf 1986).

Entsprechend ist lediglich die Berufsbezeichnung gesetzlich geschützt, nicht aber die pflegerische Tätigkeit.

Die Auffassung, krankenpflegerische Arbeit könne aufgrund geschlechtsspezifischer Anlagen übernommen werden, bedürfe keiner wirklichen Leistung (Rohde 1974, S.286; Bartjes 1995, S.49) und könne ebenso gut von weniger qualifizierten Kräften erledigt werden, ist weit verbreitet. Diese unrealistische Einschätzung krankenpflegerischer Qualifikation dokumentiert sich in dem Versuch, die Löcher in der Pflege durch importierte Krankenschwestern und Ungelernte zu stopfen.

Eine examinierte Krankenschwester bringt ihre Enttäuschung darüber zum Ausdruck: „Warum habe ich drei Jahre gelernt, wenn jeder Student und angelernte Aushilfe das auch machen kann? (...) man hat fast den Eindruck, man hat da so etwas Minderwertiges gelernt, was sowieso jeder kann" (Auszug aus dem Interview mit einer Krankenschwester, zit. n. Galuschka 1993, S.131).

Durch unsere Überlegungen dürfte bereits deutlich geworden sein, daß die Krankenpflege - trotz zahlreicher anderslautender öffentlicher Verlautbarungen und Sichtweisen - einen minderwertigen abgeleiteten Status hat, der Krankenschwestern durch die enge Zusammenarbeit mit Ärzten ständig zu Bewußtsein gebracht wird (vgl. auch Rohde 1974, S.385). Analog dazu wird das geringe gesellschaftliche Ansehen des Berufsstandes in einer Befragung von Baumann & Zell (1992, S.57) von der Mitarbeitervertretung immerhin als drittgrößte Belastung empfunden.

Eine Verbindung zwischen dem sozialen Status und Burnout vermutete bereits Cherniss (1993, S.148f.). Da der soziale Status direkt verknüpft ist mit der sozialen Position, die jemand einnimmt, verweisen wir auf eine Befragung von 82 Krankenschwestern, in der die soziale Position einen negativen Zusammenhang mit Burnout zeigt. Nicht erwartungsgemäß ist allerdings seine nur schwache Ausprägung (Hellmich & Reincke 1994). Somit besteht zur Klärung des Zusammenhangs zwischen sozialer Position bzw. dem damit verbundenen Ansehen und Burnout weiterer Forschungsbedarf (so auch Cherniss 1993, S.148f.).

Es ist nun weiter zu fragen, inwieweit Erfahrungen der Bedrohung des ohnehin fragwürdigen Status in der Krankenpflege eine Rolle spielen. Bei der Beantwortung dieser Frage werden insbesondere die statusbedrohenden Erfahrungen der Arbeitsplatzunsicherheit und Arbeitslosigkeit (5.4.1.1), eingeschränkter Weiterbildungs- und Aufstiegsmöglichkeiten (5.4.1.2) sowie der Statusinkongruenz (5.4.1.3) im Mittelpunkt unseres Interesses stehen.

5.4.1.1 Bedrohte Statuskontrolle durch Arbeitsplatzunsicherheit und Arbeitslosigkeit

Ein erworbener Status wird am stärksten bedroht durch Arbeitsplatzunsicherheit oder gar Arbeitslosigkeit. Büssing und Perrar (1989, S.165) diagnostizieren für soziale Berufe eine „hohe und zunehmende Arbeitslosigkeit".

Ist diese für das Individuum einschneidende Erfahrung bedrohter Statuskontrolle auch in der Krankenpflege aktuell, die seit jeher als krisensicherer Beruf bekannt ist?

Obwohl keine Arbeitslosenquote für die Krankenpflege errechnet werden kann, weil eine entsprechende Bezugsbasis fehlt, ist es dennoch möglich, über einen Vergleich der Arbeitslosenzahlen und der Anzahl der offenen Stellen, die Arbeitsmarktlage innerhalb der Krankenpflege tendenziell einzuschätzen. Seit einigen Jahren sind in der BRD „auf dem Teilarbeitsmarkt Krankenpflege" (Hennig & Kaluza 1995, S.43) mehr Arbeitslose als offene Stellen gemeldet (vgl. Tab 1): So fehlten im September 1995 bundesweit 3118 Stellen. Im Zeitraum von Sept. 1993 bis Sept. 1995 haben die offenen Stellen um 1203 zugenommen. Dagegen hat die Arbeitslosenzahl für denselben Zeitraum um 654 abgenommen. Die Arbeitsmarktlage für Krankenschwestern, -pfleger und Hebammen scheint sich also im Vergleich zu 1993 verbessert zu haben, wobei die Arbeitsplatzsicherheit in Westdeutschland größer ist als in Ostdeutschland (Büssing & Glaser 1994, S.319).

TABELLE 1:
Arbeitslosenzahlen und offene Stellen bei Krankenschwestern,
-pflegern und Hebammen in der BRD von 1993 bis 1995

Zeitpunkt (September)	Arbeitslosenzahl	offene Stellen
1993	9702	4727
1994	8810	4878
1995	9048	5930

Quelle: Mündliche Information des Instituts für Arbeitsmarkt- und Berufsforschung
    in Nürnberg, vom 19.7.1996

Während Fachkrankenpersonal immer noch händeringend gesucht wird (Klindt 1995), müssen sich Krankenpflegekräfte ohne Zusatzausbildung bemühen, um Arbeitsstellen zu finden[30], wenn man einmal absieht von Ballungsgebieten, wie bpsw. Berlin und München. Obwohl auch in der Krankenpflege die Arbeitplatzunsicherheit und die Wahrscheinlichkeit einer längerfristigen Arbeitslosigkeit, insbesondere für ostdeutsche und solche Krankenpflegekräfte jenseits des 40. Lebensjahres, gestiegen sind (Hennig & Kaluza 1995, S.52), bietet der Krankenpflegeberuf im Vergleich zu anderen Berufen sichere Arbeitsplätze. Und es besteht, vor dem Hintergrund der prognostizierten demographischen und epidemiologischen Entwicklung, Grund zu der Annahme, daß in Zukunft immer mehr Pflegepersonal gebraucht werden wird (Hennig & Kaluza 1995, S.57; Bartholomeyczik 1993, S.86). Die Auswirkungen dieses antizipierten Bedarfs auf den Arbeitsmarkt sind jedoch davon abhängig, ob er in die Berechnung des Personalbedarfs in den Kliniken eingehen wird (Riedel & Steininger 1992, S.26f.).

Derzeit trägt die prekäre Arbeitsmarktsituation vermutlich dazu bei, daß Krankenschwestern länger in unbefriedigenden Arbeitsverhältnissen verharren als etwa zu Beginn der 90-er Jahre. Sie neigen daher wohl eher zur inneren Kündigung (vgl. Nuber 1988a) und zu defensiven Bewältigungsstrategien, die das Ausbrennen begünstigen.

5.4.1.2 Bedrohte Statuskontrolle durch eingeschränkte Weiterbildungs- und Aufstiegsmöglichkeiten

Von Weiterbildung ist dann die Rede, wenn dadurch
- erstens die berufliche Qualifikation verbessert wird,
- zweitens eine Abschlußprüfung abgelegt und/oder ein -zertifikat erstellt wird und
- drittens eine neue Berufsbezeichnung geführt werden kann.

(Bundesinstitut für Berufsbildung 1982, S.10, zit. n. Behrens 1991, S.12, zit. n. Robert Bosch Stiftung 1993a, S.150)

98% der Krankenpflegekräfte halten berufliche Weiterbildung für wichtig bis sehr wichtig, und immerhin 64% der Befragten sind unzufrieden mit den aktuellen Weiterbildungsangeboten. Dies ergab eine Untersuchung von 481 Pflegepersonen aus dem Jahr 1990 (Reidenbach 1990, zit. n. Schlüter

---

[30] Noch im Jahr 1991 hatte die Deutsche Krankenhausgesellschaft e.V. (DKG) eine dreijährige Kampagne geplant, um die Attraktivität der Pflegeberufe in der Öffentlichkeit zu steigern. Durch diese Aktivitäten sollten mehr Berufsanfänger für den Pflegeberuf gewonnen werden und ausgeschiedene Pflegekräfte zur Rückkehr in den Beruf motiviert werden (Dt. Ärzteblatt 1991b, S.C-531).

1992, S. 35). Es ist also eine sehr große Akzeptanz von Weiterbildung bei gleichzeitiger Unzufriedenheit mit dem Angebot zu verzeichnen.

Um den Gründen für die Unzufriedenheit auf die Spur zu kommen, wollen wir uns der Frage zuwenden: Welche Weiterbildungsangebote gibt es in der Krankenpflege? Zunächst sind hier fachspezifische Weiterbildungen, bspw. zur Intensivpflege-, Operations-, Psychiatrie- oder Anästhesieschwester, zu nennen. Voraussetzung für die Teilnahme an diesen Weiterbildungsmaßnahmen ist eine zweijährige Berufstätigkeit als Krankenschwester (Graf 1986, S.454f.). Wenn eine derartige Weiterbildung realisiert werden kann, ist mit einer zweijährigen Weiterbildungszeit zu rechnen. Die Weiterbildungen können berufsbegleitend absolviert werden, wobei zu 50% regulärer Dienst in der Krankenpflege zu leisten ist (Herschbach 1991a, S.19).

Neben den genannten fachspezifischen Weiterbildungsmöglichkeiten existieren solche für Lehr- und Leitungsfunktionen. Sie erfordern drei Jahre Berufserfahrung. Die Lehrgangsgebühren betragen zwischen 17 000 und 23 000 DM. Die Mehrzahl der Weiterzubildenden sind Rehabilitanden und werden vom Rentenversicherungsträger 100% gefördert. Wenn dies nicht geschieht, und wenn der Arbeitgeber die Weiterbildungsmaßnahme auch nicht unterstützt, müssen die Teilnehmer dafür aufkommen (Robert Bosch Stiftung 1993a, S.89). Da gesetzlich festgelegte Qualitätsstandards bislang fehlen, sind die Ziele und Inhalte der zahlreichen Weiterbildungsangebote nicht einheitlich geregelt.[31] Folglich ist die Ausbildungsqualität der Absolventen eine recht unterschiedliche. Insgesamt werden die krankenpflegerischen Lehr- und Leitungsqualifikationen, gegenüber den universitär erworbenen in anderen Bereichen, zur Zeit noch als minderwertig angesehen.

Um diese Mängel auszugleichen, werden zunehmend auch universitäre bzw. fachhochschulbezogene Ausbildungsgänge für Krankenpflegepersonal eingerichtet. Es handelt sich dabei im wesentlichen um Studiengänge für Pflegewissenschaft, -management und -pädagogik (dazu ausführlich Robert Bosch Stiftung 1993a, 1993b). Ein solches Pflegestudium wäre für 69% von 481 befragten Krankenpflegekräften denkbar, wobei sich die meisten davon „sowohl eine Verbesserung der beruflichen Perspektiven (71%) als auch einen positiven Einfluß auf das Image des Pflegeberufes (78%)" versprechen (Reidenbach 1990, zit. n. Schlüter 1992, S.35).

Schlüter (1992) kommt zu dem Ergebnis, daß nur etwa ein Fünftel des weiterbildungswilligen Personals die Möglichkeit hat, „sich kontinuierlich weiterbilden zu können. Die beruflichen Aufstiegs- und Entwicklungsmöglichkeiten werden dementsprechend von 32,7% des befragten Personals als unzureichend beurteilt" (Schlüter 1992, S.96f.). Obwohl geringe Aufstiegschancen in der Untersuchung

---

[31] Die Deutsche Krankenhausgesellschaft (DKG) hat im Juni 1989 Empfehlungen dazu herausgegeben, die aber nicht verbindlich sind (dazu ausführlich: Robert Bosch Stiftung 1993a, S.90f.).

von Baumann & Zell nur als etwas belastend eingeschätzt werden, meinen immerhin 53,3% der befragten Mitarbeitervertreter, daß sie ein wichtiger Grund für die Berufsaufgabe seien (Baumann & Zell 1992, S.60).

Insgesamt ist, unabhängig von der Art der absolvierten Weiterbildung, der Aufstieg bescheiden, weil eine finanzielle Höhergruppierung nach Ausbildungsabschluß nicht zu erwarten ist oder sie bestenfalls einen geringfügig verbesserten Verdienst verspricht (vgl. Pkt. 5.4.2). Dies mutet paradox an, wenn man die Weiterbildungssituation in der Industrie und im Handwerk als Vergleich heranzieht, wo „niemand auf die Idee (käme, C.K.) einen Facharbeiter zum Meister auszubilden und ihn danach zwar als Meister zu beschäftigen, aber weiter als Facharbeiter zu bezahlen" (Schlüter 1989, S.399). Zudem kann trotz Erweiterung der Einflußmöglichkeiten durch eine Weiterbildung die Abhängigkeit von der Ärzteschaft nicht aufgehoben werden.

Der Sackgassencharakter des krankenpflegerischen Aufstiegs ist ein Spezifikum der Krankenpflege. Er verweist auf die in der Krankenpflege vorherrschende Eigentümlichkeit, daß trotz Weiterbildung der Aufstieg blockiert ist. Fehlende Aufstiegsmöglichkeiten sind verknüpft mit geringem sozialen Status. Geringer sozialer Status ist wiederum ein wesentlicher Grund für Unzufriedenheit, weil dadurch die Selbstwirksamkeit eingeschränkt wird. Mangelnde Selbstwirksamkeit erzeugt Distreß, der bei defensiver Bewältigung in Burnouterfahrungen eskalieren kann (Edelwich & Brodsky 1984, S. 95ff.; Cherniss 1993, S.148f.; zum Zusammenhang zwischen begrenzter Aufwärtsmobilität von Krankenschwestern und Burnout vgl. Hobfoll & Freedy 1993, S.119).

Burnouterfahrungen sind jedoch nicht allein als Folge des blockierten Aufstiegs zu interpretieren, vielmehr werden Weiterbildungsbemühungen gerade auch durch sie angeregt. Dieser Erklärungsansatz wird gestützt durch empirische Beobachtungen (Enzmann & Kleiber 1989, S.151; Killmer 1989) und die Tatsache, daß Weiterbildungen in der Krankenpflege oft als Rehabilitationsmaßnahme eingesetzt werden, wobei unter den Rehabilitanten ein überdurchschnittlich hoher Anteil von Krankenschwestern mit Burnouterfahrungen vermutet werden kann.

Unbestritten ist, daß Weiterbildungsmaßnahmen per se sowohl vor dem Ausbrennen schützen können als auch währenddessen im Sinne einer Intervention wirken können. So zeigte bspw. eine niederländische Studie, daß Krankenschwestern, die sich für eine Leitungsfunktion weiterbildeten, zwar ein ähnliches Ausmaß emotionaler Erschöpfung erfuhren wie eine Normstichprobe von Krankenschwestern, die Depersonalisierung und eine negative Einstellung zur eigenen Leistungsfähigkeit hingegen weniger stark ausgeprägt waren (Buunk et al. 1994, S.1706). Auch wenn damit nicht bewiesen werden kann, daß die Weiterbildung ursächlich für diese Unterschiede war, scheint dieser Schluß doch nahezuliegen.

Dennoch ist es durchaus plausibel anzunehmen, daß vorbelastete Krankenschwestern im Anschluß an eine Weiterbildung durch den blockierten Aufstieg besonders gefährdet für weitere Burnout-Erfahrungen sind.

5.4.1.3 Bedrohte Statuskontrolle durch Statusinkongruenz

Statusinkongruenz ist eine Sonderform der Statusinkonsistenz (Kasl und Cobb 1969 subsumieren Statusinkongruenz und Statusdiskrepanz, die hier nicht von Interesse ist, unter dem Begriff der Statusinkonsistenz, zit. n. Siegrist 1996, S.81). Statusinkongruenz bedeutet, daß zwei Statusmerkmale einer Person innerhalb einer Rangordnung voneinander abweichen. Prekär wird diese Konstellation nur, wenn sich daraus ungünstige soziale Vergleichsprozesse ergeben, die Distreßerfahrungen provozieren.

Antizipiert werden können solche ungünstigen sozialen Bewertungen bspw. für Krankenpflegeschülerinnen mit dem hochrangigen Schulabschluß Abitur, weil sie einen Beruf erlernen, der demgegenüber einen niedrigeren Rang einnimmt. Aber auch für solche mit dem niedrigrangigen Hauptschulabschluß kann der soziale Vergleich unbefriedigend ausfallen, weil sie im Vergleich zu allen anderen den niedrigsten Bildungsabschluß haben, was auch zu problematischen theoriebezogenen Leistungen führen kann.[32]

Ein nicht zu unterschätzendes Potential für ungünstige soziale Vergleichsprozesse, die durch Statusinkongruenz in Gang gesetzt werden, ist auch in krankenpflegerischen Weiterbildungsmaßnahmen angelegt, die nicht zu dem erhofften beruflichen Aufstieg führen (vgl. Pkt. 5.4.1.2).

Umgekehrt ist es in der Krankenpflege noch weitverbreitet, daß Inhaber krankenpflegerischer Führungspositionen keine qualifizierte Weiterbildung haben. In einer nicht repräsentativen Studie von Baumann & Zell (1992, S.45ff.) konnte nachgewiesen werden, daß 24,3% der Pflegedienstleitungen und 52,8% der Stationsleitungen keine Zusatzqualifikation hatten, sie also unqualifiziert aufgestiegen waren (Schlüter 1992, S.35). Auch diese Form der Statusinkongruenz kann belasten, weil solche Personen im sozialen Vergleich mit jenen, die eine Weiterbildung absolviert haben, ungünstig abschneiden (Schlüter 1989, S.398f.).

Leider kann wegen eines Mangels an empirischen Untersuchungen zur Statusinkongruenz in der Krankenpflege nicht abschließend eingeschätzt werden, in welchem Ausmaß sie dort vorhanden ist und inwieweit sie Distreß hervorruft.

---

[32] Statuskongruenz besteht, um bei diesem Beispiel zu bleiben, wenn der Krankenpflegeberuf von einer Person mit dem Schulabschluß der Mittleren Reife erlernt wird, die seit längerem Eingangsvoraussetzung für die Ausbildung in der Krankenpflege ist.

Zusammenfassung:

Unsere Analyse der Statuskontrolle in der Krankenpflege hat gezeigt, daß die Krankenpflege zwar einerseits konjunkturell ein relativ krisensicherer Beruf ist, ihr aber andererseits strukturell ein hohes Potential für soziale Krisen innewohnt. So ist die Arbeitsplatzsicherheit im Vergleich zu anderen Berufen zwar immer noch hoch, die Weiterbildungssituation ist allerdings prekär und distreßerzeugende Statusinkongruenzen scheinen weitverbreitet zu sein.

Der Begriff bedrohter Statuskontrolle ist in der Burnout-Literatur bisher nicht geläufig. Allerdings ist dort von Statusstörungen (status disorders) die Rede, die damit wohl identisch sind. Somit kann hier mit Pines (1982, S.209f.) festgehalten werden: „Status disorders have a negative effect on both the psychological and the social dimensions of an individual's work environment and thus increase burnout."

5.4.2 Bezahlung

Krankenschwestern werden entsprechend der Anlage 1/b des Bundesangestelltentarifs (BAT) in Anlehnung an einen Sondertarif (KR) bezahlt.

Danach erhalten Krankenpflegeschülerinnen zwischen 1232 DM und 1495 DM brutto[33]. Examinierte Krankenschwestern werden zunächst mit ca. 2500 DM entlohnt (KR 4) und bekommen nach einem halben Berufsjahr etwa 2700 DM (KR 5).

Als Stationsschwester können sie mit ca. 30 Jahren 3270 bis 3500 DM verdienen (KR 6-7).

Nach Abschluß einer berufsspezifischen Weiterbildung, die in der Regel zwei Jahre dauert, kann das Gehalt einer Fachkrankenschwester bezogen werden, das nur um ca. 250 DM höher liegt als das einer Stationsschwester. Insgesamt gesehen beeinflussen Beförderungen kaum die Höhe des Gehalts (vgl. Pkt. 5.4.1.2), denn „in der Krankenpflege hängt die Höhergruppierung in erster Linie von der Anzahl des nachgeordneten Pflegepersonals ab" (Schlüter 1989, S.400). Erst seit kurzer Zeit werden Weiterbildungen bei der finanziellen Eingruppierung berücksichtigt (Schlüter 1992, S.35).

---

[33] Das Bruttogehalt wird jeweils ergänzt
- durch eine Zulage nach Tarifvertrag (KR 4-6: 181.-/KR 7-13: 196.-),
- den Ortszuschlag (für KR 4-6: 810.- bis 1140.- plus 155.- pro Kind) sowie
- Zulagen für Dienste zu besonderen Zeiten.
(Petin 1996; vgl. auch Herschbach 1991a, S.19)

Das Verdienstmaximum einer Krankenschwester liegt bei 5850 DM (KR 13). Es wird äußerst selten und frühestens ab 40 Jahren erreicht, weil es nur Pflegedienstleitungen mit mindestens 900 Untergebenen zusteht. Wegen der tariflichen Sonderregelung (KR) ist das Gehalt von Krankenschwestern schlechter als das in entsprechenden Dienstleistungsberufen. Innerhalb einer 40-jährigen Arbeitstätigkeit kann sich dieses Defizit bis zu 100 000 DM aufsummieren (Kanzow 1989, S.141). Ein Vergleich zwischen den Gehältern einer Krankenschwester, einer Bankkauffrau und einer Einzelhandelskauffrau (alle ledig und kinderlos), der sich auf den Berechnungszeitraum zwischen 1988 und 1998 bezieht, zeigt, daß Krankenschwestern ein mittleres Einstiegsgehalt bekommen. Bezogen auf den antizipierten Zeitraum von zehn Jahren steigert sich das Gehalt allerdings kaum und bleibt unter dem Durchschnittsverdienst weiblicher Angestellter. Deutliche Gehaltserhöhungen in den ersten fünf Berufsjahren, wie sie in anderen weiblichen Angestelltenberufen üblich sind, fehlen in der Krankenpflege. In späteren Jahren gleicht sich das Einkommen von Krankenschwestern zwar dem Durchschnittseinkommen in anderen Frauenberufen an, wegen der kurzen Berufsverweildauer von durchschnittlich fünf Jahren ist dies jedoch für nur wenige Krankenschwestern relevant (Zuckschwerdt 1991, S.512).

Durch die geringe Entlohnung bleiben Krankenschwestern nicht nur wichtige Möglichkeiten der Bedürfnisbefriedigung verschlossen, es wird ihnen dadurch auch die geringe öffentliche Wertschätzung ihrer Arbeit vor Augen geführt (Edelwich & Brodsky 1984, S.87, S.93f; Hirsch & Zander 1991, S.448). Denn ein vergleichsweise geringer Lebensstandard ist in Leistungsgesellschaften immer verknüpft mit niedrigem sozialen Ansehen. Analog dazu stimmten in einer großangelegten schriftlichen Befragung von 741 Pflegepersonen der neuen Bundesländer nur 14% uneingeschränkt der Behauptung zu, die Krankenpflege sei angesehen, wegen eines guten Verdienstes (Hennig & Kaluza 1995, S.85f.).

Unterbezahlung wird von 80% bis 90% des Pflegepersonals als durchschnittlich bis sehr stark belastend erlebt (Ullrich 1987; Herschbach 1991a, b, c; 1995; Waldvogel & Seidl 1991; S.150; Schlüter 1992, S.97). In einer Studie von Baumann & Zell (1992, S.59f.) sehen 41,7% der befragten Pflegedienstleiter und 61,2% der befragten Mitarbeitervertreter in der zu geringen Bezahlung einen wichtigen Grund für die Berufsaufgabe von Pflegekräften. Bei Riedel & Steininger (1992, S.30f.) ist sie sogar der wichtigste Grund dafür.

Insgesamt scheinen sich berufliche Zufriedenheit und Gehaltszufriedenheit entscheidend zu beeinflussen. So spiegelt sich die Zufriedenheit mit der Bezahlung einerseits in der selbst eingeschätzten Arbeitszufriedenheit. „Eine als leistungsgerecht eingeschätzte Entlohnung ist eine der stärksten Determinanten für eine allgemeine Arbeitszufriedenheit in der Gesamtpopulation der Arbeitnehmer" (Peter 1991, S.47; in Anlehnung an Noll 1984). Im Punkt der Gehaltsunzufriedenheit kristallisiert sich andererseits die Arbeitsunzufriedenheit in der Krankenpflege. Nach Pines & Aronson (1988, S.38, S.51) ist die Zufriedenheit mit dem Gehalt im Zusammenhang mit Burnout allerdings relativ unerheblich. Die Gehaltsunzufriedenheit bzw. die Belastung durch zu geringes Einkommen sind in der Verursachung des Burnout-Syndroms nicht isoliert zu sehen. Vielmehr ist das Belastungspotential davon abhängig, ob die Gesamtheit beruflicher Belohnungen die allgemeinen Arbeitsanforderungen ausgleichen kann. Neben den Belohnungskriterien der Statuskontrolle und der Bezahlung spielen dabei auch die sog. sozio-emotionalen Belohnungen eine Rolle (vgl. auch Aronson et al. 1983, S.87f.).

5.4.3 Sozio-emotionale Belohnung

Vor dem Hintergrund eines gesellschaftlichen Wertewandels hat sich die berufsbezogene Einstellung entwickelt, daß Arbeit nicht mehr ausschließlich ökonomische Sicherheit bieten muß, sondern auch der Selbstverwirklichung dienen soll (vgl. Cherniss 1980b, S.150ff.; Inglehart 1995). Diese Sichtweise wird u.a. verstärkt durch zunehmende Individualisierung innerhalb der Gesellschaft (dazu auch Wohlrab-Sahr 1985; Beck 1986). Die Schattenseite dieser Entwicklung stellt sich so dar, daß mehr und mehr vereinzelte Individuen, gleichsam auf sich selbst zurückgeworfen, stärker als zuvor darauf angewiesen sind, Bestätigung im Beruf zu finden (vgl. Farber 1983, S.10, 14). Vor allem werden sozio-emotionale Belohnungen in der Arbeitswelt für die meisten Menschen immer wichtiger bei dem Versuch, sozio-emotionale Defizite im privaten Bereich auszugleichen. Da die sozialen Beziehungen im Beruf allerdings durch zunehmenden Konkurrenzdruck in der Arbeitswelt belastet werden, nehmen auch im Rahmen beruflicher Beziehungen sozio-emotionale Belohnungen tendenziell ab.

Wir wollen uns nun damit auseinandersetzen, in welchem Umfang sozio-emotionale Belohnungen, wie soziale Unterstützung (5.4.3.1), Anerkennung (5.4.3.2), Einfluß am Arbeitsplatz (5.4.3.3) und gerechte Behandlung (5.4.3.4) in der Krankenpflege unter den heutigen gesellschaftlichen Bedingungen gewährt werden.

5.4.3.1 Soziale Unterstützung

Soziale Unterstützung (social support) wird definiert „als Botschaft, die dem Empfänger das Gefühl verleiht, daß er beachtet und geliebt, geschätzt und für einen wertvollen Menschen gehalten wird und daß er an einem Netzwerk von Kommunikationen und wechselseitigen Verpflichtungen teilhat" (Cobb 1976, zit. n. Aronson et al. 1983, S.144).

Soziale Unterstützung ist immer an soziale Beziehungen (zu Freunden, Bekannten, Kollegen etc.) geknüpft, die wiederum in unterschiedlichen sozialen Systemen (Familie, Beruf etc.) verortet sein können. Man spricht bei solchen dauerhaften zwischenmenschlichen Bindungen an Personen oder Gruppen auch von sozialen Unterstützungssystemen (Caplan 1974).

Für die Support-Forschung hat House (1981, zit. n. K. Siegrist 1986, S.46) ein sehr differenziertes Schema der Aspekte sozialer Unterstützung entwickelt. Eine entsprechende Konzeptualisierung für die Burnout-Forschung, die leider weitaus weniger elaboriert ist, stammt von Aronson et al. (1983, S.145f.). Sie unterscheiden sechs Grundfunktionen sozialer Unterstützung, nämlich: Zuhören, sachliche Anerkennung, sachliche Herausforderung, emotionale Unterstützung, emotionale Herausforderung und das Angebot sozialer Realität.

Wichtig ist, sich dabei zu vergegenwärtigen, daß nicht alle diese Funktionen von ein und derselben Person erfüllt werden können. Vielmehr sind sie im Normalfall auf mehrere Personen verteilt, und das Bedürfnis nach sozialer Unterstützung kann nur befriedigt werden, wenn es entsprechend seiner Funktion an die dafür zuständige Person adressiert wird.

In einer Studie von Pines & Etzion (1982, zit. n. Pines 1983, S.160ff.), die den Einfluß dieser sechs Unterstützungsfunktionen auf Burnout in einer Befragung von 80 amerikanischen Professionellen unterschiedlicher Berufsgruppen erforscht haben, wurden Zuhören und emotionale Unterstützung als wichtigste Funktionen eingeschätzt.

Solche funktionell orientierten Differenzierungen sind, wenn man von wenigen Ausnahmen absieht (so auch Cherniss 1980a, S.72ff.), in der Burnout-Literatur allerdings nicht weit verbreitet, sondern der Begriff sozialer Unterstützung wird normalerweise in seiner allgemeinen, gleichsam intuitiven, Form gebraucht. Entsprechend wurde auch in den meisten Studien verfahren, die sich mit dem Zusammenhang zwischen sozialer Unterstützung und Burnout bzw. Streß beschäftigen. Soziale Unterstützung wird dort auf die verschiedensten und auch abwegigsten Weisen operationalisiert (vgl. dazu auch die Kritik von K. Siegrist 1986, S.39), so daß die daraus resultierenden Ergebnisse nicht ohne weiteres vergleichbar sind. Inzwischen scheint zumindest allgemein klar zu sein, daß die Anzahl der Personen, die soziale Unterstützungsfunktionen übernehmen, für die Qualität sozialer Unterstützung nicht entscheidend ist (Pines & Etzion 1982, zit. n. Pines 1983, S.160ff.).

Anhand einiger, vorwiegend amerikanischer Studien konnte gezeigt werden, daß soziale Unterstützung an der Arbeitsstelle das Ausbrennen verhindern oder mildern kann (z.B. Pines & Kafry 1978; Sarata 1977; Sarata & Jeppesen 1977).

Ist dieser Zusammenhang auch für die Krankenpflege feststellbar? Ergebnisse einer schriftlichen Befragung von 87 SchülerInnen einer Krankenpflegeschule zum Thema Streß und Burnout zeigten keinen Einfluß sozialer Unterstützung auf die erlebte Belastung, aber Erschöpfungs- und berufliche Desorientierungserscheinungen waren durch sie geringer ausgeprägt (Bossong 1992, S.644). Die emotionale Erschöpfung des Burnout-Syndroms war in einer weiteren schriftlichen Befragung von 310 Krankenschwestern bei sozialer Unterstützung durch den Vorgesetzten schwächer (Constable und Russell 1986, zit. n. Herschbach 1991a, S.135f.).

Die zuvor gestellte Frage, ob soziale Unterstützung in der Krankenpflege Burnout mildert oder sogar verhindert, kann nun dahin gehend beantwortet werden, daß in der Krankenpflege soziale Unterstützung insbesondere die Herausbildung des wichtigsten Burnout-Faktors, der emotionalen Erschöpfung, zu hemmen scheint.

In diesem Sinne wirksam werden kann soziale Unterstützung allerdings nur, und dies ist hier besonders hervorzuheben, wenn sie in ausreichendem Maße verfügbar ist und auch nutzbar gemacht wird. Gerade diese Bedingungskombination scheint jedoch in den seltensten Fällen erfüllt zu sein. Ausgehend von K. Siegrists einleuchtenden Überlegungen zum Verhältnis von sozialer Unterstützung und Status, sehen wir uns verleitet zu der Annahme, daß soziale Unterstützung besonders in Berufen mit niedrigem Status nicht in ausreichendem Maße zur Verfügung steht, sondern eher rar ist.

Wie wir bereits entwickelt haben, ist die Krankenpflege ein Beruf mit minderwertigem Status, dessen Angehörige in tagtäglicher Konfrontation mit der statushöheren Ärzteschaft „die Erfahrung des Nicht-Dazugehörens" machen (vgl. K. Siegrist, 1986, S.117f.). Die derzeit noch identitätsbestimmende soziale Unterstützung durch ärztliche Vorgesetzte ist defizitär.

Dieses Unterstützungsdefizit kann prinzipiell auch nicht durch berufliche Unterstützung von pflegerischen Vorgesetzten, Kollegen oder Patienten ausgeglichen werden.

Von der Pflegedienstleitung (PDL) als oberster pflegerischer Vorgesetzten ist in der Regel kaum soziale Unterstützung zu erwarten (Faltermaier 1987; Breymann & Schahn 1992). In einer Befragung auf Krebsstationen fühlten sich 57,8% des Pflegepersonals belastet, weil sie von der PDL zu wenig unterstützt wurden (Ullrich 1987, S.111). Die geringe Unterstützung ist auch darauf zurückzuführen, daß die PDL im Leitungsgremium des Krankenhauses, neben dem Verwaltungsdirektor und dem ärztlichen Direktor, strukturell zu wenig Einfluß hat, um sich effektiv für die Belange des

Pflegepersonals einsetzen zu können (vgl. Küpper 1996, S.169). Obwohl die Beziehungen auf der stationären Ebene im großen und ganzen als harmonisch eingeschätzt werden, sind die Möglichkeiten sozialer Unterstützung innerhalb des Pflegeteams begrenzt, weil alle sehr stark damit beschäftigt sind, die individuelle Arbeitsbelastung zu bewältigen.[34] Schließlich ist in der strukturell asymmetrischen Beziehung zwischen Pflegepersonal und Patienten nur das Personal dafür zuständig, Patienten zu unterstützen und nicht umgekehrt.

Somit ist soziale Unterstützung im Rahmen der krankenhäuslichen Pflege alles in allem eher Mangelware.[35]

Obwohl Frauen potentiell besser als Männer in der Lage zu sein scheinen, soziale Unterstützung zu nutzen, um Überdruß zu vermeiden (Aronson et al. 1983, S.160), setzen Krankenschwestern diese Fähigkeit wohl eher selten ein. So wird allein der Wunsch nach sozialer Unterstützung im sozialen Netzwerk der Krankenpflege oft gar nicht geäußert, was begründet ist in der dort vorherrschenden Neigung zur „Abwendung von den Problemen" und zu individuellen Problemlösungsstrategien (Weidner 1995, S.316). Die Neigung zur individuellen Problemlösung konnte in einer qualitativen mündlichen Befragung von 18 weiblichen Krankenpflegekräften festgestellt werden. Es zeigte sich, daß viele der Berufsanfängerinnen überhaupt nicht um Unterstützung bei ihren pflegerischen Vorgesetzten nachfragten, sondern sie vielmehr versuchten, die für sie schwierige Belastungssituation des Übergangs in die Rolle der examinierten Schwester aus eigenen Kräften zu bewältigen (Galuschka 1993, S.83). Bestätigt wird die Annahme, der in der Krankenpflege weitverbreiteten individuellen Konfliktlösungsstrategie außerdem durch die Ergebnisse einer quantitativen Untersuchung von 218 Pflegepersonen, nach denen beruflicher Streß sowohl auf Station als auch zuhause selten thematisiert wird (Schlüter 1992, S.109).

Während des Burnout-Prozesses wird sich ein solches innerpsychisches Konfliktlösungsverhalten verstärken, weil die in einen Burnout-Prozeß involvierten Personen ohnehin dazu neigen, sich zurückzuziehen, nicht zuletzt, um ihren Zustand vor der Umwelt zu verbergen (dazu auch Aronson et al. 1983; Maslach & Jackson 1986; S.12). Da diese Rückzugstendenzen auch nach Dienstschluß zu beobachten sind, können die soziale Unterstützung des Partners oder anderer Bezugspersonen ebensowenig wie berufliche Unterstützungssysteme genutzt werden (so ähnlich bei Grutchfield 1982, S.36).

---

[34] Bereits Cherniss (1980a) weist darauf hin, daß ein Mangel an Kommunikation mit den Kollegen und/oder schlechte Beziehungen zu ihnen einhergehen mit einem Mangel an sozialer Unterstützung.
[35] Dieser Mangel mag nicht nur strukturell, sondern auch sozialpsychologisch zu begründen sein. Demgemäß würden gestreßte Krankenschwestern, wie andere Personen unter Streß, eher selten soziale Unterstützung erfahren (vgl. Buunk & Hoorens 1992, zit. n. Van Dierendonck et al. 1994, S.90), weil sie durch ihre Streßäußerungen auf andere unattraktiv wirken und deshalb gemieden werden (Van Dierendonck et al. 1994, S.90).

So trifft gerade während des Burnout-Prozesses ein starkes Bedürfnis nach sozialer Unterstützung (dazu auch Pines & Etzion 1982, zit. n. Pines 1983, S.160ff.) auf Bedingungen, die seine Befriedigung erschweren und somit wiederum verstärkt zur Zuspitzung des Burnout-Prozesses beitragen.

5.4.3.2 Anerkennung

Anerkennung wird nach Aronson et al. (1983) zwar als eine der sechs Funktionen sozialer Unterstützung gefaßt, wir wollen sie hier jedoch in Anlehnung an das Modell beruflicher Gratifikationskrisen von Siegrist als gesonderte sozio-emotionale Belohnung darstellen, weil „emotionale Unterstützung und die ihr zunächst sehr ähnlich scheinende (Unterstützung, C.K.) durch Anerkennung sich in bestimmten Situationen ausschließen können" (K. Siegrist 1986, S.47).

Anerkennung wird oft unter dem Oberbegriff des Feedbacks (Rückmeldung) subsumiert. Rückmeldung ist umfassender, weil sie positiv, negativ und neutral sein kann, wohingegen Anerkennung immer positiv besetzt ist. Da wir uns in diesem Zusammenhang mit Belohnungen beschäftigen, die ausschließlich in Form positiver Rückmeldung erfolgen, werden wir unsere Betrachtungen auf den Begriff der Anerkennung beschränken.

Wir wollen uns nun der Frage zuwenden, ob Krankenschwestern sowohl innerhalb des Krankenhauses als auch gesamtgesellschaftlich genügend anerkannt werden.

Frühere Untersuchungen belegen, daß Krankenschwestern in erster Linie bemüht sind, ärztlichen Ansprüchen gerecht zu werden, weil der Arzt ihnen Status und Anerkennung zuweist (Taubert 1992, S.30; Robert Bosch Stiftung 1987, S.68). Es wäre naheliegend anzunehmen, daß sich daran etwas geändert hat, seitdem Krankenschwestern bemüht sind, ihren Beruf zu professionalisieren. Auch wenn letztlich nicht klar ist, welchen Stellenwert die ärztliche Anerkennung für Krankenschwestern heute einnimmt, so werden doch diesbezügliche Tendenzen transparent. Die Auswirkungen einer Statusänderung der Pflege, im Sinne einer deutlicheren Abgrenzung zum ärztlichen Bereich und mehr krankenpflegerischer Selbständigkeit, auf das Bedürfnis nach ärztlicher Anerkennung können sehr anschaulich am Beispiel der neuen Bundesländer gezeigt werden (Hennig & Kaluza 1995; vgl. auch Hennig & Kaluza 1994). Dort entstand nach der Neudefinition des beruflichen Selbstverständnisses ein „Anerkennungsvakuum", weil die für die berufliche Identität des Pflegepersonals bis dahin elementare „fachliche Anerkennung" durch die Ärzte abnahm, ohne daß diese Form der Anerkennung durch andere Formen der positiven Rückmeldung ersetzt worden wäre (Hennig & Kaluza 1995, S.69f.). Nicht nur in den neuen Bundesländern, sondern in der gesamten BRD fehlt bis heute ein Anerkennungssystem, das die Pflegenden in ihren Bestrebungen nach Selbständigkeit bestärkt.

Ärzte anerkennen Krankenschwestern bisher nicht als eigenverantwortlich handelnde und gleichberechtigte Fachkräfte des medizinischen Bereichs, deren Hauptaufgabe die Pflege der Patienten ist. Sie behandeln sie vielmehr immer noch als Hilfskräfte, die ihnen zuarbeiten müssen (vgl. dazu die Untersuchung von Zeidler-Häßle 1992, S.730; Galuschka 1993, S.99; S.136). Wenn Ärzte die Leistungen des Pflegepersonals anerkennen, geschieht es vorwiegend unter dieser Prämisse, so daß es sich um eine äußerst fragwürdige Art von Anerkennung handelt. Dennoch ist ärztliche Anerkennung für den überwiegenden Teil der Pflegekräfte noch identitätsbestimmend, was darin zum Ausdruck kommt, daß Krankenschwestern sich mehr ärztliche Anerkennung wünschen (Hennig & Kaluza 1995, S.110; Arnold 1991, S.76; zit. n. Brodehl 1992, S.321).

Wenn man sich die Untersuchungsergebnisse zur Anerkennung des Pflegepersonals von Vorgesetzten ansieht, fällt auf, daß sich in den Studien von Ullrich und Herschbach 32,1 % bis 59% des Pflegepersonals durch mangelnde Anerkennung von Vorgesetzten belastet fühlten (Ullrich 1987, S.109; Herschbach 1991a, S.87). In einer Studie von Meyer (1995) wird die Anerkennung durch unmittelbare Vorgesetzte als positiv hervorgehoben (zur fachlichen Anerkennung durch Vorgesetzte und Supervisoren im allgemeinen vgl. Farber 1983).

Aus den genannten Befragungen geht allerdings nicht hervor, um welche Vorgesetzten es sich dabei genau handelt. Die fehlende Unterscheidung der Vorgesetzten nach Hierarchieebenen und/oder Berufsgruppen ist ein Defizit der meisten Befragungen zu Arbeitsbedingungen in der Krankenpflege. Es kann aufgrund der Befundlage jedoch die Tendenz festgestellt werden, daß besonders die ärztliche Anerkennung und die Anerkennung durch die Pflegedienstleitung als gering eingeschätzt wird (so ähnlich bei Volkmann 1991, zit. n. Neander et al. 1993, S.71). Vom Verwaltungsdirektor wird pflegerische Arbeit so gut wie nicht anerkannt (Burchardi 1996, S.27). Die Anerkennung durch unmittelbare Vorgesetzte und die Kollegen aus dem Team scheint zwar stärker, aber nicht optimal ausgeprägt zu sein (so ähnlich auch bei Volkmann 1991, zit. n. Neander et al. 1993, S.71). So fühlten sich in einer Befragung von Paseka (1991) nur 18,3% der befragten Krankenschwestern von der PDL anerkannt, aber immerhin 52,1% von der Stationsleitung. Bei zahlreichen Vorgesetzten in der Krankenpflege herrscht noch das Motto vor: „Wenn ich nichts sage, dann bedeutet dies ein Lob!". Dadurch wird gute Arbeit oft nicht belohnt (Schierl 1996, S.790). Die Anerkennung durch Kollegen scheint insgesamt etwas häufiger vertreten zu sein als die durch Vorgesetzte (dazu auch Meyer 1995, S.248). So gaben bei Paseka 56,4% an, immer oder oft von Kollegen anerkannt zu werden (Paseka 1991, S.191).

In den meisten Untersuchungen zur Arbeitssituation in der Pflege wird die Anerkennung des Pflegepersonals von Patienten nicht thematisiert. Es gibt jedoch Ausnahmen, wie z.B. eine qualitative Befragung der Robert Bosch Stiftung (1987), aus der hervorgeht, daß manche Schwestern sich von kollegialer Anerkennung unabhängig machen, indem sie sich Erfolgserlebnisse über genaue Krankenbeobachtung und dankbare Patienten verschaffen. Wie weit diese Strategie verbreitet ist und wie erfolgreich sie ist, konnte der Studie leider nicht entnommen werden. Zweifellos ist „der wiedergenesene und dankbare Patient als Symbol für die erfolgreiche Arbeit" eine zentrale Kraftquelle (Weidner 1995, S.288). Oft wird die Zufriedenheit der Patienten „als indirektes Maß für ihre Anerkennung" angesehen (Burchardi 1996, S.27). Einen Eindruck über das Ausmaß der Anerkennung durch Patienten gibt eine Befragung, in der 80% der befragten Krankenschwestern bestätigten, ihre Arbeit werde von Patienten immer oder oft anerkannt (Paseka 1991, S.191). Fraglich ist, ob diese fast optimale Einschätzung der positiven Rückmeldung durch Patienten verallgemeinert werden kann. Eine andere Befragung des Personals dreier repräsentativer Kliniken ergab, daß „ein starker Wunsch der Pflegekräfte (...) darin (besteht, C.K.), nicht nur Pflegekraft zu sein, sondern als Person anerkannt zu werden. Diese Anerkennung wird im wesentlichen durch die Patienten und ihre Angehörigen erhofft (...)." (Burchardi 1996, S.27)

Wenn bisher von der krankenhausinternen Anerkennung des Krankenpflegepersonals die Rede war, so wollen wir uns im weiteren der gesellschaftlichen Anerkennung außerhalb des Krankenhauses zuwenden. In einer Repräsentativumfrage über Krankenhäuser in West- und Ostdeutschland wird „den Krankenschwestern und Krankenpflegern (...) im Nahbild hinsichtlich ihrer Fachkompetenz und Hilfsbereitschaft im Westen von 65% und im Osten von 67% hohes Lob und Anerkennung ausgesprochen" (Clade 1994, S.479, zit. n. Hennig & Kaluza 1995, S.83f.). Die positive Sichtweise pflegerischer Arbeit in der BRD erstaunt (dazu auch Hennig & Kaluza 1995, S.84), weil die gesellschaftlichen Belohnungen pflegerischer Arbeit dem in keiner Weise entsprechen und die Anerkennung ihres Berufstandes für Krankenschwestern somit nicht mittelbar erfahrbar ist. In einer anderen Untersuchung von Burchardi bezog sich die relativ geringe gesellschaftliche Anerkennung auf die Schwere der pflegerischen Arbeit, wobei die Berufsinhalte öffentlich kaum bekannt waren (Burchardi 1996, S.27).

Hellmich & Reincke (1994) gelangten in ihrer Befragung von 82 Krankenschwestern zu dem Schluß, daß das Burnout-Syndrom völlig unabhängig sei von einem Mangel an krankenhausexterner Anerkennung pflegeberuflicher Leistung durch Angehörige, Freunde und Bekannte. Sie mutmaßen, dieses Anerkennungsdefizit sei nicht so relevant, weil diesen Personengruppen ohnehin das Urteilsvermögen für krankenpflegerische Tätigkeiten abgesprochen werde. Burnout sei nur dann zu erwarten, wenn am Arbeitsplatz die Anerkennung des beruflichen Leistungsvermögens mangelhaft sei oder fehle, die dem Selbstverständnis und/oder der beruflichen Kompetenz der betroffenen Krankenschwester entsprechen.

Krankenhausintern ist - wie wir bereits entwickelt haben - jedoch ein Mangel an Anerkennung zu verzeichnen: Positive Rückmeldung von Ärzten ist selten und in den Fällen, wo sie vermittelt wird, meist fragwürdig, weil Ärzte Krankenschwestern noch vorwiegend als medizinische Hilfskräfte anerkennen. Die Anerkennung durch die Verwaltungsdirektion spielt so gut wie keine Rolle und die von Seiten der Pflegedienstleitung ist mangelhaft. Sozusagen im Sinne eines „Tropfens auf den heißen Stein" wirkt die positive Rückmeldung der unmittelbaren Vorgesetzten und der Stationskollegen, die etwa der Hälfte der Befragten zuteil wird. Dankbare Patienten sind eine wichtige Quelle der Anerkennung, über deren Aktivität allerdings nur vage Aussagen getroffen werden können, weil empirische Erkenntnisse dazu bisher rar sind (zum Anerkennungsdefizit des Pflegepersonals vgl. auch Düwel 1995).

Hammel (1992, S.472), die sich mit den Wechselwirkungen zwischen mangelnder Anerkennung und Burnout beschäftigt hat, stellt fest, daß insbesondere Helfer mit hohen Idealen durch einen Mangel an Anerkennung frustriert, Streßeinflüsse nicht mehr abpuffern können und ausbrennen (so ähnlich bei Edelwich & Brodsky 1984, S.134ff.).

5.4.3.3 Einflußmöglichkeiten

Wenn „Ausbrennen und Überdruß in dem Maße (...) (nachlassen, C.K.), in dem die Angestellten in ihren individuellen Arbeitsbereichen Einfluß und Autonomie besitzen,, (Aronson et al. 1983, S.157; vgl. auch van Servellen & Leake 1993), dann ist es umgekehrt naheliegend, daß Ausbrennen und Überdruß in dem Maße zunehmen, wie Einflußmöglichkeiten fehlen. Dieser Umkehrschluß bestätigt sich insoweit, als für mangelnde Beteiligung an Entscheidungsprozessen immerhin ein schwacher Zusammenhang mit Burnout feststellbar ist (O' Driscoll & Schubert 1988, zit. n. Schaufeli & Buunk 1996, S.321).

Deshalb ist zu fragen, in welchem Umfang Einflußmöglichkeiten in der Krankenpflege vorhanden sind.

Zunächst ist differenzierend festzustellen, daß pflegerische Einflußmöglichkeiten großenteils abhängig sind von der Arbeitsorganisation in den Krankenhäusern. In einer schriftlichen Befragung von 298 Krankenpflegekräften (Kohlmann et al. 1986) schätzten nur annähernd 50% der Beschäftigten auf psychosomatischen Abteilungen ihre Partizipation als gering ein, während dies immerhin 75% des Pflegepersonals auf traditionellen Stationen taten.

Sowohl auf traditionellen wie auch auf psychosomatischen Stationen veränderte sich die Einschätzung der Einflußmöglichkeiten mit dem Status der beruflichen Tätigkeit, und zwar derart, daß sich ranghöhere Krankenpflegepersonen mehr Einfluß zuschrieben als rangniedrigere. Insgesamt werden von Krankenschwestern Mitsprachemöglichkeiten bei Entscheidungen als zu gering eingeschätzt (Meyer 1995, S.251).

Diese Einschätzung bestätigt sich in der Realität insofern, als die Krankenpflege in der Hierarchie des Krankenhauses relativ weit unten angesiedelt ist und folglich wenig Einfluß hat. So werden bspw. durch die ärztliche Weisungsbefugnis sogar pflegerische Maßnahmen von Ärzten entschieden. Dazu Hammel: „Von den Helfern wird verlangt, daß sie die Leistungen, die man von ihnen erwartet, erfüllen und die Verantwortungen, die man ihnen auferlegt, tragen. Eine kritische Betrachtung des Hierarchiesystems ist unerwünscht. Diese Haltung fördert das kreative Mitdenken der Helfer in keiner Weise. Vielmehr führt sie zu innerem Unbeteiligtsein der einzelnen und schließlich zur Resignation. In resigniertem Zustand werden dann selbst die Zustände, die mit Hilfe des Pflegepersonals geändert werden könnten, nicht in Angriff genommen" (Hammel 1992, S.472).

Hier wird ein Zustand erlernter Hilflosigkeit beschrieben, der sich in defensiven Konfliktbewältigungsstrategien reproduziert, die bei länger anhaltendem Streß das Ausbrennen begünstigen.

5.4.3.4 Gerechte Behandlung

Die Position der Krankenpflege im Krankenhaus ist einerseits zentral, weil sie mit sehr vielen verschiedenen Berufsgruppen in Kontakt steht und innerhalb dieser interdisziplinären Berufsbeziehungen am umfassendsten über das aktuelle Befinden der Patienten Bescheid weiß. Andererseits ist die Krankenpflege wegen ihres geringen Ansehens bei anderen Gesundheitsberufen im Krankenhaus nur eine „marginale Einflußgröße" (Weidner 1995, S.317). Dementsprechend müssen Krankenschwestern zwischen anderen Berufsgruppen vermitteln und, gleichsam in der Funktion eines Sündenbocks, deren Fehler ausbaden (dazu Küpper 1996, S.130). Diese ungerechte Behandlung belastete 80% der Befragten in der Herschbach-Studie (Herschbach 1991a).

Zusammenfassung:

In unserer Analyse der krankenpflegerischen Belohnungsebene wurde die Krankenpflege als ein von der Ärzteprofession abhängiger Beruf mit abgeleitetem minderwertigem Status identifiziert. Wir haben es hier also mit einem Beruf zu tun, in dem die Statuskontrolle bereits wegen dieser Sonderposition eingeschränkt ist. Obwohl in dem traditionell krisensicheren Beruf die Arbeitsplatzsicherheit auch heute noch relativ hoch ist, tragen geringe Entlohnung, eingeschränkte Weiterbildungs- und Aufstiegsmöglichkeiten sowie ungenügende sozio-emotionale Belohnungen verstärkt zur Bedrohung des ohnehin instabilen Status bei. Alles in allem sind die Belohnungsaspekte in der Krankenpflege im Vergleich zu Berufen mit ähnlicher Qualifikation gering ausgeprägt, was auf Dauer belasten kann. Dieser Effekt zeigte sich auch in einer Untersuchung von Riedel & Steininger (1992, S.34), wo die Belastung durch relative Schlechterstellung gegenüber anderen Berufsgruppen (relative Deprivation) einer von drei Belastungsfaktoren war.

Es liegen Untersuchungsergebnisse der amerikanischen Forschergruppe um Pines und Aronson vor, die sich zwar nicht auf Krankenpflegepersonal beziehen, die aber Verbindungen zwischen Belohnungskriterien und Burnout dokumentieren. So konnte in einer bürokratischen sozialen Dienstleistungsorganisation ein direkter Zusammenhang festgestellt werden zwischen Burnout[36] und einem Mangel an extrinsischen Belohnungen in Form von Bezahlung, Vergünstigungen und Beförderungen (Pines & Kafry 1979, zit. n. Pines & Aronson 1988, S.106).

Genauso wie aus unzureichender Belohnung können berufliche Belastungen aber auch aus überhöhten Leistungsanforderungen resultieren (dazu auch Weber 1984). Nachdem wir den krankenpflegerischen Belohnungskontext analysiert haben, wollen wir uns deshalb im folgenden Kapitel der Analyse von Aspekten zuwenden, die sich aus dem krankenpflegerischen Leistungskontext ergeben.

5.5 Leistungsanforderungen und Belastungsaspekte in der Krankenpflege

Zwischen Leistungsanforderungen und Belastungsaspekten bestehen enge Zusammenhänge (Herschbach 1991c, S.177).
Diese verdeutlicht das Belastungs-Beanspruchungs-Konzept: In dem arbeitswissenschaftlichen Konzept werden Anforderungsfolgen, wie sein Name schon andeutet, differenziert nach Belastung und Beanspruchung. Dabei ist Belastung objektiv und unabhängig von subjektiven Einflüssen meßbar, wie z.B. Schicht- und Nachtdienst, Lärm etc.. Neben der objektiv meßbaren Belastungsebene gibt es eine subjektive Ebene, auf der die individuelle Einschätzung darüber entscheidet, ob und in welchem Ausmaß Anforderungen als belastend empfunden werden. Das heißt, „daß nicht jede objektiv gleiche Anforderung auch zu gleichen Auswirkungen (...) führt". In diesem Fall der subjektiven

---

[36] Bei Aronson et al. (1983, S.87) ist in diesem Zusammhang noch von Überdruß, einem Bestandteil des Ausbrennens, die Rede. Dies repräsentiert die in der Forschergruppe um Aronson und Pines gängige Praxis, die Begriffe Überdruß und Burnout synonym zu gebrauchen.

„Belastungswirkung auf den Menschen" spricht man von Beanspruchung (Weißert-Horn & Landau 1995, S.116). Auch individuelle Arbeitsbelastung oder Distreß sind geläufige Bezeichnungen dafür (Herschbach 1991a, S.23).[37]
In den empirischen Untersuchungen zur krankenpflegerischen Arbeitssituation wird in der Regel nicht klar zwischen Anforderung, Belastung und Beanspruchung unterschieden. Oft ist ganz allgemein von Belastungen (so auch bei Herschbach 1993, S.123; Herschbach 1995), im Sinne individueller Belastungen, d.h. Beanspruchungen, die Rede. So werden Anforderungen vielmehr als belastend denn als beanspruchend bezeichnet. Wir wollen diesen Modus zunächst weitgehend beibehalten, um später im empirischen Teil unsere eigene Definition zu entwickeln.

Während im anglo-amerikanischen Raum seit Anfang der sechziger Jahre zum Thema der Arbeitsbelastungen in der Krankenpflege geforscht wird (Stehle 1981, zit. n. Schlüter 1992, S.30), setzten solche Bestrebungen in Deutschland erst Ende der siebziger Jahre ein. Die 1978 veröffentlichte Untersuchung der Interaktion im Krankenhaus des Medizinsoziologen Johannes Siegrist gilt als Pionierarbeit auf dem Gebiet krankenhaussoziologischer Arbeitsanalyse (vgl. Siegrist 1978). Trotz zunehmender Forschungsaktivitäten im expandierenden Dienstleistungsbereich hat man die krankenpflegerischen Arbeitsbelastungen jedoch bis heute nicht annähernd so extensiv untersucht wie die Arbeitsbelastungen im industriellen Bereich. Dazu Killmer & Siegrist: „Die Situation in der Krankenpflege als einem von zahlreichen psychosozialen Feldern wurde bis vor einigen Jahren vorwiegend unter der Fragestellung erforscht, wie die Qualität der Pflege möglichst kostengünstig zu sichern sei. Dabei waren die Bedürfnisse des Personals von untergeordnetem Interesse (...). Erst seit einigen Jahren ist man bestrebt, die Belastungen des Pflegepersonals zu untersuchen, um davon ausgehend bessere pflegerische Arbeitsbedingungen zu schaffen. Diese sollten über eine Steigerung der Effektivität von Hilfeleistungen wiederum auch den Patienten zugute kommen" (Killmer & Siegrist 1994, S.67f.).
Wenn wir als Grundlage dafür zunächst darstellen, welche Arbeitsanforderungen vom Krankenpflegepersonal als belastend empfunden werden, wollen wir unseren medizinsoziologischen Blick auf die psychosozialen Belastungen richten. Psychosoziale Belastungen äußern sich psychisch und/oder sozial. Sie resultieren in erster Linie aus Anforderungen der „sozialen Umwelt", aber auch aus solchen „der physikalisch-chemischen Arbeitsumgebung" (Peter 1991, S.35).

---

[37] Wenn wir im folgenden in erster Linie die Beanspruchungen darstellen, dann spiegelt sich darin die Vorgehensweise der meisten Studien zur krankenpflegerischen Arbeitssituation wider, in denen die objektive Belastungsebene (Belastung) zugunsten der individuellen Arbeitsbelastung (Beanspruchung) vernachlässigt wird. Kritisch ist dazu anzumerken, daß Belastungen, obwohl sie schädigende Auswirkungen haben, individuell gar nicht als Beanspruchung empfunden werden müssen und damit in vielen Untersuchungen unberücksichtigt bleiben. So macht bspw. Lärm auch dann noch krank, wenn man ihn, etwa im Schlaf oder durch Gewöhnung, gar nicht mehr bewußt wahrnimmt (zum Bsp. des Schichtdienstes s. Bossong 1992, S.641).

Daß wir den Schwerpunkt auf psychosoziale Belastungen legen, hat verschiedene Gründe:
- Sie gewinnen in der Arbeitswelt an Bedeutung (Moebius 1988).
- Sie sind in der Verursachung des Burnout-Syndroms zentral.
- Krankenschwestern sind psychosozial besonders belastet.

Die ausgeprägte psychosoziale Belastung von Krankenschwestern resultiert zu einem großen Teil aus den spezifischen Arbeitsanforderungen in der Krankenpflege (Bond 1989). Bei unserem Vorhaben, sie zu verdeutlichen, werden wir uns zunächst mit den Wechselwirkungen zwischen körperlichen und psychosozialen Anforderungen/Belastungen auseinandersetzen.

5.5.1 Körperliche und psychosoziale Anforderungen/Belastungen

Das Ausmaß körperlicher Anforderungen in der Krankenpflege ist sehr umfassend. In verschiedenen Befragungen gaben zwischen 63% und 94,3% der Befragten an, körperlich anstrengender Arbeit ausgesetzt zu sein (Ullrich 1987; Güntert et al. 1989; Kulbe 1990; Herschbach 1991a). Zu den am häufigsten auftretenden körperlichen Anforderungen gehören ein hohes Arbeitstempo, schweres Heben und Tragen, Bücken, weite Laufwege und langes Stehen. Des weiteren werden chemische sowie physikalische Einwirkungen und Infektionsgefahr genannt (Hirsch & Zander 1991, zit. n. Schlüter 1992; Ullrich 1987, S.13ff.; Overlander 1996, S.24f.). Physische und psychosoziale Anforderungen sind in der Praxis nur bedingt voneinander zu trennen (so auch Hirsch 1983, zit. n. Schlüter 1992, S.33). Deshalb kann letztlich nicht entschieden werden, ob physische Anforderungen im krankenpflegerischen Belastungsgeschehen vorherrschen (Bartholomeyczik 1986b, zit. n. Bartholomeyczik 1986a, S.178), oder ob sie psychosozialen Anforderungen nachgeordnet sind (Pröll & Streich 1984; S.68f.). Im beruflichen Alltag treten beide Anforderungsarten oft gepaart auf, weil Arbeitsbedingungen, unter deren Einfluß die physischen Anforderungen hoch sind, in der Regel auch starke psychosoziale Anforderungen mit sich bringen (Bartholomeyczik 1986a). Daraus können sich entsprechende Belastungen ergeben. So verspürten mehr als die Hälfte der Befragten in der Untersuchung von Hirsch (1983, zit. n. Schlüter 1995, S.33) sowohl starke seelische als auch körperliche Belastungen im Anschluß an die berufliche Tätigkeit (vgl. auch Hennig & Kaluza 1995, S.114). Dadurch ist bei Krankenschwestern häufig die Freizeitgestaltung eingeschränkt (Kulbe 1990), so daß eine der stärksten psychosozialen Belastungen, die soziale Isolation, resultieren kann.

Grundsätzlich können sich alle körperlichen Anforderungen auf der psychosozialen Ebene belastend auswirken. Ein Zusammenhang zwischen körperlichen Anforderungen und psychischer Befindlichkeit zeigte sich in einer Befragung von 87 Krankenpflegeschülerinnen, in der viele der Befragten Angst äußerten vor einer dauerhaften gesundheitlichen Beeinträchtigung infolge starker körperlicher Anforderungen (Bossong 1992, S.641). Umgekehrt ist es auch möglich, daß sich psychosoziale Anforderungen in körperlichen Beschwerden äußern. In der Regel kann anhand von Beschwerden nicht entschieden werden, ob sie durch physische und/oder psychosoziale Belastungen verursacht wurden.

Nachdem verdeutlicht wurde, wie sich körperliche und psychosoziale Anforderungen/Belastungen[38] gegenseitig beeinflussen können, wollen wir uns mit folgenden krankenpflegerischen Arbeitsbedingungen auseinandersetzen, die zu Belastungen führen können:
Arbeitszeit (5.5.2), Arbeitsumfang, -verteilung und -ablauf (5.5.3) sowie die sozialen Beziehungen[39] (5.5.4) (so ähnlich auch bei Herschbach 1991a, S.29ff.).

5.5.2 Belastungen durch die Arbeitszeit

Die Arbeitszeit hat als Belastungsbedingung erstens einen Einfluß darauf, daß weitere Anforderungen sich belastend auswirken (Herschbach1991c, S.177), und sie ist zweitens ein eigenständiger Belastungsfaktor.
Belastungen resultieren zum einen aus dem Umfang der Gesamtarbeitszeit und zum anderen aus der Arbeitszeitregelung (Herschbach 1991a, S.53).
Die Gesamtarbeitszeit variiert in der Krankenpflege zwischen 18 und 38,5 Stunden pro Woche. Personen, die eine Vollzeitstelle haben, sind in der Regel stärker belastet als Teilzeitarbeitende (Pröll & Streich 1984, S.161ff.; Güntert et al. 1989; Schlüter 1992, S.128; Priester 1993, S.46).
Krankenpflege erfolgt überwiegend im Schichtbetrieb. Am meisten verbreitet sind die Arbeitszeitregelungen des Zweischicht- (18-67%) und Dreischichtwechseldienstes (15-63%). Während der Zweischichtwechseldienst nur Früh- und Spätdienst beinhaltet, kommt beim Dreischichtwechseldienst noch der Nachtdienst hinzu.

---

[38] Der Einfachheit halber verzichten wir im folgenden auf eine Differenzierung zwischen Anforderungen und Belastungen.
[39] Bei Pröll & Streich (1984, 69f.) haben Belastungen aus den sozialen Beziehungen nur einen untergeordneten Stellenwert.

Schichtdienst ist objektiv belastend. Der als Schaukeldienst bezeichnete Schichtwechsel zwischen Früh- und Spätdienst belastet besonders, weil die Erholungsphase zwischen den Schichten sehr kurz ist, wenn auf einen Spätdienst ein Frühdienst folgt (Herschbach 1991a, S.54; Fuchs et al. 1987, S.51).

Nachtarbeit wird von 5-10% des Krankenpflegepersonals ausschließlich und von 50% regelmäßig geleistet. Solche Nachtschichten dauern mindestens acht, und teilweise sogar länger als zehn Stunden. Sie beeinträchtigen die Lebensqualität erheblich, weil sie dem sozialen und dem biologischen Rhythmus zuwiderlaufen (vgl. dazu Escribà-Agüir 1992), auch wenn Nachtarbeit für Krankenschwestern eine Gelegenheit bietet, Berufstätigkeit und soziale Verpflichtungen, insbesondere gegenüber minderjährigen Kindern, zu verbinden (Bauer 1994).

Da nachts in der Regel eine Pflegeperson die Verantwortung für alle Patienten zu tragen hat und neben der nächtlichen Routinearbeit jederzeit Zwischen- und Notfälle zu bewältigen sind, besteht immer die Gefahr der Kumulation pflegerischer Belastungen. Auch wenn es durchaus Zeiten gibt, wo ein geringerer Arbeitsanfall zu verzeichnen ist als am Tage (Priester 1993; Grauwinkel et al. 1996), kann die oft alleinige Verantwortung bei ständiger Notfallbereitschaft zur Daueranspannung führen.

Nicht nur im Nachtdienst werden Ruhepausen unterbrochen oder fehlen ganz. In der Prognos-Untersuchung von Baumann & Zell (1992, S.49f.) gaben 31% (15%) der befragten Mitarbeitervertretungen und 12% (3%) der befragten Pflegedienstleitungen an, daß die vorgesehenen Pausen gelegentlich (nie) genommen werden können.

Zusätzlich sind im Anschluß an den regulären Dienst oft Bereitschaftsdienste und Mehrarbeit zu leisten. Überstunden werden von 65-90% der Pflegepersonen erbracht, wobei sie wegen Personalmangels oft nicht einmal in Freizeit abgegolten werden können. Überstunden bedeuten nicht nur eine längere Arbeitszeit, sondern sie sind auch ein Hinweis auf insgesamt schlechtere Arbeitsbedingungen (Bartholomeyczik 1993, S.90).

Wochenenddienst ist in der Krankenpflege normal, wobei oft nicht einmal zwei Wochenenden pro Monat frei bleiben. Auch Feiertagsdienste gehören zu den normalen Arbeitsanforderungen.

Die daraus resultierende Belastung wird verstärkt, wenn die Dienstpläne entweder zu kurzfristig erstellt oder willkürlich modifiziert werden. 10% der Pflegedienstleitungen und 13% der Mitarbeitervertretungen gaben in der Studie von Baumann & Zell an, daß der Dienstplan selten verbindlich sei. Dazu Baumann & Zell: „Von den Krankenhäusern, in denen der Dienstplan für vier Wochen im voraus festgelegt ist, wird nach Aussage der Pflegedienstleitungen in ca. 75% der Fälle der Plan in der Regel eingehalten; nach Angaben der Mitarbeitervertretungen geschieht dies hingegen nur in 57% der Krankenhäuser" (Baumann & Zell 1992, S.49, zit. n. Priester 1993, S.44f.). Auch wurde hinreichend nachgewiesen, daß Schicht- und Nachtarbeit zu gesundheitlichen Beeinträchtigungen führt.

Nach Albrecht et al. sind diese bei Arbeitenden im Dreischichtwechseldienst besonders stark ausgeprägt (ÖTV 1992, S.30ff.). Insgesamt schränken arbeitszeitbedingte Belastungen die Lebensqualität von Krankenschwestern erheblich ein.

Neben den arbeitszeitbedingten Belastungen sind solche aus Arbeitsumfang, -verteilung und -ablauf weitverbreitet.

5.5.3 Belastungen aus Arbeitsumfang, -verteilung und -ablauf

Ein großer Arbeitsumfang ist ein weitverbreitetes strukturelles Problem (Siegrist 1978, S.90; Baumann & Zell 1992, S.63; Schlüter 1992, S.97), aus dem zahlreiche Belastungen resultieren. Wenn man berücksichtigt, daß in den letzten Jahren für ca. 82% der Krankenschwestern der Arbeitsumfang drastisch zugenommen hat (Meggeneder 1991, S.681), dann wird nur allzu verständlich, weshalb Zeitdruck mit der Folge allgemeiner Hektik heute an der Tagesordnung vieler Kliniken ist. Er wird in fast allen Studien als starke bis sehr starke Belastung angegeben (Siegrist 1978, S.90; vgl. auch Ostner & Krutwa-Schott 1981, S.167; Fuchs et al. 1987, S.51; Waldvogel & Seidl 1991, S.150; Bossong 1992, S.641; Schlüter 1992, S.97; Linhart 1995, S.260f.). Genauso stark belastend ist für viele Krankenpflegekräfte die Tatsache, daß im Sinne der Sorgfaltspflicht trotz Zeitmangels die Arbeit korrekt ausgeführt werden muß (Siegrist 1978, S.90, 93). Dies erfordert hohe Konzentration bei zügigem Arbeiten. Da fehlerhafte Krankenpflege fatale Folgen für die Patienten haben kann (Schlüter 1992, S.97), ist man zwar bemüht, Fehler zu vermeiden, was aber nicht heißt, daß sichere Krankenpflege geleistet werden kann. In einer Untersuchung von 218 Pflegepersonen zeigte sich, daß die Versorgung der Patienten der beiden an der Erhebung beteiligten Kliniken ernsthaft gefährdet war. So sahen 57,2% der Befragten die pflegerische Versorgung zur Zeit als gefährdet an, und 84,2% prognostizierten eine solche Gefährdung für die nahe Zukunft (Schlüter 1992, S.91f., S.127). Zuwenig Zeit für Patienten zu haben, ist ein häufig genannter Belastungsfaktor, der in der Befragung von Fuchs et al. (1987, S.51) mit 68,8% sogar an erster Stelle der zwölfstufigen Belastungsskala steht. So müssen Pflegekräfte gerade in der Grundpflege qualitative Abstriche machen, wenn sie die Arbeit zumindest quantitativ bewältigen wollen. Im schlimmsten Fall bleiben sogar Aufgaben unerledigt.

Der Arbeitsumfang vergrößert sich, weil auch noch Tätigkeiten verrichtet werden müssen, die primär anderen beruflichen Bereichen zuzuordnen sind. Im Rahmen interdisziplinärer Zusammenarbeit ist die Ausführung pflegefremder Tätigkeiten eine Belastung, die immer wieder genannt wird (Baumann & Zell 1992, S.57; Hennig & Kaluza 1995, S.123). Die Belastung durch eine solche Arbeitsverteilung stand in der PROGNOS-Studie (Baumann & Zell 1992, S.56) nach der mangelnden Personalausstattung an zweiter Stelle der Belastungsskala.

Diese Arbeitsverteilung resultiert aus der mangelnden Eigenständigkeit der Krankenpflege (Bartholomeyczik 1986a) und ihrer nicht eindeutig definierten und abgrenzbaren Tätigkeitsbereiche. Folglich übernehmen Krankenschwestern als 'Mädchen für alles' die Aufgaben anderer Berufsgruppen. Sie erledigen dabei u.a. hauswirtschaftliche, administrative und ärztliche Tätigkeiten (Hennig & Kaluza 1995, S.125). Eine Stichtagsanalyse in den neuen Bundesländern vom 14.9.1989 zeigte, daß nur etwa 2 von 24 Stunden zur Pflege von Patienten genutzt werden konnten (durchgeführt vom Institut für Sozialhygiene und Organisation des Gesundheitswesens, zit. n. Hennig & Kaluza 1995, S.123). Insgesamt wird „mindestens ein Fünftel der Arbeitszeit Pflegender für völlig berufsfremde Aufgaben verwendet" (Bartholomeyczik 1993, S.97). Solche Leistungen werden weder entlohnt noch auf den Stellenplan angerechnet. Der Zeitdruck von Krankenschwestern steigert sich weiter, und sie müssen eigene berufliche Pflichten noch mehr vernachlässigen als ohnehin schon (vgl. auch Bartholomeyczik 1993).[40] Eine solche quantitative Überforderung in der Rolle der Krankenschwester wird als äußerst belastend wahrgenommen.

Klar verständliche Informationen über alle mit der krankenpflegerischen Arbeit assoziierten Belange sind unverzichtbare Grundlage für einen geregelten Arbeitsablauf. Das Fehlen dieser elementaren Voraussetzung sicherer Krankenpflege wird als sehr belastend eingeschätzt, obgleich die Belastungsart des Informationsdefizits eher selten genannt wird (Siegrist 1978, S.90; E. Bartholomeyczik 1978; Bartholomeyczik 1981; Kohlmann et al. 1986, S.133ff.)[41].

Auch wenn eindeutige Informationen zum Arbeitsablauf vorliegen, ist immer „eine gewisse Unvorhersehbarkeit und nicht vollständige Planbarkeit der pflegerischen Tätigkeiten" in Rechnung zu stellen (Breymann & Schahn 1992, S.55). Unterbrechungen im Arbeitsablauf sind normal, nur selten kann eine begonnene Arbeit ohne Unterbrechung beendet werden (Siegrist 1978, S.70, S.90; Hennig & Kaluza 1995, S.113; Linhart 1995, S.261). Unterbrechungen bzw. Störungen stehen bei Linhart (1995, S.261) an zweiter Stelle der Belastungsskala: 83,3% der Befragten gaben an, davon belastet

---

[40] Wir werden solche Belastungen durch die Übernahme berufsfremder Aufgaben im Kapitel über ärztebezogene interaktionsspezifische Belastungen noch einmal aufgreifen (vgl. Pkt. 5.5.4.2).
[41] In der Untersuchung von Elkeles (1991) zur Arbeitsorganisation in der Krankenpflege fühlten sich solche Personen mit niedrigem Status signifikant häufiger und stärker belastet durch Informationsmangel als höherrangige. Dieser Befund ist erwartungsgemäß, weil Information auf hierarchisch organisierten Stationen in der Regel von oben nach unten weitergegeben wird, so daß Personen in niedrigen Positionen von „Informationsstaus" häufiger betroffen sind (Elkeles 1991, S.267).

zu sein. In den Studien von Ullrich und Herschbach sind etwa 90% der Befragten überdurchschnittlich stark belastet, weil sie immer wieder in persönlichen Gesprächen mit Patienten gestört werden. D.h. die Interaktion mit Patienten (dazu ausführlich Pkt. 5.5.4.1) wird bereits durch arbeitsorganisatorische Restriktionen empfindlich beeinträchtigt. Der stärkste Störfaktor ist mit Zustimmungen von 87,4% bis 96% das Klingeln des Telefons (Ullrich 1987, S.109; Herschbach 1991a, S.87f.; Linhart 1995, S.261; dazu auch: Waldvogel & Seidl 1991). Die Zerrissenheit des Arbeitsablaufes ist auch darin begründet, daß Krankenschwestern ihre Arbeitsorganisation an der anderer Berufsgruppen ausrichten müssen. Schnelle Reaktionen auf unvorhersehbare Zwischenfälle und ständig wechselnde Arbeitsanforderungen sind weitere Kennzeichen krankenpflegerischer Arbeit.

Insgesamt sind unklare Regelungen zu Arbeitsverteilung und -ablauf für Krankenschwestern problematisch (E. Bartholomeyczik 1978; Bartholomeyczik 1981; Kohlmann et al. 1986, S.133ff.).

Wie sich bereits andeutete, sind die Belastungen aus Arbeitszeit, -umfang, -verteilung und -ablauf nicht isoliert zu sehen. Sie beeinflussen vielmehr die Beziehungen innerhalb des Krankenhauses, indem sie dazu beitragen, daß interaktionsbezogene Belastungen gehäuft und verstärkt auftreten (dazu auch Faltermaier 1987, S.370).

5.5.4 Interaktionsbezogene Belastungen

Zwischenmenschliche Interaktionen sind sowohl Grundlage für Belohnungen, als auch für Belastungen (vgl. auch Aronson et al. 1983, S.142; van Servellen & Leake 1993, S.174f.; Weidner 1995, S.288). Oder, um es mit Pines zu sagen: „Each person can, at least potentially, impose certain demands on the individual and provide certain rewards" (Pines 1982, S.199f.). Nachdem wir uns mit den interaktionsbezogenen Belohnungen krankenpflegerischer Arbeit bereits auseinandergesetzt haben (vgl. Pkt. 5.4), wollen wir uns nun den interaktionsbezogenen Belastungen zuwenden.
Solche scheinen in der Krankenpflege weitverbreitet zu sein:
In einer Befragung schätzte das Pflegepersonal dreier repräsentativer Kliniken, daß ihre Belastung zu 60% auf Interaktionsstreß zurückgehe (Burchardi 1996, S.27). Soziale Beziehungen sind in der Krankenpflege oft konfliktbelastet (dazu Mühlbauer et al. 1993, S.342). Weidner (1995, S.320) prägte dafür den Begriff der „problematischen Beziehungsformen". Schlechter Gruppenzusammenhalt (Kruger, Botman & Goodenow 1991, zit. n. Schaufeli & Buunk 1996, S.322) und zwischen-

menschliche Konflikte im Beruf (Leiter 1991, zit. n. Schaufeli & Buunk 1996, S.322) stehen in einem positiven Zusammenhang mit dem Ausbrennen.

Bei den interaktionsbezogenen Belastungen differenzieren wir nach Belastungen im Umgang mit Patienten und deren Angehörigen (5.5.4.1), Belastungen aus der Interaktion mit Ärzten (5.5.4.2) und Belastungen innerhalb des Pflegepersonals (5.5.4.3).

5.5.4.1 Patientenbezogene Belastungen

Die Pflege der Patienten wird vom Pflegepersonal als wichtigster Arbeitsinhalt angesehen. Sie ist deshalb auch sehr belastungsträchtig (Ullrich 1987, S.139; Kohlmann et al. 1986, S.133). Als ursprünglich befriedigende Tätigkeiten müssen die patientenbezogenen Aufgaben aus Zeitmangel vernachlässigt werden (Orendi 1993, S.152; vgl. Pkt. 5.5.3). Dieser patientenbezogene Zeitmangel wird von 82% bis 90% des Pflegepersonals als starke bis sehr starke Belastung empfunden (Ullrich 1987, S.95; Herschbach 1991a, S.87; Waldvogel & Seidl 1991, S.150; Bossong 1992, S.641; Taubert 1992, S.25f.).

Abgesehen vom Zeitmangel, als quantitativem Einflußfaktor, werden Belastungen häufig hervorgerufen durch qualitative Komponenten. Die ständige Konfrontation mit Leiden, Sterben und Tod (Baumann & Zell 1992, S.57; Bossong 1992, S.641; Schlüter 1992, S.97), wie sie besonders bei patientennahen Tätigkeiten an schwerkranken und sterbenden Patienten auftritt (Albrecht et al. 1982, S.82f., zit. n. Robert Bosch Stiftung 1987, S.54), ist dabei zentral. Der Umgang mit solchen Patienten wurde v.a. anhand von Befragungen des Pflegepersonals der Onkologie, von Intensivstationen und von AIDS-Behandlungseinheiten analysiert (Klapp 1985; Ullrich 1987; Beerlage & Kleiber 1990; Herschbach 1991a; Waldvogel & Seidl 1991). Das Mitleid mit Patienten spielt dabei eine große Rolle. Bei Pröll & Streich (1984, S.69) rangiert dieser Belastungsfaktor an vierter Stelle einer 12-stufigen Skala. Bei Herschbach ist es der am häufigsten genannte und am stärksten ausgeprägte Belastungsbereich, innerhalb dessen das Miterleben eines langen Krankheitsprozesses am meisten belastete. In den Untersuchungen von Ullrich (1987) und Herschbach (1991a) fühlten sich 72,9-83% der Befragten überdurchschnittlich stark beeinträchtigt, weil Patienten unangemessen lange am Leben erhalten werden. Diese Ergebnisse gehen konform mit denen der schweizerischen Untersuchung von Widmer (1988, S.159), wo der Faktor „Patient und Ethik" größter Stressor ist und Zweifel an der optimalen Pflege und Behandlung der Patienten vorherrschen.

Eine weitere Belastungsquelle sind bei Herschbach unbequeme Patienten. Als unbequem wurden Patienten v.a. dann empfunden, wenn sie vorwurfsvoll (87%) oder aggressiv (95%) auftraten. Den

Großteil des Pflegepersonals belastete es, von Patienten gegeneinander ausgespielt zu werden (89%), wenn Patienten therapeutischen Vereinbarungen zuwiderhandelten (92%) und wenn Patienten wegen Kleinigkeiten klingelten (81%). Obwohl Interaktionsprobleme mit Angehörigen nach Herschbach vernachlässigenswert sind, soll doch erwähnt werden, daß sich im Umgang mit Angehörigen besonders ihr Mißtrauen negativ auf das Befinden des Pflegepersonals auswirkte (Herschbach 1991a, S.87f.; Ullrich 1987).

Wie unsere Darlegungen bereits zeigen, ist die Gefühlsarbeit ein zentraler Belastungsfaktor in der Interaktion mit Patienten und ihren Angehörigen. Schätzungen von Krankenschwestern, nach denen der Anteil emotionaler Unterstützung für Patienten und Angehörige mehr als 50% der gesamten Arbeit beträgt, unterstreichen dies (Nestmann 1987, S.277, zit. n. Overlander 1996, S.33; zur Gefühlsarbeit im allgemeinen: Dunkel 1988, Nuber 1988b). Ein anhaltender sozio-emotionaler Belastungsfaktor ist in der Asymmetrie der Beziehung zwischen Patienten und Pflegepersonal angelegt (vgl. dazu insbesondere Maslach 1982b). Denn das eigene emotionale Befinden muß in der patientenbezogenen Interaktion verleugnet werden, wenn es nicht den Bedürfnissen des jeweiligen Patienten entspricht. Da Krankenschwestern eigene Gefühle daraufhin nicht mehr adäquat wahrnehmen können, geraten sie infolge dieses Interaktionsstresses (Badura 1990, zit. n. Overlander 1996, S.39) in einen Dauerzustand emotionaler Überlastung, wie er für das Burnout-Syndrom typisch ist (Dunkel 1988).

Während die pflegerische Gefühlsarbeit unter dem Etikett psychosozialer Belastungen seit einiger Zeit in Untersuchungen über pflegerische Arbeitsbelastungen einbezogen wird, fristet ein weitverbreiteter spezifischer Streßfaktor der pflegerischen Gefühlsarbeit bisher ein Schattendasein in der Forschung: Es handelt sich dabei um das Ekelgefühl. Erst die Psychologin Christine Sowinski (1992; s. auch 1991) untersuchte in jüngster Zeit mit Hilfe von Tiefeninterviews, welche Tätigkeiten als besonders ekelerregend empfunden werden. Dabei zeigte sich, daß der Umgang mit Urin und Kot besser toleriert werden konnte, als die Konfrontation mit eitrigen Wunden größeren Ausmaßes, mit Erbrochenem und Sputum oder gar mit Kotessen bzw. -erbrechen. In einer qualitativen Befragung von Breymann & Schahn (1992) gaben alle befragten Pflegekräfte Ekelgefühle zu. Möglicherweise ist es auf sozial erwünschtes Antwortverhalten zurückzuführen, daß Krankenpflegeschülerinnen in einer anderen Untersuchung es nicht als extrem belastend beschrieben, solche gemeinhin ekelerregenden Tätigkeiten ausführen zu müssen (Bossong 1992, S.641). Da solche Verrichtungen in der Regel als peinlich und herabwürdigend empfunden werden, leidet das Selbstwertgefühl in ständiger Konfrontation damit schließlich erheblich.

Gefühlsarbeit ist zwar hauptsächlich, aber nicht nur im Umgang mit Patienten erforderlich. Auch in der Interaktion mit anderen Berufsgruppen im Krankenhaus, und dabei insbesondere in der Zusammenarbeit mit Ärzten, wird von Krankenschwestern der unentgeltliche Einsatz ihrer Gefühle in der beruflichen Arbeit erwartet. Es wird sogar angezweifelt, daß patientenbezogene Anforderungen, wie allgemein angenommen, beanspruchender sind als Konflikte mit Ärzten und anderem Personal (Widmer 1988, S.162; Schlüter 1992).

5.5.4.2 Ärztebezogene Belastungen

Die Beziehungen zwischen Ärzten und Krankenschwestern, und damit auch deren Zusammenarbeit, werden geprägt durch die Dominanz der Ärzte, die sich auf ihren Machtvorteil stützt (Weidner 1995, S.317). Da die ärztliche Weisungsbefugnis für pflegerische Maßnahmen immer noch besteht, verwundert es nicht, daß bei Riedel & Steininger (1992, S.34) die Belastung infolge von Fremdbestimmtheit einer von drei Belastungsfaktoren ist. Interaktionsprobleme resultieren oft daraus, daß Krankenschwestern Versäumnisse der Ärzte gegenüber Patienten[42] ausgleichen müssen (Taubert 1992, S.26). So wird die ärztliche Aufklärung über Diagnose und Prognose von Patienten immer wieder als unbefriedigend erlebt. Sie wenden sich dann an das Krankenpflegepersonal mit Fragen, die eigentlich den ärztlichen Bereich betreffen. Ärztliche Fragen beantworten zu müssen, wird von immerhin 97% des Pflegepersonals als überdurchschnittlich belastend angesehen (Herschbach 1991a, S.88f.). Krankenschwestern „fühlen sich als Lückenbüßerinnen für ärztliche Versäumnisse, während ihnen die Ärzte diese Funktion nicht zubilligen" (Robert Bosch Stiftung 1987, S.34). Für 79% der von Ullrich und Herschbach befragten Pflegepersonen waren uneindeutige Erwartungen bzgl. der Arbeitszuständigkeiten belastend (Herschbach 1991a, S.87f.; Ullrich 1987, S.109).

Die Arbeitszuständigkeit ist neben der Beantwortung ärztlicher Fragen auch berührt, wenn es um den traditionellen Konfliktpunkt der Delegation ärztlicher Tätigkeiten an Krankenschwestern geht. Diese erfolgt nicht selten ohne juristische Absicherung und ohne Anrechnung auf den pflegerischen Stellenplan (Taubert 1992, S.31; Baumann & Zell 1992, S.64; Möller & Cischinsky 1983; S.891). Dazu Overlander: „Dem Wunsch nach Anerkennung und kollegialer Zusammenarbeit mit der Berufsgruppe der Ärzte werden nicht selten die Befürchtungen vor eventuellen juristischen Konsequenzen untergeordnet. Diejenigen Pflegekräfte, die sich hier konsequent verhalten, müssen sich (...) ärgerlichen

---

[42] Dementsprechend stimmen in der Herschbach-Studie 81% der Behauptung zu, die Ärzte kümmerten sich zu wenig um die Patienten (Herschbach 1991a).

Auseinandersetzungen stellen und müssen u.U. erleben, wie eigene Kollegen aus dem Pflegeteam sich sehr viel nachgiebiger verhalten. Auf diese Weise kann ein äußerst spannungsreicher Konkurrenzdruck mit zahlreichen Konflikten in den Pflegeteams entstehen" (Overlander 1996, S.125; vgl. auch Hammel 1992, S.469). Hinzu kommt, daß die Rechtslage bei Verweigerung delegierbarer ärztlicher Tätigkeiten nicht eindeutig geklärt ist (Kampmann 1996). Dadurch ergibt sich für Krankenschwestern das Risiko, wegen Arbeitsverweigerung abgemahnt und fristlos entlassen zu werden. Probleme entstehen aber umgekehrt auch, weil Krankenschwestern zunehmend Einfluß auf die ärztliche Behandlung der Patienten nehmen wollen (Herschbach 1991a, S.88f.). Sie kritisieren es, ärztlichen Anweisungen Folge leisten zu müssen, ohne den Sinn der Maßnahmen für den Patienten einzusehen. Dies führt letztlich zur Sinnentleerung der Arbeit, die eine wesentliche Ursache des Burnout-Phänomens ist.

Weitere Belastungen resultieren aus der mangelhaften Abstimmung von ärztlichen und pflegerischen Arbeitsabläufen. Sie werden in der Regel hervorgerufen durch mangelnde Kooperationsbereitschaft der Ärzte, die aufgrund ihrer Definitionsmacht davon ausgehen, das Pflegepersonal müsse seine Arbeitsplanung nach ihren Bedürfnissen ausrichten (dazu auch Robert Bosch Stiftung 1987, S.27). Diese Auffassung impliziert eine Geringschätzung pflegerischer Arbeit. Demgemäß werden ärztliche Maßnahmen für Zeiten anberaumt, für die bereits pflegerische Maßnahmen vorgesehen sind, mit der Folge, daß solche Tätigkeiten zu anderen Zeiten stattfinden müssen oder sogar unterbrochen werden müssen. Krankenschwestern werden vor dem Hintergrund der Weisungsbefugnis des Arztes gezwungen, auch in Zeiten extremen Arbeitsanfalls ihre und die Interessen der Patienten ärztlicher Willkür unterzuordnen. Das heißt, die Arbeitsstruktur wird von den Ärzten sehr stark beeinflußt (Linhart 1995, S.263). Die Pflegenden reagieren darauf tendenziell passiv (Weidner 1995, S.317) oder, indem sie versuchen, den Arzt indirekt zu beeinflussen (Breymann & Schahn 1992, S.61). Diese für Personen in abhängigen Positionen typischen Strategien beeinträchtigen dauerhaft den eigenen Gefühlshaushalt.

Im großen und ganzen ist die Interaktion mit Ärzten für Krankenschwestern belastend (Galuschka 1993, S.106; Meyer 1995, S.249; Linhart 1995, S.260). Zentral sind dabei Status- und Koordinationsprobleme (Pröll & Streich 1984; Robert Bosch Stiftung 1987, S.28). Auch in einer ostdeutschen Studie kristallisierte sich bereits eine, im Vergleich zu früheren sozialistischen Verhältnissen, zunehmende soziale Distanzierung zwischen Ärzten und Pflegepersonal heraus (Hennig & Kaluza 1995, S.119). Eine schweizerische Untersuchung von Widmer scheint diesem Trend auf den ersten Blick zu widersprechen. Denn, obwohl allgemeine Personalkonflikte darin am zweitstärksten belasten, wird die Beziehung zum Arzt als am wenigsten belastend eingeschätzt. Widmer selbst betont, daß dieser

Befund sowohl im Widerspruch zur alltäglichen pflegerischen Erfahrung als auch zu den Ergebnissen anderer empirischer Arbeiten steht. Er relativiert ihn, indem er zum einen analysiert, daß die arztbezogenen Belastungen „in andere Stressoren eingeflossen" seien und indem er zum anderen mutmaßt, die befragten Krankenschwestern hätten den Arzt vor der Öffentlichkeit schonen wollen (Widmer 1988, S.164). Für eine Relativierung der geringen arztbezogenen Belastung des Pflegepersonals in der Schweizer Studie spricht auch, daß etwa 40% der Befragten glauben, ihre Arbeitssituation würde sich verbessern, wenn die Zusammenarbeit mit den Ärzten positiv zu verändern wäre (Widmer 1988, S.120ff.).

5.5.4.3 Pflegepersonalbezogene Belastungen

Neben Patienten und Ärzten haben Krankenschwestern am häufigsten mit ihren pflegerischen Stationskollegen und -vorgesetzten zu tun. Gute Beziehungen innerhalb des Stationsteams sind Voraussetzung für eine gute Pflegequalität, weil eine sehr enge Zusammenarbeit in der Pflege erforderlich ist. Störungen würden sich unmittelbar auf den Arbeitsablauf auswirken und das Pflegeergebnis negativ beeinflussen (Faltermaier 1987, S.358f.).
Wir wollen uns deshalb zunächst der Frage nach der Qualität der pflegerischen Kooperation zuwenden.
Bei Pröll & Streich (1984; S.69) sind die Belastungen durch Kollegen und/oder Vorgesetzte geringfügig. Albrecht et al. (1982, S.94, zit. n. Robert Bosch Stiftung 1987, S.64) stellen fest, daß Konkurrenzverhalten unter Kollegen selten sei. Taubert (1992, S.25) und Meyer (1995, S.247) schätzen die pflegerische Kooperation als „zufriedenstellend" ein und Kulbe (1990, zit. n. Schlüter 1992, S.39) sogar als sehr gut. Siegrist (1978, S.79) kommt zu dem Ergebnis, die Zusammenarbeit werde von 71% als gut bis sehr gut bezeichnet. Bei Linhart (1995; S.259) wird das Arbeitsklima im Pflegebereich als gut beschrieben. In der ostdeutschen Befragung von Hennig & Kaluza (1995, S.119) hielten 80% der Krankenpflegepersonen die Kooperation untereinander für gut. Bei Herschbach (1991a, S.87f.) zeigte von sieben Skalen diejenige, welche die Belastung durch Probleme mit Kollegen angibt, die niedrigsten Mittelwerte für Belastungshäufigkeit (44%) und -stärke (1,1). D.h. Probleme mit Kollegen hatten den geringsten Stellenwert von allen Belastungen. Dem Item „Ärger mit Kollegen" stimmten zwar 49% der Befragten zu, dieser Ärger wurde aber nicht als sehr belastend eingestuft. Als belastend wurde allerdings von 71% mangelnde Einfühlung von Kollegen erfahren. Möglicherweise ist dieses von Kollegen diagnostizierte Empathiedefizit ein Hinweis auf die Depersonalisierung des Burnout-Syndroms. In der Studie von Ostner & Beck-Gernsheim (1979, S.105, zit.

n. Robert Bosch Stiftung 1987, S.65) wird festgestellt, daß das Pflegepersonal gegenüber solidarischer Kooperation aufgeschlossen ist. Lediglich frühere Berufserfahrungen der Zusammenarbeit mit Kollegen werden als unbefriedigend bezeichnet.
Vergleichsweise selten wird die aktuelle Zusammenarbeit im Pflegeteam als belastend bezeichnet. In der schweizerischen Untersuchung von Güntert et al. (1989) sind Spannungen im Pflegeteam auf Platz 3 einer 18-stufigen Belastungsskala plaziert, und fast die Hälfte des Pflegepersonals empfindet diesen Aspekt als besonders belastend. In zwei weiteren, allerdings qualitativen, Untersuchungen wird der Umgang mit den Kollegen auf der Station ebenfalls als belastend dargestellt (Robert Bosch Stiftung 1987; Faltermaier 1987, S.358ff.).

Wir sehen uns hier, ebenso wie schon bei den Belastungen aus der arztbezogenen Interaktion, mit einer widersprüchlichen Befundlage konfrontiert. Allerdings sind die Vorzeichen genau umgekehrt: Während die ärztebezogene Interaktion überwiegend als belastend eingeschätzt wird, scheint die pflegerische Zusammenarbeit im großen und ganzen harmonisch zu verlaufen. Dieses Ergebnis ist insofern erstaunlich, als man doch annehmen müßte, daß Interaktionsprobleme innerhalb des Pflegepersonals weiter verbreitet wären, weil der Arbeitsumfang überall relativ groß ist und das Stationsklima auf Stationen mit hohem Arbeitsanfall oft besonders schlecht ist (Faltermaier 1987, S.363). Auch Widmer (1988, S.162) und Schlüter (1992, S.102) schätzen pflegerische Personalkonflikte, aufgrund eigener Praxiserfahrungen mit Pflegepersonen, belastender ein als es in den meisten Studien getan wird und relativieren die Aussagekraft der Fragebogenergebnisse. Es kann hier leider nicht entschieden werden, welche Ergebnisse die Qualität der Interaktionen im Pflegeteam am realistischsten wiedergeben. Dazu bedarf es weiterer Forschungen, die Fragebogendaten differenzierter auswerten und Befragungen möglicherweise durch andere Forschungsmethoden ergänzen.
Aufschluß über die Art der interaktionsbezogenen Belastungen im Stationsteam geben in erster Linie qualitative Studien. In der Studie von Faltermaier (1987, S.360) wird die Zusammenarbeit belastet durch unterschiedliche Qualitätsanforderungen an die Pflege und durch Mehrarbeit, die von Kollegen verursacht ist. Interaktionskonflikte können sich sowohl auf Einzelpersonen beziehen als auch das ganze Stationsteam betreffen. In beiden Fällen geht damit eine mehr oder weniger starke Beeinträchtigung des Stationsklimas einher, das sich negativ auf die Pflegequalität auswirkt, weil die Zusammenarbeit gestört ist. Solche Störungen äußern sich in der Bildung von Cliquen mit Konkurrenzverhalten, wie z.B. Intrigen.
Besondere Belastungen resultieren aus der Interaktion mit der Stations- und der Pflegedienstleitung. Die Stationsleitung, als unmittelbare pflegerische Vorgesetzte, hat den größten Einfluß auf die Interaktionen im Stationsteam. Und sie kann selber zur Ursache für Interaktionskonflikte werden, die

sich an der Arbeitsweise, dem oft autoritären Führungsstil und persönlichen Eigenheiten entzünden.
Die Pflegedienstleitung (PDL) ist als oberste Instanz im Pflegebereich der Autorität des ärztlichen
Direktors und des Verwaltungsdirektors untergeordnet, so daß sie insgesamt sehr wenig Einfluß hat,
um Belastungen des Pflegepersonals zu reduzieren. Die nur punktuellen Kontakte zwischen PDL und
Pflegepersonal stehen primär im Dienste der Einsatzplanung des Personals. „Diese umfaßt die
Dienstplangestaltung, Krank- und Urlaubsmeldungen, den Einsatz von Aushilfen sowie die kurzfristige Versetzung von Pflegekräften auf andere Stationen zum Ausgleich von Personalengpässen"
(Breymann & Schahn 1992, S.87). Solche Interaktionen sind überwiegend negativ besetzt, weil sie
wegen der ungünstigen finanziellen Rahmenbedingungen meistens eine Verschlechterung der stationären Arbeitsbedingungen bewirken. In diesem Zusammenhang ist erwähnenswert, daß insbesondere
Berufsanfänger darüber klagen, auf wenig attraktiven Stationen mit hohem Arbeitsumfang eingesetzt
zu werden, obwohl ihnen die PDL im Einstellungsgespräch den Einsatz auf einer Wunschstation
versprochen hatte (Faltermaier 1987, S.370ff.). In der qualitativen Studie von Galuschka (1993,
S.95) gaben von vier Schwestern drei an, sich durch die PDL belastet zu fühlen.
Andererseits sind Stations- und Pflegedienstleitungen ihrerseits belastet durch ihre exponierte Stellung und die damit einhergehende Isolation. Sie beklagen sich über mangelnde Einsicht der Stationsmitglieder in Sachzwänge (Robert Bosch Stiftung 1987, S.36).

Interaktionsbezogene Probleme aller angesprochenen Ebenen werden in der Krankenpflege in erster
Linie versucht, individuell zu lösen oder verdrängt. Offene Bewältigungsstrategien von Konflikten,
wie persönliche Aussprachen, sind selten. Deshalb entwickeln sich Interaktionskonflikte oft zu Dauerbelastungen.

Zusammenfassung:

Insgesamt wird die krankenpflegerische Arbeit „als mittelmäßig bis sehr belastend beurteilt"
(Schlüter 1992, S.97).
Psychosoziale Belastungen resultieren im wesentlichen aus körperlichen Anforderungen, Arbeitszeit,
Arbeitsumfang, -verteilung und -ablauf sowie aus den Interaktionen:
Körperliche Anforderungen sind in der Krankenpflege weitverbreitet, wobei die Grenzen zwischen
körperlichen und psychosozialen Anforderungen fließend sind. Deshalb bleibt unklar, zu welchem
Anteil sie jeweils zur Belastung beitragen.

Jegliche Art von Belastung nimmt zu mit der Dauer der Arbeitszeit. Die Arbeitszeitregelungen des Schicht- und Nachtdienstes werden im allgemeinen als belastend empfunden. Soziale Isolation sowie gesundheitliche Beschwerden sind eine häufige Folge davon. Wenn Pausen fehlen oder unterbrochen werden müssen bzw. Mehrarbeit erforderlich ist, verstärkt sich die Belastung.

Arbeitsumfang, -verteilung und -ablauf halten weitere Belastungen bereit. Zeitdruck ist hierbei zentral. Er verstärkt sich durch die Übernahme pflegefremder Tätigkeiten. Hinzu kommt, daß im Sinne der Sorgfaltspflicht die Arbeit trotz Zeitdrucks korrekt ausgeführt werden muß. Unterbrechungen des Arbeitsablaufes belasten den überwiegenden Teil der Krankenpflegekräfte. Zunehmender Arbeitsumfang und unklare Regelungen zu Arbeitsablauf und -verteilung tragen außerdem dazu bei, daß interaktionsbezogene Belastungen häufiger und verstärkt auftreten.

Interaktionsbezogene Belastungen rekrutieren sich aus den Beziehungen zu Patienten, Ärzten und Kollegen. Hinsichtlich der Patienten wird, im quantitativen Sinne, der Zeitmangel als belastend empfunden. Qualitativ beanspruchend ist die Konfrontation mit Leiden, Sterben und Tod, wobei das Mitleid mit Patienten eine große Rolle spielt. Aber auch unbequeme Patienten sind ein weitverbreiteter Belastungsfaktor. Diese psychosozialen Belastungen aus dem Umgang mit Patienten werden unter der Bezeichnung der Gefühlsarbeit subsumiert. Gefühlsarbeit konzentriert sich zwar auf die patientenbezogenen Verrichtungen, ist aber durchaus auch im Umgang mit Ärzten und Kollegen erforderlich. Der Umgang mit den Ärzten ist belastet durch Status- und Koordinationsprobleme, die dem Pflegepersonal starke Vermittlungsleistungen abverlangen. Die Interaktion mit Kollegen wird als überwiegend zufriedenstellend eingeschätzt, wenn auch Belastungen im Umgang mit Stations- und Pflegedienstleitung zugegeben werden. Das harmonische Bild pflegerischer Beziehungen wird allerdings von verschiedenen Seiten aufgrund von Praxisbeobachtungen angezweifelt.

Wenn Anforderungen gleichzeitig auftreten, kumuliert die Belastung (Bartholomeyczik 1993, S.92f.; Galuschka 1993, S.83). Die Untersuchung der „Struktur und Dynamik von Mehrfachbelastungen als Ursache von Burnout, insbesondere bei weiblichen Helfern" (Büssing & Perrar 1989, S.172), wurde bisher jedoch vernachlässigt.

In unsere vorangegangenen Erörterungen konnten wir theoretische Überlegungen und empirische Erkenntnisse einfließen lassen über einzelne Aspekte von Belohnungsdefiziten oder Leistungsüberforderung, die Burnout auslösen können. Die Frage, ob und in welcher Weise das Überwiegen der Anforderungen gegenüber den Belohnungen das Ausbrennen beeinflussen, konnte in diesem umfassenden Sinne und unter Berücksichtigung einer Kausalität von Ursache und Wirkung u.W. noch nicht durch empirische Ergebnisse beantwortet werden.

Deshalb werden wir uns im folgenden Kapitel auf die Frage beschränken, wie das Burnout-Syndrom in der Krankenpflege ausgeprägt ist.

5.6 Burnout in der Krankenpflege

Das Burnout-Syndrom wurde in der Krankenpflege hauptsächlich mittels des Überdrußfragebogens[43] und des Maslach Burnout Inventory (MBI) erhoben. Des weiteren gibt es Studien, in denen nicht alle Skalen des Überdrußfragebogens und nur einzelne Items des MBI eingesetzt wurden. Darüberhinaus wurden selbstkonstruierte Fragebatterien eingesetzt, die sich mehr oder weniger stark an diesen Instrumenten orientieren.

Da die durch unterschiedliche Instrumente erhobenen Ergebnisse nicht uneingeschränkt vergleichbar sind, halten wir es für angemessen, solche Ergebnisse getrennt voneinander vorzustellen.

Wir beginnen mit den Ergebnissen von Untersuchungen, in denen der Überdrußfragebogen oder Teile davon eingesetzt wurden:
Ein Vorzug der Überdrußskala besteht darin, daß die Werte der einzelnen Items zu einem sog. Burnoutwert aufsummiert werden können. Burnout liegt bei einem Wert vor, der größer als 3 ist (Aronson et al. 1983).
Kink (1992) kam in seiner Befragung von 84 Pflegepersonen zu dem Ergebnis, daß 69% der Befragten ausgebrannt waren, wobei der Durchschnitt der Gesamtstichprobe bei 3,3 lag.
In der Studie von Herschbach (1991a) hatten 65,5% der 592 Krankenpflegekräfte ein Burnout-Syndrom. Auch hierbei war die durchschnittliche Stärke 3,3.
Bei Enzmann & Kleiber (1989) zählte der mittlere Wert für 43 Krankenpfleger mit 3,06 nur geringfügig weniger als in der Herschbach-Studie und bei Kink.
In einer Untersuchung von Duhr (1991) waren 64,5% der 131 in Luxemburg befragten Pflegekräfte von Burnout betroffen. Bei der Befragung wurde eine um die geistige Erschöpfung reduzierte Variante des Überdruß-Fragebogens verwendet. Für die körperliche Erschöpfung wurde ein durchschnittlicher Wert von 3,85 und für die emotionale Erschöpfung ein Durchschnittswert von 2,82 errechnet. Daraus ergibt sich wiederum ein Überdrußwert von 3,3.

---

[43] Auf die Problematik der Gleichsetzung von Überdruß und Burnout wurde bereits an anderer Stelle hingewiesen (vgl. Pkt. 3.2.6).

In den vier angeführten Untersuchungen waren somit 64,5 bis 69% der Befragten mit Burnouterfahrungen konfrontiert. Die durchschnittlichen Überdrußwerte liegen bei 3,2, also knapp oberhalb der Markierung, ab der Burnout diagnostiziert wird. Das heißt, daß etwa zwei Drittel der Krankenpflegekräfte davon betroffen sind, wobei es im Durchschnitt nur leicht ausgeprägt ist.

Eine Befragung von KrankenpflegeschülerInnen ergab für den Unterkurs gutes Befinden (2,6; n=18), für den Mittelkurs ein beginnendes Burnout-Syndrom (3,03; n=23) und für den Oberkurs ein deutliches Burnout-Syndrom (3,32; n=26). Auch wenn es sich nicht um eine Längsschnittuntersuchung handelt, legen die kontinuierliche Steigerung des Überdruß-Wertes vom niedrigsten zum höchsten Kurs und der durchschnittliche Meßwert des Oberkurses, der schon genauso hoch ist wie jener des examinierten Krankenpflegepersonals, den Schluß nahe, Burnout beginne schon in der Ausbildung (Knoben-Wolff 1994).

Wir wenden uns nun den Studien zu, in denen der MBI oder Teile davon angewendet wurden: Die Ergebnisse des MBI werden nicht in einem Gesamtwert des Burnout zusammengefaßt, sondern die Skalenwerte der drei Faktoren emotionale Erschöpfung, Depersonalisierung und (negative) Einstellung zur eigenen Leistungsfähigkeit sind jeweils getrennt zu ermitteln.

Eine Untersuchung von 232 Krankenpflegepersonen aus drei Krankenhäusern ergab folgende Mittelwerte: 2,94 für emotionale Erschöpfung, 2,68 für Depersonalisierung und 4,33 für den dritten Burnout-Faktor, der hier als persönliche Erfüllung bezeichnet wird. Der mittlere Wert der modifizierten fünfstufigen Antwortskala war 3,50 (Büssing & Glaser 1991, S.150). Somit können die vorliegenden Werte als günstig bezeichnet werden, weil emotionale Erschöpfung und Depersonalisierung unter dem Durchschnitt liegen und die persönliche Erfüllung überdurchschnittlich ausgeprägt ist.
In einer niederländischen Untersuchung wurden 508 Krankenschwestern auf Intensivstationen befragt, wobei die Mittelwerte von EE bei 16,3, für DP bei 7,2 und für PA bei 30,4 lagen. Für die Vergleichsgruppe von 667 Krankenschwestern, die nicht auf einer Intensivstation arbeiteten, ergaben sich folgende Mittelwerte: 16,7 für EE, 5,9 für DP und 32,4 für PA. D.h. die Krankenschwestern in der Intensivpflege zeigten stärkere Depersonalisierung und eine schlechtere Einstellung zur eigenen Leistungsfähigkeit als die Vergleichsgruppe (Schaufeli, Keijsers, Miranda 1995). In einer weiteren niederländischen Befragung wurden 576 Krankenschwestern nur Items aus den Skalen emotionale Erschöpfung und Depersonalisierung vorgelegt, mit dem jeweils durchschnittlichen Ergebnis von 15,4 und 7,19 (Keijsers et al. 1995).

Im Vergleich mit niederländischen Normwerten für Dienstleistungsberufe (Schaufeli & Van Dierendonck 1995, S.1086; vgl. Pkt. 3.2) sind emotionale Erschöpfung, Depersonalisierung und Einstellung zur eigenen Leistungsfähigkeit bei diesen Krankenschwestern mittelstark ausgeprägt. In der schweizerischen Studie von Aries & Zuppinger (1993, S.144ff., zit. n. Weidner 1995, S.143) zeigten sich für etwa ein Fünftel der befragten Pflegepersonen mittlere bis hohe Werte auf den drei Dimensionen des MBI.
Eine auf wenige Items reduzierte Form des MBI von Hellmich & Reincke (1994, S.8f.) ergab, daß 39% der 81 Befragten von Burnout betroffen waren.

Die Befundlage hinsichtlich der uns vorliegenden mit dem MBI erhobenen Daten ist soweit recht widersprüchlich. Wenn man einmal davon absieht, daß in den niederländischen Untersuchungen ausnahmslos mittelstarke Ausprägungen der Burnout-Faktoren nachgewiesen wurden, können wir ansonsten keine weiteren verallgemeinernden Aussagen treffen.
Weißert-Horn & Landau (1995, S.118) stellen allerdings fest: „Burnout-Untersuchungen, bei denen das Burnout-Phänomen in die drei Skalen emotionale Erschöpfung, Depersonalisierung, reduzierte persönliche Leistungsfähigkeit unterteilt wird, zeigen, daß die Burnoutwerte bei Pflegekräften im mittleren Bereich dieser Skalen liegen. Lediglich der Wert für emotionale Erschöpfung weist eine Tendenz zu höheren Burnout-Graden auf." Aus dieser Einschätzung geht jedoch leider nicht hervor, auf welche Untersuchungen sie sich beziehen.

Uns liegen des weiteren Studien vor, in denen nur einzelne selbstentwickelte Items eingesetzt wurden:
In seiner Untersuchung auf Krebsstationen befragte Ullrich (1987) Krankenschwestern zum Thema Burnout anhand von nur zwei Items ("Ich fühle mich zuweilen wie innerlich ausgebrannt" und „Ich habe Phasen, in denen ich mich frage, welchen Nutzen meine Arbeit hat."). Bei der Beantwortung beider Fragen zeigten die Befragten überdurchschnittlich hohe Belastungen, wobei das erste Item von 67,4% und das zweite Item von 55,2% der Krankenschwestern bejaht wurde. Ullrich schließt daraus: „Etwa zwei Drittel der Stichprobe können als burn-out-gefährdet betrachtet werden" (Ullrich 1987, S.102).
In einer Befragung von 111 Krankenpflegekräften, die AIDS-Patienten betreuen, gaben 75% zu, sich öfter „wie ausgebrannt" zu fühlen, seitdem sie mit dieser Patientengruppe arbeiten. 43% hatten ein stark bis sehr stark ausgeprägtes Gefühl des Ausbrennens (Waldvogel & Seidl 1991, S.152).
Insgesamt meinten in diesen beiden Untersuchungen etwa zwei Drittel der Personen, von Burnout betroffen zu sein, wobei etwa die Hälfte überdurchschnittlich starke Ausprägungen angab. Obschon

nicht ganz auszuschließen ist, daß diese Ergebnisse auf einen Artefakt durch die offensichtliche Fragestellung zurückgehen, könnte auch die Pflege schwerkranker Patienten dafür verantwortlich sein. Die Betreuung von Patienten mit schlechten Prognosen (Maslach 1979) und die Pflege schwerkranker und sterbender Patienten (Dames 1983) trägt nämlich erwiesenermaßen zum Ausbrennen bei. Eine denkbare gratifikationstheoretisch orientierte Erklärung dafür ist, daß die Pflege dieser Patienten einerseits extreme Anforderungen an die Leistungsfähigkeit stellt und andererseits in Anbetracht geringer oder sogar fehlender Heilungschancen das Gefühl entsteht, die Arbeit sei sinnlos. Diese Kombination aus hoher Leistungsanforderung und geringer Erfolgsaussicht provoziert berufliche Gratifikationskrisen und begünstigt möglicherweise die Bereitschaft, Burnout zu entwickeln.

Ein solcher Erklärungsansatz für das häufige Auftreten von Burnout in der Pflege schwerkranker Patienten korrespondiert mit der Vermutung, daß Burnout eher auf die spezifischen Arbeitsbedingungen zurückgeht als auf den Beruf im allgemeinen. Dies wird auch bestätigt durch die hohe Varianz der Burnoutausprägung in der Krankenpflege (Herschbach 1991a, S.41). Dazu Bartholomeyczik: „Selbst wenn alle Untersuchungsergebnisse zeigen, daß der Pflegeberuf besonders belastend ist, ist bisher kaum nachzuweisen, daß Burnout für Krankenschwestern von größerer Bedeutung ist als für viele andere Berufe" (Bartholomeyczik 1993, S.92). Herschbach stellt fest, daß die Burnoutwerte verschiedener Berufsgruppen zwischen 2,6 und 4,4 liegen, wobei der Mittelwert der Krankenpflegekräfte in etwa dem Gesamtmittelwert von 3,3 entspricht. Daraus schließt er, „daß die Gefahr des „Ausbrennens" in helfenden Berufen durchschnittlich bis überdurchschnittlich hoch ist" (Herschbach 1991a, S.41).

5.7 Psychosomatische Beschwerden des Krankenpflegepersonals

Psychosomatische Beschwerden können in Verbindung mit dem Ausbrennen, aber auch unabhängig davon auftreten.
Die psychosomatischen Beschwerden des Krankenpflegepersonals sind durchschnittlich fast ausnahmslos stärker ausgeprägt als beim Bevölkerungsdurchschnitt.
Am häufigsten wurden bei Herschbach genannt:
Kreuzschmerzen (74,4%), ein übermäßiges Schlafbedürfnis (57,9%), Schweregefühl in den Beinen (56,9%), Nackenschmerzen (56,2%) und Reizbarkeit (53,9%) (Herschbach 1991b, S.436).
In der Pflege ist die Forderung weitverbreitet, „Beschwerden nicht zu beachten und gleichsam rücksichtslos gegen sich selbst zu sein" (Robert Bosch Stiftung 1987, S.38). Diese Verhaltensforde-

rung soll dazu dienen, volle Funktionstüchtigkeit zu garantieren und Arbeitsunfähigkeitszeiten zu vermeiden. Die Rücksichtslosigkeit gegenüber Beschwerden trägt aber letztlich zur Verschlechterung des Gesundheitszustandes bei, so daß die Folgekosten steigen. Vor dem Hintergrund dieses schuldbewußten Umgangs mit Schwäche ist es nicht verwunderlich, daß Beschwerden die psychische und soziale Befindlichkeit des Pflegepersonals noch mehr beeinträchtigen als ohnehin schon.

5.8 Zusammenfassende Einschätzung

Wir wollen nun resümierend die Frage beantworten, ob die Krankenpflege ein lohnenswerter Beruf ist.

Um diese Frage beantworten zu können, müssen wir uns zunächst noch einmal vergegenwärtigen, welche Belohnungserwartungen an die krankenpflegerische Tätigkeit gestellt werden. Im allgemeinen, so hatten wir festgestellt, scheint die Erwartung zu dominieren, eine befriedigende Tätigkeit im Umgang mit Menschen ausüben zu können. Wenn diese Erwartung erfüllt wird, dann ist es vorstellbar, daß „die als sinngebend empfundene Arbeit mit und an den Menschen (...) als Bonus des Krankenpflegeberufes (erscheint, C.K.), welcher andere spezifische Belastungen im Erleben der Pflegenden aufwiegt" (Fuchs et al. 1987, S.53; dazu auch Bartholomeyczik 1993, S.93).

Nach unserer Analyse von Belohnungs- und Anforderungsaspekten in der Krankenpflege ist dies jedoch eher unwahrscheinlich, wenn auch nicht unmöglich.

Auf der Belohnungsseite ergibt sich folgende Situation:
Die Kontrolle des Status ist eingeschränkt, weil der minderwertige Status erstens von der Ärzteprofession abhängig ist, und zweitens die Merkmale der Statuskontrolle überwiegend negativ ausgeprägt sind. So ist zwar die Arbeitsplatzsicherheit relativ hoch, aber die Aufstiegs- und Weiterbildungsmöglichkeiten sind reduziert und Statusinkongruenzen scheinen weitverbreitet zu sein. Neben der Statuskontrolle sind auch die monetäre und die sozio-emotionale Belohnung äußerst unterentwickelt, wobei letztere noch am ehesten innerhalb des Stationsteams und von Patienten gewährt wird.

Der defizitären Belohnungsseite stehen Anforderungen gegenüber, die zu vielfältigen körperlichen wie auch psychosozialen Belastungen führen. Dabei sind insbesondere körperliche Anforderungen, Anforderungen in bezug auf Arbeitszeit, -umfang, -verteilung und -ablauf sowie Interaktionskonflikte von Belang. Zwischenmenschliche Belastungen scheinen v.a. aus dem Umgang mit Patienten und Ärzten zu resultieren.

Insgesamt sehen wir uns mit einem äußerst ungünstigen Gratifikationsverhältnis konfrontiert. Gratifikationskrisen treten in der Krankenpflege besonders scharf hervor, weil in diesem Frauenberuf typischerweise geringe Belohnungen gepaart sind mit hohen Anforderungen (dazu auch Ostner & Beck-Gernsheim 1979; Meyer 1995, S.251f.). Es gibt wenige andere Berufsgruppen, deren vielfältige, hohe Anforderungen so unangemessen belohnt werden (vgl. auch Prinz et al. 1973, S.89).

Ein chronisches Mißverhältnis kann im Sinne einer beruflichen Gratifikationskrise, insbesondere unter dem Einfluß beruflicher Kontrollbestrebungen, längerfristig dazu beitragen, daß sich ein Burnout-Syndrom entwickelt: „The ratio of demands to rewards is an important determinant of burnout" (Pines 1982, S.199f.). Buunk & Schaufeli (1993, S.58) betonen analog dazu, daß ein Ungleichgewicht zwischen Investitionen und Erträgen in direkter Beziehung zu allen drei Burnout-Faktoren steht.

Durch das Bewältigungsmuster beruflicher Kontrollbestrebungen könnten zunächst Anforderungen unterschätzt und Bewältigungsressourcen überschätzt werden. In einer beruflichen Bewältigungskarriere würde eine Phase übersteigerter Verausgabungsbereitschaft bei einer länger andauernden Gratifikationskrise schließlich abgelöst werden von hoher Distanzierungsunfähigkeit, Hilflosigkeit und Burnout.

Psychosomatische Beschwerden können als Folge mißglückter Bewältigung, aber auch unabhängig davon auftreten. Sie sind beim Krankenpflegepersonal überdurchschnittlich oft vorhanden und stark ausgeprägt.

6 Zusammenfassung des theoretischen Teils

In **Kapitel 1** haben wir anhand eines konstruierten Fallbeispiels einer Krankenschwester einleitend illustriert, in welcher Weise berufliche Gratifikationskrisen und berufliche Kontrollbestrebungen dazu beitragen können, daß sich ein Burnout-Syndrom herausbildet. Als Brückenschlag vom Individuellen zum Allgemeinen dient die sich anschließende Problemskizze krankenpflegerischer Tätigkeit. Dabei hat sich herauskristallisiert, daß berufliche Gratifikationskrisen in der Krankenpflege zuzunehmen scheinen. Da das Burnout-Syndrom während der achtziger Jahre auch in Deutschland zu ungeahnter Publizität gelangte, vermuten wir Zusammenhänge zwischen beruflichen Gratifikationskrisen und Burnout.

Im Mittelpunkt von **Kapitel 2** steht deshalb das Modell beruflicher Gratifikationskrisen. Anhand dieses sozialwissenschaftlichen Modells wird einleuchtend erklärt, in welcher Weise berufliche Belastungen und psychische Bewältigungsstile bei der Entwicklung koronarer Herzkrankheiten vor dem Hintergrund einer individuellen Bewältigungskarriere zusammenspielen. Der Einfluß des Bewältigungsstils 'berufliche Kontrollbestrebungen' wurde in diesem Zusammenhang, unter besonderer Berücksichtigung seiner Faktoren 'Verausgabungsbereitschaft' und 'Distanzierungsunfähigkeit', herausgestellt. Dabei haben sich Verbindungen zwischen beruflichen Gratifikationskrisen, beruflichen Kontrollbestrebungen und Burnout abgezeichnet.

In **Kapitel 3** geht es um das Burnout-Phänomen. Wir haben dieses Kapitel mit einem Überblick der Geschichte und der Definition des Burnout-Begriffs eingeleitet und anschließend verschiedene Burnout-Ansätze und Modelle unter gratifikationstheoretischen und/oder soziologischen Gesichtspunkten dargestellt und diskutiert. Die Annahme enger Zusammenhänge zwischen Gratifikationskrisen, Kontrollbestrebungen und Burnout hat sich hierbei verstärkt. Insbesondere konnte gezeigt werden, daß im allgemeinen Burnout weitgehend als Folge einer Gratifikationskrise definiert wird. Weiter hat sich bzgl. helfender Berufe herauskristallisiert, daß erstens deren Ausübung sozio-emotionale Belohnungserwartungen zugrundeliegen, die angesichts anhaltender Enttäuschungen im Rahmen einer Streßbewältigungskarriere von materiellen Motiven verdrängt werden. Zweitens sind Kontrollbestrebungen, in einem allgemeinen Sinne, oft Bestandteil der Berufsmotivation.

Diese Erkenntnisse haben uns bewogen, in **Kapitel 4**, als Grundlage für spätere empirische Analysen, Gratifikationskrisenmodell und Burnout-Konzept vergleichend zu bewerten.

Gemeinsam ist beiden ihre enge Verbindung zur Streßforschung: Gratifikationskrisen verursachen Streß, Burnout resultiert aus andauernd defensiv bewältigtem Streß, der wie man weitgehend annimmt, durch Gratifikationskrisen ausgelöst wird.

Unser Vergleich offenbarte auch, daß dem Burnout-Konzept ein eingeschränkter Belohnungsbegriff zugrundeliegt, wohingegen die Belohnungsseite im Modell beruflicher Gratifikationskrisen sehr gut ausgearbeitet ist.

Außerdem fiel auf, daß im Burnout-Konzept - ganz anders als im Belastungskonzept nach Siegrist - unrealistische Berufsmotivationen als Ursache für Gratifikationskrisen eine wichtige Rolle spielen. In beiden Konzepten wird die Streßbewältigung dynamisch im Rahmen einer Karriere erklärt. Diese Bewältigungskarrieren haben wir verglichen und sind zu folgenden Erkenntnissen gelangt:

Die Bewältigungskarriere nach Siegrist et al. und verschiedene BO-Phasenmodelle unterscheiden sich im wesentlichen darin, daß sie auf unterschiedliche Berufsgruppen (Industriearbeiter/Dienstleistende im allgemeinen und helfende Berufe im besonderen[44]) bezogen sind.

Weitere Unterschiede, die zum Teil daraus resultieren, beziehen sich auf die zugrundeliegende sozio-emotionale Motivation, die Belohnung des Engagements, Belastungshöhepunkte und Belastungsendpunkte.

Die Bewältigungskarrieren ähneln sich in der Art der sie bestimmenden Streßbewältigung. So werden die Anfangsphasen durch eine Überschätzung von Bewältigungskapazitäten bei gleichzeitiger Unterschätzung der Belastungen charakterisiert. Dabei wird eine anfänglich vorherrschende hohe Verausgabungsbereitschaft nach und nach von einer hohen Distanzierungsunfähigkeit verdrängt.

Als Konsequenz unserer Analyse der Beziehungen zwischen beruflichen Kontrollbestrebungen, dem VED und Burnout vermuten wir folgende Entwicklung:

Berufliche Gratifikationskrisen führen besonders bei stark kontrollbestrebten Individuen über verstärkte Bewältigungsbemühungen nach anhaltenden Mißerfolgserlebnissen zur erlernten Hilflosigkeit. Daraus resultiert das VED bzw. Burnout.[45]

Insgesamt konnten durch unseren Vergleich grundlegende Verbindungen zwischen beruflichen Gratifikationskrisen/Kontrollbestrebungen und Burnout offengelegt werden.

---

[44] Zur Erklärung dieser Unterscheidung vgl. Fußnote 18.
[45] Diese teilidentischen Erscheinungen können bei andauernder Belastung zum Herzinfarkt führen.

In **Kapitel 5** gilt unser Interesse einem typischen Helferberuf, der Krankenpflege. Darin haben wir uns - anknüpfend an unsere gratifikationstheoretischen Überlegungen zum Burnout-Phänomen - gefragt, ob die Krankenpflege ein lohnenswerter Beruf ist.

Als Grundlage für die Beantwortung dieser Frage war es zunächst erforderlich, auf der personalen Ebene Berufsmotivationen und Kontrollbestrebungen von Krankenschwestern zu beleuchten.

Unter der Thematik der Krankenpflege als Frauenberuf wurde anschließend der strukturelle Rahmen für die Analyse der Gratifikationssituation in der Krankenpflege erstellt. Vor diesem Hintergrund haben wir die Krankenpflege anhand ausgewählter Belohnungs- und Anforderungsaspekte im Hinblick auf ihre Burnout-Relevanz analysiert. Dabei fiel auf, daß Gratifikationskrisen in der Krankenpflege besonders scharf hervortreten, weil dort typischerweise geringe Belohnungen kombiniert sind mit hohen Anforderungen.

Obwohl Burnout dort sehr häufig vertreten ist, ist es im Vergleich zu anderen Berufsgruppen nur durchschnittlich ausgeprägt. Dabei muß betont werden, daß die Ausprägung sehr stark abhängig zu sein scheint von den jeweiligen Arbeitsbedingungen.

Neben den krankenpflegerischen Arbeitsbedingungen, die extrinsische Anforderungs- und Belohnungsaspekte beinhalten, ist u.E. die Ausprägung des Burnout-Syndroms auch abhängig von individualpsychologischen Bewältigungsstrategien und intrinsischen Anforderungsbewertungen, wie sie im Konstrukt beruflicher Kontrollbestrebungen zum Ausdruck kommen.

Nachdem wir im ersten Teil unserer Arbeit mit der Übersicht und Diskussion von Literatur der entsprechenden Forschungsgebiete den theoretischen Rahmen abgesteckt haben, wollen wir uns deshalb im empirischen Teil der Analyse möglicher Verbindungen zwischen beruflichen Gratifikationskrisen/Kontrollbestrebungen und Burnout bei Krankenschwestern zuwenden.

Teil II Methoden und Empirie

1 Konzeption und Hypothesen der Untersuchung

Im Zentrum unseres wissenschaftlichen Interesses steht in dieser Arbeit das Burnout-Syndrom bei Krankenschwestern. Dabei orientieren wir uns an der Burnout-Definition von Maslach & Jackson, die weltweit am anerkanntesten ist. Entsprechend dieser Definition kann Burnout nicht als Einzelereignis festgestellt werden, sondern nur als Konstrukt, das aus drei Symptomen besteht. Die drei Burnout-Symptome emotionale Erschöpfung, Depersonalisierung und Einstellung zur eigenen Leistungsfähigkeit wurden auf der Basis weitreichender und umfassender empirischer Untersuchungen ermittelt. Maslach & Jackson (1981, 1986; vgl. auch Maslach 1981) definieren sie als „Korrelate oder Manifestationen, in denen Burnout als Faktor erscheint" (Enzmann & Kleiber 1989, S.33).

Wir haben uns das Ziel gesetzt, mit dieser Studie dazu beizutragen, die Zusammenhänge zwischen beruflichen Gratifikationskrisen[46]/Kontrollbestrebungen und kritischen Ausprägungen dieser drei Burnout-Faktoren weiter zu entschlüsseln. Dabei gehen sie als abhängige Variable jeweils gleichberechtigt in unsere Analysen ein.

Obwohl Maslach übereinstimmend mit zahlreichen anderen Forschern Burnout vor dem Hintergrund eines zeitlichen Ablaufes erklärt, können wir im Rahmen unserer Querschnittuntersuchung keine Erkenntnisse über die Dynamik des Burnout-Prozesses gewinnen. Vielmehr analysieren und interpretieren wir gleichsam eine Momentaufnahme des beruflichen Lebens von Krankenschwestern, in der Burnout-Erfahrungen möglicherweise eine Rolle spielen.

Wir gehen davon aus, daß berufliche Gratifikationskrisen mit starken Ausprägungen der Burnout-Faktoren einhergehen. Dabei interessieren uns nur solche Gratifikationskrisen, die durch ein Überwiegen der Anforderungen gegenüber den Belohnungen charakterisiert sind[47] (zur Definition beruflicher Gratifikationskrisen vgl. Kap. 4).

Weiter nehmen wir an, daß insbesondere für Krankenschwestern mit starken beruflichen Kontrollbestrebungen das Burnout-Risiko sehr hoch ist, weil dieser Bewältigungsstil nach Siegrist et al. mit hohen Anforderungen assoziiert ist. Hoch kontrollbestrebte Personen suchen bevorzugt Leistungssituationen auf, die durch hohe Anforderungen gekennzeichnet sind, oder sie geraten durch eine Fehleinschätzung von extrinsischen Anforderungen in Umstände, die sie schließlich überfordern.

---

[46] Der Begriff „berufliche Gratifikationskrise" wird verwendet, um ein Ungleichgewicht zwischen Anforderungen und Belohnungen zu beschreiben. Dabei ist uns bewußt, daß berufliche Kontrollbestrebungen ein Bestandteil des Gratifikationskrisenmodells sind.
[47] In zwei empirischen Untersuchungen der niederländischen Gruppe um Schaufeli konnte erstaunlicherweise nachgewiesen werden, daß sich Burnout bei überhöhten Belohnungen mehr verstärkt als bei ungenügenden Belohnungen (vgl. Van Dierendonck, Schaufeli & Buunk 1996).

Hierbei ist zu berücksichtigen, daß berufliche Kontrollbestrebungen aus den Faktoren Verausgabungsbereitschaft und Distanzierungsunfähigkeit bestehen, deren Ausprägung sich vor dem Hintergrund einer Bewältigungskarriere verändert (vgl. Teil I, 2.3 und 4.1).

Wir können aus den Ergebnissen unserer Querschnittuntersuchung zwar keine Aussagen über die verschiedenen Entwicklungsstufen der Bewältigungskarriere ableiten, sind allerdings dazu in der Lage, exploratorisch zu analysieren, ob die Faktoren beruflicher Kontrollbestrebungen jeweils mit kritischen Ausprägungen der drei Burnout-Faktoren in Verbindung stehen.[48]
In Anlehnung an Siegrist et al. spezifizieren wir unsere Annahme dahin gehend, daß hohe Distanzierungsunfähigkeit einen kritischen Bewältigungszustand kennzeichnet, der u.E. mit starkem Burnout einhergeht. Weiter gehen wir übereinstimmend mit dem Großteil der Burnout-Forscher von einem Zusammenhang zwischen niedriger Verausgabungsbereitschaft und kritischen Burnout-Ausprägungen aus. Wie wir bereits in unserem Vergleich von Bewältigungskarriere und BO-Phasenmodellen (vgl. Teil I, 4.1) entwickelt haben, wird darin jeweils tendenziell eine anfänglich hohe Verausgabungsbereitschaft sukzessive von hoher Distanzierungsunfähigkeit verdrängt. Entsprechend müßte sich die Verausgabungsbereitschaft mit zunehmendem Burnout verringern. Reduziert auf unser Querschnittdesign leiten wir daraus ab, daß niedrige Verausgabungsbereitschaft mit hohen Ausprägungen der drei Burnout-Faktoren assoziiert ist. Die Verausgabungsbereitschaft wird vermutlich auf ein Mindestmaß reduziert, weil Personen infolge einer realistischen Einschätzung ihrer prekären Gratifikationssituation angesichts anhaltender Frustrationen - nicht notwendigerweise bewußt - demotiviert dazu übergehen, damit ein Gleichgewicht zwischen Kosten und Nutzen herzustellen.

Unsere konzeptuellen Überlegungen kristallisieren sich in der Frage, ob und inwieweit ggf. berufliche Gratifikationskrisen und/oder berufliche Kontrollbestrebungen assoziiert sind mit starken Ausprägungen des Burnout-Phänomens bei Krankenschwestern.

Wir lassen uns bei der Beantwortung dieser Frage von folgenden Hypothesen leiten:

---

[48] Wir beziehen beide Faktoren beruflicher Kontrollbestrebungen in unsere Analysen zur Erklärung des Burnout-Syndroms ein, wohl wissend, daß die Verausgabungsbereitschaft nicht prädiktiv für koronare Herzkrankheiten ist (vgl. die Ausführungen zu beruflichen Kontrollbestrebungen unter 6.1).

1.1 Berufliche Gratifikationskrisen und Burnout

Krankenschwestern, die durch berufliche Gratifikationskrisen belastet sind, weisen gegenüber Krankenschwestern, die nicht von Gratifikationskrisen betroffen sind, ein erhöhtes Burnout-Risiko auf:

1. Sie sind stärker emotional erschöpft.
2. Sie zeigen gegenüber Patienten eher depersonalisierendes Verhalten.
3. Sie bewerten ihre persönliche Leistungsfähigkeit geringer.

1.2 Berufliche Kontrollbestrebungen und Burnout

Krankenschwestern mit starken beruflichen Kontrollbestrebungen weisen gegenüber Krankenschwestern mit nur schwachen Kontrollbestrebungen ein erhöhtes Burnout-Risiko auf.

Wir spezifizieren unsere Annahmen zum Zusammenhang zwischen beruflichen Kontrollbestrebungen und dem Burnout-Syndrom folgendermaßen:

1.2.1 Distanzierungsunfähigkeit und Burnout
Hohe Distanzierungsunfähigkeit ist bei Krankenschwestern assoziiert mit
4. starker emotionaler Erschöpfung.
5. stark depersonalisierendem Verhalten.
6. einem schlechten Verhältnis zur eigenen Leistungsfähigkeit.

1.2.2 Verausgabungsbereitschaft und Burnout
Niedrige Verausgabungsbereitschaft geht bei Krankenschwestern einher mit
7. starker emotionaler Erschöpfung.
8. starker Depersonalisierung.
9. einer Einschätzung ihrer Leistungsfähigkeit als schlecht.

1.2.3 Distanzierungsunfähigkeit, Verausgabungsbereitschaft und Burnout

Hohe Distanzierungsunfähigkeit und niedrige Verausgabungsbereitschaft stehen bei Krankenschwestern in Verbindung mit

10. starker emotionaler Erschöpfung.
11. stark depersonalisierendem Verhalten.
12. einem schlechten Verhältnis zur eigenen Leistungsfähigkeit.

10a - 12a: Es ergibt sich jeweils ein Interaktionseffekt zwischen Distanzierungsunfähigkeit und Verausgabungsbereitschaft hinsichtlich der drei Burnout-Faktoren.

1.3 Berufliche Gratifikationskrisen/Kontrollbestrebungen und Burnout

Krankenschwestern mit beruflichen Gratifikationskrisen und ausgeprägten beruflichen Kontrollbestrebungen haben ein erhöhtes Burnout-Risiko gegenüber Krankenschwestern ohne Gratifikationskrisen und mit nur schwach ausgeprägten beruflichen Kontrollbestrebungen.

Krankenschwestern mit Gratifikationskrisen und hohen beruflichen Kontrollbestrebungen zeigen

13. starke emotionale Erschöpfung.
14. starke Depersonalisierung.
15. eine negative Einstellung zur eigenen Leistungsfähigkeit.

13a - 15a: Es besteht jeweils eine Interaktion zwischen Gratifikationskrisen und beruflichen Kontrollbestrebungen in bezug auf alle drei Burnout-Faktoren.

Die methodischen Vorgehensweisen zur Überprüfung dieser Hypothesen werden anschließend dargestellt.

2 Methodik

Zunächst teilen wir stichproben- und datenerhebungsbezogene Überlegungen mit (2.1) und beschreiben die Durchführung der Untersuchung (2.2). Anschließend geben wir einen Überblick des in der Erhebung verwendeten Instruments (2.3).

2.1 Auswahl der Stichprobe und der Datenerhebungsmethode

Die Erhebung wurde als schriftliche Befragung von examinierten Krankenschwestern an einer Universitätsklinik in Nordhessen durchgeführt. Die Klinik verfügte während des Befragungszeitraums über etwa 1330 Betten.

Eine schriftliche Befragung bot sich als das Mittel der Wahl an, weil
- sie relativ zügig und kostengünstig durchzuführen ist.
- möglichst viele Personen einbezogen werden können.
- damit ein hoher Grad der Standardisierung gewährleistet ist.

Dabei nehmen wir als Nachteile in Kauf, daß
- eine schriftliche Befragung wenig verbindlich ist.
- die Befragten sich untereinander austauschen können.
- nur ein kleiner Ausschnitt der krankenpflegerischen Tätigkeit sichtbar wird.

Es wurden nur Krankenschwestern befragt und männliche Krankenpflegekräfte bewußt ausgeschlossen, weil
- die Krankenpflege weiblich geprägt ist und Krankenschwestern bis heute die für den Krankenpflegebereich typische Berufsgruppe sind.
- in einer relativ kleinen Stichprobe unnötige Heterogenität von Merkmalen vermieden werden sollte.

Eine Universitätsklinik wurde gewählt, weil
- in der Regel mehr Arbeitnehmer in Universitätskliniken beschäftigt sind als in anderen Kliniktypen und dadurch mehr potentielle Teilnehmerinnen zu erwarten waren.
- dort die größtmögliche Auswahl unterschiedlicher Fachgebiete vertreten ist.

Die Konzentration auf eine Klinik birgt allerdings die Gefahr, daß die Ergebnisse nicht verallgemeinerbar sind.

2.2 Durchführung der Untersuchung

Die Untersuchung wurde von einer Dipl. Soziologin/Krankenschwester durchgeführt.

Eine Testbefragung, an der ein halbes Dutzend Krankenschwestern einer städtischen Privatklinik teilnahm, verlief erfolgreich, so daß der Fragebogen in seiner ursprünglichen Form belassen werden konnte. Bei dieser Befragung, die nicht in die späteren Auswertungen einbezogen wurde, zeigte sich auch, daß zum Ausfüllen des zwölfseitigen Fragebogens 15 bis 20 Minuten benötigt werden. Diese Zeitspanne erschien uns in Anbetracht der enormen Arbeitsbelastung von Krankenschwestern als gerade noch vertretbar.

Der Fragebogen wurde dann dem Personalrat der für die Befragung ausgewählten Universitätsklinik vorgelegt. Dieser genehmigte die Untersuchung, nachdem vollkommene Wahrung der Anonymität zugesichert worden war. Zu diesem Zweck mußten wenige geringfügige Änderungen des Fragebogens vorgenommen werden. Auch die Oberschwesternkonferenz, die Stationsleitungskonferenzen und der Datenschutzbeauftragte des Fachbereichs Humanmedizin haben der Durchführung der Untersuchung zugestimmt.

Darin wurden alle Pflegestationen des Universitätsklinikums einbezogen, wobei die operativen Abteilungen und Polikliniken aus arbeitstechnischen und inhaltlichen Gründen nicht berücksichtigt werden konnten. Auf ausdrücklichen eigenen Wunsch wurden zehn Krankenschwestern der Polikliniken dennoch an der Befragung beteiligt.

Rückschlüsse auf die verschiedenen stationsbezogenen Fachgebiete sind leider nicht möglich. Die dafür notwendige Chiffrierung der Fragebögen mußte entfernt werden, weil zahlreiche Teilnehmerinnen dadurch die Anonymität der Befragung gefährdet sahen.

Die Fragebögen wurden während der mittäglichen Schichtübergaben (zwischen ca. 13.00 und 13.30) ausgeteilt. Hiermit war gewährleistet, daß ein großer Teil der zu befragenden Krankenschwestern - nämlich sowohl die Frühschicht als auch die Spätschicht - angetroffen und persönlich angesprochen werden konnte. Bevor insgesamt 554 Fragebögen in Umlauf gebracht wurden, informierte die mit der Untersuchung beschäftigte Person darüber, daß eine schriftliche Befragung über die Arbeitsbedingungen von Krankenschwestern durchgeführt werden solle. Die Verteilung der Fragebögen während der Schichtübergabezeit bot einem Großteil der potentiellen Teilnehmerinnen die Chance, Fragen zur Untersuchung zu klären. Darüber hinaus bestand für alle an der Befragung Interessierten die Möglichkeit, an zwei Terminen in der Woche telefonisch kostenfrei dazu nachzufragen. Die angeführten Bedingungen sollten dazu beitragen, zahlreiche Krankenschwestern für eine Teilnahme an der Befragung zu motivieren.

In der Zeit von November 1991 bis April 1992 konnten 222 der 554 in Umlauf gebrachten Fragebögen wieder eingesammelt werden bzw. gingen dem Fachgebiet Medizinische Soziologie per Post zu. Die Rücklaufquote lag somit bei annähernd 50%. Weitere 15 dieser Fragebögen mußten aussortiert werden, weil fünf davon zu viele Fehlitems aufwiesen und zehn von Krankenschwestern in Polikliniken ausgefüllt worden waren, deren Arbeitsbedingungen sich stark von denen der anderen Fälle unterschieden. Dem Ausschluß der zehn Fragebögen aus den Polikliniken lag die Annahme zugrunde, „daß sich bei einem Kollektiv mit relativ gleichartigen Arbeitsbelastungen am ehesten typische Dimensionen beruflicher Gratifikationskrisen identifizieren lassen" (Peter 1991, S.126).

Als Grundlage für unsere Analysen verblieben insgesamt 207 Fragebögen.[49]

---

[49] Fallzahlen, die in den weiteren Ausführungen von n=207 abweichen, werden durch fehlende Werte verursacht. Statistische Überprüfungen mittels Kreuztabellen und dem Chi-Quadrattest haben jedoch ergeben, daß die jeweiligen Analysestichproben sich hinsichtlich der Zusammenhänge zwischen beruflichen Gratifikationskrisen/Kontrollbestrebungen einerseits und dem Alter sowie der drei Burnout-Faktoren andererseits nicht signifikant von unserer Ausgangsstichprobe unterscheiden.

2.3 Aufbau des Fragebogens

Der schriftliche Fragebogen (vgl. den Fragebogen in Anhang 1) setzt sich aus folgenden inhaltlichen Bereichen zusammen:

A) Berufliche Situation (S.1-3)

B) Arbeitsorganisation (S.3 und 4)

C) Berufsbezogene Einstellungen (S.5-7)
 - Arbeitsbedingungen (S.5)
 - Burnout (S.6 und 7)

D) Schlafgewohnheiten und -störungen (S.7 und 8),
außerdem je eine Frage zu Hoffnungslosigkeit sowie Aufregung/Ärger (S.8)

E) Berufliche Kontrollbestrebungen (S.9-11)

F) Demographie (S.11 und 12)

3 Gütekriterien zentraler Fragebogenbestandteile

Die verschiedenen Bestandteile des Fragebogens wurden bereits in anderen Untersuchungen eingesetzt und überwiegend auf ihre Validität und Reliabilität getestet (Eike Bartholomeyczik 1978; Kohlmann et al. 1986; Maslach & Jackson 1981, 1986; Siegrist et al. 1987).

Da zentrale Instrumente unserer Befragung jedoch in der einen oder anderen Form modifiziert wurden und sich stichprobenbezogen immer Unterschiede ergeben können, überprüfen wir ihre Faktorvalidität und Reliabilität.

Diese Gütekriterien testen wir erneut für den Fragebogen 'Berufliche Kontrollbestrebungen' (3.1) und das Maslach Burnout Inventory (MBI) (3.2). Ein Instrument zur Ermittlung von Einflußmöglichkeiten wird von uns erstmals vollständig faktoriell analysiert und einer Reliabilitätsanalyse unterzogen (3.3).

3.1 Berufliche Kontrollbestrebungen

Berufliche Kontrollbestrebungen wurden anhand des gleichnamigen Befragungsinstruments erhoben, das bereits in einigen schriftlichen Befragungen zur Anwendung kam.

In der Erhebung wurde die Langform des standardisierten Fragebogens mit 44 Items eingesetzt. Ungeachtet der damit verbundenen Zeitersparnis haben wir uns gegen den Einsatz der Kurzform entschieden, weil die Langform des Fragebogens aussagekräftiger ist. Mit Hilfe des Instruments wird die Selbsteinschätzung von Emotionen, Kognitionen und Verhaltensweisen abgefragt, um darüber zu ermitteln, ob beim befragten Individuum berufliche Kontrollbestrebungen vorhanden sind.

Die dichotomen Items (ja/nein) bilden auf sechs Subskalen (DIM1-DIM6) das Konstrukt 'berufliche Kontrollbestrebungen' ab (vgl. Teil I, 2.2).

Die Subskalen 1 bis 6 werden folgendermaßen charakterisiert:
1. Bedürfnis nach Anerkennung, Angst vor Kritik, Verarbeitung von Erfolg/Mißerfolg
2. Wettbewerbshaltung, latente Feindseligkeit, Unabhängigkeitsstreben in Leistungssituationen
3. Verausgabungsbereitschaft, Verdrängung von Entspannungsbedürfnissen
4. Genauigkeit, Gewissenhaftigkeit, Perfektionsstreben, Planungsbedürfnis
5. Hetze, Zeitdruck, Ungeduld, Irritierbarkeit bei Störungen
6. Berufliche Distanzierungsunfähigkeit, Verantwortungsbewußtsein, hohe Identifikationsbereitschaft mit vorgegebenen und selbstgesetzten Zielen

(vgl. Dittmann et al. 1985, S.4)

Sie setzen sich aus folgenden Items zusammen:

Subskala 1: KA 1, 19, 22, 27, 29, 40   Subskala 4: KA 4, 7, 10, 16, 24, 30, 32
Subskala 2: KA 2, 8, 11, 20, 34, 41   Subskala 5: KA 5, 14, 17, 23, 31, 37, 38, 43
Subskala 3: KA 3, 9, 13, 15, 21, 28, 35, 36 Subskala 6: KA 6, 12, 18, 25, 26, 33, 39, 42, 44

Nach Umpolung einiger im Sinne der Skala negativ formulierter Items (7, 13, 15, 25, 32, 33, 37, 41, 42), die dazu dienen sollen, einseitige Antworttendenzen zu vermeiden, sind alle Antworten in Richtung hoher Kontrollbestrebungen gepolt. Danach wird durch Summierung aller Items zunächst die jeweils individuelle Ausprägung der sechs Dimensionen (DIM1-6) errechnet.
Das Konstrukt beruflicher Kontrollbestrebungen wird repräsentiert durch zwei latente Faktoren, die als VIGOR bzw. Verausgabungsbereitschaft (Subskalen 3 und 4) und IMMERSION bzw. Distanzierungsunfähigkeit (Subskalen 1, 2, 5 und 6) bezeichnet werden. In einem weiteren Schritt werden die Werte dieser Faktoren durch Summierung der jeweiligen Dimensionen ermittelt. Erst dann ist ersichtlich, wie die Eigenschaften Verausgabungsbereitschaft und Distanzierungsunfähigkeit bei den Befragten ausgeprägt sind. (vgl. Dittmann et al. 1985)

Obwohl Validität und Reliabilität des Instruments sich bei verschiedenen Stichproben als befriedigend erwiesen haben, muß darauf hingewiesen werden, daß das Instrument für Männer konzipiert wurde und die Gütekriterien bisher noch nicht für weibliche Stichproben überprüft werden konnten (vgl. zur Teststatistik Dittmann & Matschinger 1982; Dittmann et al. 1985; Siegrist et al. 1987).
Außerdem mußten für die Umfrage bei Krankenschwestern einige Items (26, 29, 31, 32, 34), wenn auch nur geringfügig, geschlechtsspezifisch umformuliert werden.
Deshalb überprüfen wir die Faktorvalidität und die Reliabilität des Instruments für unsere Stichprobe.

Zunächst summieren wir die 44 Items zu sechs Dimensionen (DIM1-DIM6) und unterziehen sie einer exploratorischen Faktorenanalyse. Sie wird in Form einer Hauptkomponentenanalyse mit orthogonaler Varimax-Rotation gerechnet.
In die Analyse gehen nur die 165 Fälle ein, die keine Fehlitems[50,51] aufweisen. Trotz nicht vorgegebener Faktorenanzahl werden übereinstimmend mit Dittmann et al. (1985) zwei Faktoren ausgewählt, deren Eigenwerte größer als 1 sind. Ebenso zeigen die Dimensionen 1-6 in ihrer Zuordnung zu den Skalen stabile Effekte. Wir halten es deshalb für legitim, auf eine konfirmatorische Faktorenanalyse zu verzichten. Die beiden Faktoren, die bereits als 'Distanzierungsunfähigkeit' und 'Verausgabungsbereitschaft' bekannt sind, erklären in unserer Stichprobe 53,4% der Gesamtvarianz. Wie Tabelle 2 zeigt, liegen die Faktorladungen, wenn man von Dimension 2 mit immerhin 0,5 absieht, alle bei 0,7 bzw. darüber und sind damit sehr hoch.
Es wird außerdem eine Reliabilitätsanalyse für die Subskalen der Skala durchgeführt, die Distanzierungsunfähigkeit mißt. Hierbei können 176 Fälle ohne fehlende Werte berücksichtigt werden. Wir bestimmen die Trennschärfen der Subskalen und die innere Konsistenz der Skala. Die Trennschärfen von DIM 1, 5 und 6 betragen immerhin zwischen 0,43 und 0,47. Die Trennschärfe von DIM 2 ist mit 0,26 allerdings recht niedrig, wenn man einen Wert von 0,30 als Mindestmaß für die Beibehaltung einer Subskala in der Skala anlegt (vgl. Enzmann & Kleiber 1989, S.136). Der Wert für Cronbachs Alpha, ein Maß für die innere Konsistenz einer Skala, liegt mit 0,62 unterhalb der geforderten 0,7 (vgl. Kim und Mueller 1978, S.63, zit. n. Peter 1991, S.135). Da es sich um eine Skala mit nur 4 Subskalen handelt, ist eine niedrigere Ausprägung von Cronbachs Alpha jedoch erwartungsgemäß und kann ohne weiteres toleriert werden. Obwohl sich der Wert von Cronbachs Alpha ohne DIM2 auf 0,63 verbessern würde, haben wir DIM 2 in der Skala belassen, um unsere Ergebnisse mit anderen vergleichen zu können.
Für die Skala 'Verausgabungsbereitschaft' verbietet sich das Verfahren der Reliabilitätsanalyse, weil dafür mindestens drei Subskalen vorauszusetzen sind, die Skala aber nur aus zwei Subskalen besteht.

---

[50] Wir wählen bei allen statistischen Prozeduren die „listwise deletion" der Fälle, bei denen fehlende Werte auftreten, um einer künstlichen Vereinheitlichung der Daten, bspw. durch Einsetzen von Gesamtmittelwerten für fehlende Daten, zu entgehen (vgl. Kohlmann et al. 1986, S.56).
[51] Im Durchschnitt fehlen bei jedem Item vier Fälle. Bei den Items 2, 26, und 30 fehlen sieben Fälle; bei Item 29 sind es sogar zehn. Die hohe Quote fehlender Werte kann zwar nicht für jedes Item aufgeklärt werden, es wird jedoch vermutet, daß sie bei den Items 26 und 29 auf das Abfragen von Fremdeinschätzungen zurückgeht, die den Krankenschwestern nicht bekannt waren.

TABELLE 2

Faktorladungen des Fragebogens 'berufliche Kontrollbestrebungen' (n=165) und Reliabilitätsanalyse der Skala 'Distanzierungsunfähigkeit' (n=176)

Item	Faktorladung (rotiert) I	II	Trenn-schärfe	Alpha ohne Item
Skala 1: Distanzierungsunfähigkeit (IMMERSION)				0,62
DIM 5	0,76	-0,07	0,43	0,52
DIM 6	0,73	0,08	0,44	0,51
DIM 1	0,70	0,27	0,47	0,50
DIM 2	0,50	0,13	0,26	0,63
Skala 2: Verausgabungsbereitschaft (VIGOR)				
DIM 4	-0,03	0,83		
DIM 3	0,26	0,70		

fett: Faktorladungen ≥ 0,5 und Cronbachs Alpha

3.2 Maslach Burnout Inventory

Das Maslach Burnout Inventory (MBI) von Maslach und Jackson (1981, 1986) wurde als weltweit am meisten bekanntes und am besten geeignetes Instrument zur Erhebung von Burnout in einer von uns leicht modifizierten deutschen Übersetzung (orientiert an Enzmann & Kleiber 1989) auch in unserer Studie eingesetzt.

Es besteht aus 22 Items, die entsprechend der Häufigkeit des Auftretens der damit angesprochenen Gefühle und Gedanken beantwortet werden. Zugrunde gelegt wird dabei eine siebenstufige Likert-Skala.

Die drei Aspekte des Burnout, emotionale Erschöpfung (EE), Depersonalisierung (DP) und negative Einstellung zur eigenen Leistungsfähigkeit (PA), werden repräsentiert durch entsprechende Faktoren, denen die Items wie folgt zugeordnet werden:

EE: 1, 2, 3, 6, 8, 13, 14, 16, und 20,
DP: 5, 10, 11, 15 und 22,
PA: 4, 7, 9, 12, 17, 18, 19 und 21.

Durch Summenbildung wird für jede der drei Skalen ein Wert erzielt, wobei die Skala PA umgekehrt zu rechnen ist. Es ist jedoch nicht möglich, einen Gesamt-Burnout-Wert zu errechnen. Durch Tertilbildung kann weiter differenziert werden nach niedrigem, mittlerem und hohem EE, DP und PA (Schaufeli, Enzmann & Girault 1993, S.211).

Es ist bisher nicht möglich, den Fragebogen als Instrument zur Diagnostizierung des Burnout-Syndroms einzusetzen, weil es weltweit noch keine klinisch validen Kriterien zur Festlegung der Schnittstellen für leichte, mittlere und hohe Ausprägungen der Burnout-Faktoren gibt (Enzmann & Kleiber 1989; Schaufeli & Van Dierendonck 1995, S.1083f.; Schaufeli & Van Dierendonck 1993; Enzmann et al. 1995).

Als Vergleichswerte dienen Normwerte[52], die für deutsche Verhältnisse bisher jedoch nicht errechnet wurden. Wir legen deshalb die niederländischen Normwerte für Dienstleistungsberufe als Vergleichswerte zugrunde. Es liegen zwar auch amerikanische Normwerte für den medizinischen Bereich vor, diese sind allerdings nicht auf europäische Verhältnisse übertragbar, weil Amerikaner deutlich stärker ausgeprägte Burnout-Faktoren aufweisen (Schaufeli & Van Dierendonck 1995, S.1086). Hinzuzufügen ist, daß auch die niederländischen Normwerte nur bedingt mit deutschen Verhältnissen verglichen werden können.

Sowohl die niederländischen als auch die amerikanischen Normwerte sind den nachfolgenden Tabellen zu entnehmen (vgl. Tab. 3 und 4):

TABELLE 3
Niederländische Normwerte für Dienstleistungsberufe (n=3 892)

Skala/Ausprägung	niedrig	mittel	hoch
EE	≤ 12	13 - 20	> 20
DP	≤ 5	5 - 8	> 8
PA	≥ 33	29 - 32	≤ 28

(Schaufeli & Van Dierendonck 1995, S.1086)[53]

---

[52] Wir geben allerdings zu bedenken, daß eine Orientierung an den Schnittpunkten von Normstichproben zur Überschätzung des Burnout in anderen Stichproben führen kann, weil Personen, die wegen Burnout aus dem Arbeitsprozeß ausgeschieden sind in Normstichproben nicht berücksichtigt werden. Somit entsteht hier ein „healthy worker effect" (Karasek & Theorell 1990, zit. n. Schaufeli & Van Dierendonck 1995, S.1084), wodurch die Burnout-Werte tendenziell geringer ausfallen als in Stichproben verschiedener Berufstätiger (Schaufeli & Van Dierendonck 1995, S.1084).
[53] Bei den hohen Werten von EE und DP wurde nicht „≥" (größer gleich) übernommen, wie es im Original steht, sondern nur „>" (größer) eingesetzt, weil sich sonst Überschneidungen mit den mittleren Werten ergeben hätten.

TABELLE 4

Amerikanische Normwerte für den Medizinischen Bereich (n=11 067)

Skala/Ausprägung	niedrig	mittel	hoch
EE	≤ 18	19 - 26	> 27
DP	≤ 5	6 - 9	> 10
PA	≥ 40	39 - 34	< 33

(Maslach & Jackson 1981, 1986, S.3)

Die psychometrischen Qualitäten der übersetzten Fassungen ähneln denen des englischen Originals. Die Konstruktvalidität des Maslach Burnout Inventory (MBI) wurde bereits mehrfach überprüft. Sie besteht aus der Faktor-, der Konvergenz- und der Diskriminanzvalidität. Die Diskriminanzvalidität (das Ausmaß, in dem sich Burnout von anderen Konstrukten unterscheidet) ist für den Faktor emotionaler Erschöpfung eher gering ausgeprägt, wogegen sie für die beiden verbleibenden Faktoren zufriedenstellend ist. Ebenso gut sind die konvergente Validität (das Ausmaß, in dem unterschiedliche Burnout-Instrumente dasselbe Konstrukt messen) und die interne Konsistenz der drei Subskalen. Die faktorielle Validität (das Ausmaß, in dem eine ähnliche Faktorstruktur sich in verschiedenen Stichproben reproduziert) ähnelt sich in verschiedenen Ländern, insoweit als überwiegend drei Burnout-Faktoren nachgewiesen werden konnten.

Es liegen aber auch niederländische Untersuchungen von Schaufeli et al. vor, in denen sich infolge linear-struktureller Analysen zwei Burnout-Faktoren herauskristallisiert haben. Sie werden erstens als Erschöpfung und zweitens als negative Einstellung gegenüber den Empfängern von Dienstleistungen und der eigenen Leistungsfähigkeit bezeichnet (vgl. Schaufeli & Van Dierendonck 1993; dazu auch Van Dierendonck, Schaufeli & Sixma 1994). In einer neueren Veröffentlichung stellen Schaufeli et al. (1996, S.235) jedoch übereinstimmend mit Maslach & Jackson (1986) fest, eine schlechte Einstellung zur Leistungsfähigkeit entwickele sich unabhängig von den beiden anderen Burnout-Faktoren.

Die Faktorvalidität und die Reliabilität des Fragebogens testen wir in unserer Untersuchung erneut. Die Faktoren des MBI analysieren wir exploratorisch. Dabei werden von 207 Fällen nur die 194 einbezogen, bei denen alle 22 Items vollständig beantwortet worden sind. Die varimax-rotierte Hauptkomponentenanalyse ergibt fünf Eigenwerte, die größer als 1 sind und damit dem Kaiser-Kriterium entsprechen. Wir fordern jedoch eine 3-Faktorenlösung an, weil der Scree-Test in Übereinstimmung mit Maslach & Jackson (1981,1986) und Enzmann & Kleiber (1989) dies nahelegt. „Beim Scree-Test werden die Eigenwerte in einem Koordinatensystem nach abnehmender Wertefolge angeordnet. Sodann werden diejenigen Punkte, die sich asymptotisch der Abszisse nähern, durch eine Gerade angenähert. Der letzte Punkt *links* von dieser Geraden bestimmt die Zahl der zu extrahierenden Faktoren" (Backhaus et al. 1994, S.226).

Die drei Faktoren emotionale Erschöpfung (EE), Depersonalisierung (DP) und Einstellung zur eigenen Leistungsfähigkeit (PA) des Maslach Burnout Inventory werden weitgehend bestätigt. Sie erklären 44,9 % der Gesamtvarianz.

Wie Tabelle 5 (S.134) zeigt, haben die vier Variablen MENARBBE, MENSCHBE, VERANTMA, PATVERST allerdings Faktorladungen, die kleiner als 0,5 sind. Außerdem werden in unserer Stichprobe, im Unterschied zu Maslach und Jackson, zwei Items anderen Skalen zugeordnet als bisher. So lädt Item 6 MENARBBE auf den Faktoren EE (0,34) und DP (0,37) etwa gleich schwach, jedoch um 0,03 geringfügig stärker auf letzterem. Item 22 VERANTMA zeigt mit 0,47 wider Erwarten eine stärkere Ausprägung auf dem Faktor EE, als auf dem Faktor DP (0,23), dem es ursprünglich zugehört hat.

Die Reliabilität überprüfen wir anhand der Trennschärfen der Items und der inneren Konsistenz, die durch das Maß Cronbachs Alpha repräsentiert wird. Dabei können für den Faktor EE 198, für den Faktor DP 197 und für den Faktor PA 194 Fälle ohne fehlende Werte berücksichtigt werden.

Auch die Reliabilitätsanalysen des MBI sprechen dafür, das Item VERANTMA aus der Skala DP zu entfernen, weil sich dann die innere Konsistenz der Faktoren verbessern würde. Der Ausschluß dieses Items aus der Subskala wird auch von Enzmann & Kleiber (1989, S.132, S.134; S. 139f.) befürwortet. Wir belassen beide Items aus Gründen der Vergleichbarkeit mit bisherigen Erkenntnissen zwar in der traditionellen Zuordnung, geben aber diese Einschränkungen zu bedenken. Der Reliabilitätskoeffizient Cronbachs Alpha ist mit 0,85 für den Faktor EE, 0,71 für den Faktor DP und 0,76 für den Faktor PA größer als das geforderte Mindestmaß von 0,70. Diese Ausprägungen entsprechen mit geringfügigen Abweichungen den niederländischen Normwerten für Cronbachs Alpha, nämlich: EE=0,88; DP=0,70; PA=0,80 (Schaufeli & Van Dierendonck 1995, S.1085). Wenn man eine Trennschärfe von mindestens 0,30 als Kriterium zur Beibehaltung eines Items in der Skala zugrundelegt (vgl. Enzmann & Kleiber 1989, S.136), dann wäre nur Item 22 auszuschließen, während die Trennschärfen der übrigen Items zufriedenstellend sind.

Insgesamt ist das MBI ein valides und reliables Instrument zum Nachweis von Burnout bei Menschen, die beruflich mit Menschen arbeiten. Es deutet sogar alles darauf hin, daß es sich im Vergleich zu anderen Instrumenten dafür am besten eignet. Dies nicht zuletzt, weil das MBI die drei Burnout-

Faktoren berufsbezogen abbildet und die diskriminante Validität gegenüber ähnlichen Erscheinungen im Vergleich zur Überdrußskala besser ist (Enzmann & Kleiber 1989, S.114, S.142ff; Schaufeli & Van Dierendonck 1995, S.1083f.; Schaufeli & Van Dierendonck 1993; Enzmann et al. 1995).

3.3 Einflußmöglichkeiten

Der Fragebogen `Einflußmöglichkeiten´ besteht aus acht Items, die a priori zwei Subskalen zugeordnet sind, die sich auf den pflegerischen und den medizinischen Bereich beziehen.
Kohlmann et al. haben die Faktorenstruktur des Fragebogens `Partizipation/Einflußchancen´ derartig überprüft, daß sie die Items des pflegerischen Bereichs einer konfirmatorischen Faktorenanalyse, die des medizinischen Bereichs einer latenten Klassenanalyse unterzogen haben. Sie begründeten dieses Vorgehen damit, daß die Einzelitems des pflegerischen Bereichs "eher normalverteilt" und die Items des medizinischen Bereichs linksschief verteilt waren, so daß sie dichotomisiert wurden (Kohlmann et al. 1986, S.59).
Eine Überprüfung der Faktorenstruktur bei gleichzeitiger Berücksichtigung aller Items hat bisher nicht stattgefunden.
Eine visuelle Analyse der Verteilungen der Items zeigt, daß die medizinischen Variablen in dieser Studie keine so extreme Verteilung aufweisen wie bei Kohlmann et al. (1986).
Deswegen wird der vorliegende Datensatz über alle acht Items faktorenanalytisch überprüft.
Von den 207 Befragten haben 182 Personen alle Items beantwortet. Nur diese Fälle werden für die weitere Itemanalyse verwendet. Mit dem Datensatz berechnen wir eine exploratorische Hauptkomponentenanalyse mit anschließender Varimax-Rotation; dabei ergeben sich zwei Faktoren, deren Eigenwerte größer als 1 sind.
Das Item zum Einfluß auf pflegetechnische Fragen (EFLPFLET) wird wegen seiner geringen Ladung (0,42) aus der Skala ausgeschlossen, ebenso das Item zum Einfluß auf die personelle Zusammensetzung der pflegerischen Stationsmitglieder (EFLKOLLE), das eine Doppelladung aufweist und deshalb keiner Skala eindeutig zuzuordnen ist. Eine mit dem Ausschluß der Variable EFLKOLLE verbundene Verschlechterung des ohnehin relativ niedrigen Wertes von Cronbachs Alpha für die zweite Subskala von 0,62 auf 0,56 nehmen wir in Kauf (vgl. Tabelle 6 und 7, S.135).

Nach Ausschluß der beiden Variablen verbleiben jeweils drei Variablen für jeden der beiden Faktoren. Diese beiden Subskalen der Einflußskala definieren wir als `PFLEGE´ und `MED´. Während Skala 1 `PFLEGE´ die auf das Pflegepersonal beschränkten organisatorischen Aspekte umschreibt, beinhaltet Skala 2 `MED´ terminbezogene Aspekte, die sich mit der Arbeit der Ärzte überschneiden.

Die Subskala MED hat einen relativ niedrigen Reliabilitätskoeffizienten von 0,56, und dieser Faktor erklärt nur 15,3% der Gesamtvarianz. Der Reliabilitätskoeffizient des Faktors PFLEGE liegt bei 0,71 und der Anteil an der gesamten Varianz bei 34,7%.

Die Trennschärfen der Items sind mit 0,32 bis 0,62 zufriedenstellend.

Wenn man das Item zur Messung des Einflusses auf die pflegerische Arbeitsverteilung entfernen würde, wäre allerdings eine Verbesserung der inneren Konsistenz der Skala PFLEGE von 0,71 auf 0,77 zu erwarten. Da von einer Skala dann nicht mehr die Rede sein könnte, weil nur noch zwei Items den Faktor bilden würden, belassen wir das Item in der Skala und tolerieren den etwas geringeren, aber trotzdem akzeptablen, Wert für Cronbachs Alpha von 0,71 (vgl. Tabelle 7).

Nachdem wir die Faktorvalidität und Reliabilität für den Fragebogen `Berufliche Kontrollbestrebungen´ und das Maslach Burnout Inventory (MBI) erneut überprüft und das Instrument zur Ermittlung von Einflußmöglichkeiten modifiziert haben, wollen wir nun das Verfahren darstellen, anhand dessen der Belastungsquotient als Grundlage zur Definition krankenpflegerischer Gratifikationskrisen errechnet wird.

TABELLE 5

Faktorladungen (n=194) und Reliabilitätsanalysen des MBI (n=194-198)

Item: Wie oft haben Sie das Gefühl oder erleben den Gedanken:	Faktorladungen (rotiert) I	II	III	Trennschärfe	Alpha oh. Item
Skala 1: Emotionale Erschöpfung (EE)					**0,85**
1. Ich fühle mich durch meine Arbeit emotional ausgelaugt. (EMAUSLAU)	**0,77**	-0,09	0,09	0,65	0,82
2. Ich fühle mich am Ende des Arbeitstages verbraucht. (VERBRAUC)	**0,74**	-0,20	-0,00	0,62	0,82
3. Ich fühle mich müde, wenn ich morgens aufstehe und wieder einen Arbeitstag vor mir habe. (MORGMUED)	**0,59**	-0,10	0,19	0,52	0,84
6. Den ganzen Tag mit Menschen zu arbeiten ist wirklich eine Strapaze für mich. (MENARBBE)	0,34	-0,26	0,37	0.48	0,84
8. Ich fühle mich durch meine Arbeit gefühlsmäßig am Ende (GEFUEHLE)	**0,75**	-0,18	0,15	0,68	0,82
13. Meine Arbeit frustriert mich. (FRUSTRIE)	**0,66**	-0,15	0,18	0,59	0,83
14. Ich glaube, ich strenge mich bei meiner Arbeit zu sehr an. (ZUANSTRE)	**0,64**	0,07	0,14	0,52	0,84
16. Mit Menschen in der direkten Auseinandersetzung arbeiten zu müssen, belastet mich sehr. (MENSCHBE)	0,42	-0,24	0,26	0,50	0,84
20. Ich glaube, ich bin mit meinem Latein am Ende. (LATEINEN)	**0,50**	-0,26	0,28	0,55	0,83
Skala 2: Einstellung zur eigenen Leistungsfähigkeit (PA)					**0,76**
4. Ich kann gut verstehen, wie es meinen Patienten geht. (PATVERST))	0,12	0,47	-0,24	0,33	0,76
7. Den Umgang mit den Problemen meiner Patienten habe ich sehr gut im Griff. (PROBPATG)	-0,10	**0,62**	-0,24	0,53	0,73
9. Ich glaube, daß ich das Leben anderer Leute durch meine Arbeit positiv beeinflusse. (POSITEIN)	-0,13	**0,61**	0,02	0,48	0,74
12. Ich fühle mich voller Tatkraft. (TATKRAFT)	-0,34	**0,63**	-0,15	0,58	0,72
17. Es fällt mir leicht, eine entspannte Atmosphäre mit meinen Patienten herzustellen. (ENTSPANP)	-0,12	**0,65**	-0,04	0,48	0,74
18. Ich fühle mich angeregt, wenn ich intensiv mit meinen Patienten gearbeitet habe. (ANGEREGT)	0,06	**0,60**	-0,10	0,43	0,74
19. Ich habe viele wertvolle Dinge in meiner derzeitigen Arbeit erreicht. (WERTVOLL)	0,07	**0,61**	-0,13	0,48	0,74
21. In der Arbeit gehe ich mit emotionalen Problemen sehr ruhig und ausgeglichen um. (RUHIG)	-0,28	**0,53**	0,05	0,43	0,74
Skala 3: Depersonalisierung (DP)					**0,71**
5. Ich glaube, ich behandle einige Patienten, als ob sie unpersönliche Objekte wären. (OBJEKTE)	0,17	-0,15	**0,68**	0,51	0,65
10. Ich bin gegenüber anderen Menschen mehr verhärtet seit ich diese Arbeit übernommen habe. (BINHART)	0,23	-0,05	**0,73**	0,61	0,60
11. Ich befürchte, daß diese Arbeit mich emotional verhärtet. (BEFUERHA)	0,33	-0,19	**0,64**	0,60	0,60
15. Bei manchen Patienten interessiert es mich eigentlich nicht wirklich, was aus/mit ihnen wird. (DESINTER)	0,10	-0,08	**0,71**	0,44	0,67
22. Ich spüre, daß die Klienten mich für einige ihrer Probleme verantwortlich machen. (VERANTMA)	0,47	0,21	0,23	0,21	0,76

fett: Faktorladungen ≥ 0,5 und Cronbachs Alpha

TABELLE 6

Faktorenanalyse (n=182) und Reliabilitätsanalysen (n=190 -193) der Einflußskala

Item	Faktorladungen (rotiert) I	II	Trennschärfe	Alpha ohne Item
Skala 1				**0,67**
Urlaubsregelung des Pflegepersonals	**0,86**	0,01	0,59	0,50
Aufstellung der Dienstpläne	**0,78**	0,18	0,52	0,55
Arbeitsverteilung unter dem Pflegepersonal	**0,64**	0,13	0,45	0,61
Pflegetechnische Fragen (EFLPFLET)	0,42	0,19	0,27	0,71
Skala 2				**0,62**
Termingestalt. bei diagn. u.therap. Maßnahmen	0,10	**0,73**	0,40	0,55
Zeitpunkt der Verlegung/Entlassung von Pat.	0,24	**0,71**	0,49	0,48
Zeitpunkt der Visite	0,03	**0,70**	0,35	0,58
personelle Zusammensetzung der pfleg. Stationsmitglieder (EFLKOLLE)	0,38	**0,50**	0,37	0,58

fett= alle Faktorladungen ≥ 0,5 und Cronbachs Alpha

TABELLE 7

Reliabilitätsanalysen der neugebildeten Einflußskala (n=194 -196)

Item	Trennschärfe	Alpha oh. Item
Skala 1: Organisationsaspekte der Pflege; Aspekte, die auf das Pflegepersonal beschränkt sind (PFLEGE).		**0,71**
Urlaubsregelung des Pflegepersonals	0,62	0,50
Aufstellung der Dienstpläne	0,61	0,51
Arbeitsverteilung unter dem Pflegepersonal	0,39	0,77
Skala 2: Terminbezogene Aspekte, die sich mit den Interessen der Ärzte überschneiden (MED).		**0,56**
Termingestaltung bei diagnostischen und therapeutischen Maßnahmen	0,41	0,41
Zeitpunkt der Verlegung oder Entlassung von Patienten	0,40	0,42
Zeitpunkt der Visite	0,32	0,55

4 Zur Ermittlung beruflicher Gratifikationskrisen

Ein berufliches Gratifikationsdefizit wirkt sich, wenn es länger anhält, im Sinne einer psychosozialen Dauerbelastung aus. Um berufsbezogene psychosoziale Belastungen[54] zu ermitteln, wenden wir in unserer Untersuchung ein relativ neuartiges Verfahren an. Es besteht darin, einen Quotienten aus den jeweiligen Summenscores der beiden Dimensionen 'extrinsische Anforderung' und 'Belohnung' zu bilden (vgl. Siegrist & Peter 1994).

Um diese Dimensionen für unsere Stichprobe zu ermitteln, selektieren wir aus dem Variablenangebot solche Items, von denen wir annehmen, daß sie extrinsische Anforderung oder Belohnung messen.[55] Wir orientieren uns dabei an den Vorarbeiten von Peter (1991) und Siegrist & Peter (1994), verwenden aber nicht die Originalitems, sondern lediglich Schätzmaße, weil das Verfahren erst nach Abschluß unserer Datenerhebung von Siegrist & Peter entwickelt wurde und deshalb die Originalitems in unseren Fragebogen noch nicht aufgenommen werden konnten.

Insgesamt gehen 20 Items in die Analysen ein, davon sieben für extrinsische Anforderung und dreizehn für Belohnung. Bei der Auswahl der Belohnungsitems berücksichtigen wir alle drei Belohnungsebenen (monetäre Gratifikation, Statuskontrolle, sozio-emotionale Belohnung).

Diese Vorgaben werden durch exploratorische Faktorenanalysen nach der Hauptkomponentenmethode (PCA) jeweils auf ihre Dimensionalität überprüft. Da nur Schätzmaße zugrundeliegen und die Dimensionen für die Stichprobe der Krankenschwestern neu gebildet werden, sind verschärfte Auswahlkriterien anzuwenden.

Wir entscheiden uns deshalb für folgendes Vorgehen:
Als Auswahlkriterium werden primär die Faktorladungen zugrundegelegt. Sie zeigen die Höhe des Zusammenhangs zwischen Variablen und Faktor an (Backhaus et al. 1994). Wir entfernen zunächst Items mit Faktorladungen, die kleiner als 0,50 sind. Liegen Faktorladungen knapp unter dieser Grenze, wird die entsprechende Variable nur entfernt, wenn daraus eine Steigerung des Wertes von Cronbachs Alpha resultiert. Sein Wert wird anhand der verbleibenden Items in Reliabilitätsanalysen jeweils für die Anforderungsseite und die Belohnungsseite separat ermittelt. Wie aus Tabelle 9

---

[54] Wir haben bewußt darauf verzichtet, die Mehrfachbelastung der Krankenschwestern durch Beruf, Familie und Haushalt zu erfassen, weil der Fragebogen sonst noch umfangreicher geworden wäre und sich dies höchstwahrscheinlich ungünstig auf die Rücklaufquote ausgewirkt hätte. Eine durchaus aufschlußreiche empirische Analyse dieser Problematik liegt von Bartholomeyczik (1986b, 1987) vor.
[55] Wir nehmen das Item aus der Fragebatterie zu berufsbezogenen Einstellungen, welches die emotionale Belastung durch Patienten mißt, nicht in das Auswahlverfahren zur Ermittlung des Belastungsquotienten auf, weil es sich mit Item 16 des MBI inhaltlich überschneidet.

(S.140) ersichtlich ist, liegt er für die Anforderungsskala bei 0,60 und für die Belohnungsskala bei 0,70. Wenn man für den Konsistenzkoeffizienten einen Wert von mindestens 0,70 fordert, erfüllt die Belohnungsskala dieses Kriterium exakt, während die Anforderungsskala mit 0,10 darunter liegt. Wir tolerieren diesen nicht ganz optimalen Wert der Anforderungsskala, weil sie nur aus fünf Items besteht, was die Höhe des Wertes von Cronbachs Alpha automatisch verringert.

Das Anforderungsitem, das sich auf Arbeitsaufteilung und -abläufe bezieht, weicht mit 0,49 zwar geringfügig von der geforderten Faktorladung ab und weist nur eine Trennschärfe von 0,27 auf, wird aber in der Skala belassen, weil sich durch seinen Ausschluß der Wert von Cronbachs Alpha nicht steigern würde. Gleiches gilt für das Item „zu wenig Zeit für Patienten", dessen Trennschärfe mit 0,25 ebenfalls als kritisch zu bezeichnen ist. Die übrigen Trennschärfen sind zufriedenstellend, wenn man einen Mindestwert von 0,30 fordert.

Für die Anforderungsskala verbleiben fünf Items und für die Gratifikationsskala sechs Items (vgl. Tab. 8 und 9, S.140).

Insgesamt sind zwei Anforderungsitems und sieben Belohnungsitems für die Skalenbildung untauglich. Auf der Belohnungsseite konnten sich nur Items durchsetzen, die sozio-emotionale Belohnung messen und keine solchen, die monetäre Gratifikation oder Statuskontrolle abbilden.

Wir überprüfen die Gültigkeit dieser teststatistischen Resultate, indem wir die Anforderungs- und Belohnungsitems, die den Gütekriterien nicht genügen, mit den Burnout-Faktoren korrelieren (Spearman).

Dabei können keine signifikanten Zusammenhänge zwischen den beiden Anforderungsitems und den drei Burnout-Faktoren festgestellt werden. Von den Belohnungsitems sind jeweils zwei signifikant mit den Burnout-Faktoren emotionale Erschöpfung und Depersonalisierung assoziiert. Diese Korrelationen bestehen zwischen emotionaler Erschöpfung und der Gehaltszufriedenheit sowie emotionaler Erschöpfung/Depersonalisierung und der Einschätzung, das gleiche Geld innerhalb der Klinik leichter verdienen zu können, und der Depersonalisierung in Verbindung mit der Annahme, andere Kollegen würden für eine ähnliche Tätigkeit besser bezahlt. Sie können allerdings vernachlässigt werden, weil sie nur gering ausgeprägt sind. Die Befunde unterstützen die Gültigkeit unserer Skalen, insofern als wir davon ausgehen können, alle im Rahmen unseres Fragebogens für unsere Stichprobe relevanten Belohnungen und extrinsischen Anforderungen erfaßt zu haben.

Sowohl die Items der Anforderungsskala als auch die der Belohnungsskala stammen aus dem vierstufig-likert-skalierten Fragebogen zu beruflichen Einstellungen (Teil C, S.5 des Fragebogens in Anhang 1).

Sie werden nun jeweils im Wortlaut wiedergegeben.

Items der Anforderungsskala:
1. „Kommt es vor, daß Sie das Gefühl haben, die Arbeit sei so viel, daß Sie nie damit fertig werden können?"
2. „Kommt es vor, daß Sie das Gefühl haben, zu viel Verantwortung übernehmen zu müssen?"
3. „Kommt es vor, daß Sie sich an eine Vorschrift halten müssen, die Ihrer Ansicht keinen Sinn hat?"
4. „Kommt es vor, daß Sie aus Zeitgründen nicht auf die Wünsche der Patienten eingehen können?"
5. „Kommt es vor, daß die Arbeitsaufteilung und Arbeitsabläufe nicht so klar und eindeutig geregelt sind, wie Sie sich das wünschen?"

Items der Belohnungsskala:
1. „Kommt es vor, daß Sie das Gefühl haben, daß Ihre Arbeit von den Ärzten nicht richtig anerkannt wird?"
2. „Kommt es vor, daß Ihnen wichtige Informationen nicht gegeben werden?"
3. „Kommt es vor, daß die Zusammenarbeit mit Ärzten und Mitarbeitern nicht so klappt, wie Sie sich das wünschen?"
4. „Kommt es vor, daß Sie in schwierigen Situationen von Ihren Vorgesetzten zu wenig unterstützt werden?"
5. „Kommt es vor, daß Sie nicht ausreichend Gelegenheit haben, über bestimmte Patienten oder anfallende Arbeiten mit Ärzten und anderen Mitarbeitern zu sprechen?"
6. „Kommt es vor, daß Sie das Gefühl haben, daß Ihre Arbeit von den Patienten nicht anerkannt wird?"

Diese Items zur sozio-emotionalen Belohnung sind inhaltlich im wesentlichen den Bereichen Anerkennung und soziale Unterstützung zuzuordnen.

Die Anforderungsskala erklärt 38,8% der Varianz und die Belohnungsskala 41,1%. Beide Skalen erklären also zusammen immerhin 79,9% der Varianz, so daß nur 20,1%, also etwa ein Fünftel, Restvarianz verbleibt.

In einem weiteren Schritt werden die vierstufigen Variablenwerte der beiden Skalen jeweils aufsummiert. Im Anschluß daran errechnen wir aus den totalen Summenscores das Verhältnis von extrinsischer Anforderung und Belohnung. Um positive Werte zu erhalten, wird der Belohnungsscore (Nenner) umkodiert. Da beiden Scores eine unterschiedliche Anzahl von Variablenwerten zugrundeliegt, nämlich fünf Anforderungsitems und sechs Belohnungsitems, muß er außerdem mit dem Faktor 0,83 korrigiert werden: eff/ (rew*0,83). Danach bilden wir den Quotienten, wobei niedrige Werte auf geringe Belastung und hohe Werte auf starke Belastung schließen lassen. Auf der Grundlage des Belastungsquotienten wird eine Gratifikationskrise dann diagnostiziert, wenn ein Wert vorliegt, der größer als 1 ist (vgl. Siegrist & Peter 1994).

Unsere Belastungsdefinition bietet gegenüber anderen Definitionen folgende Vorzüge:
- Es gehen zugleich Anforderungen und Belohnungen darin ein.
- Sie werden zu gleichen Teilen berücksichtigt.

Die Ermittlung des Belastungsquotienten bzw. beruflicher Gratifikationskrisen ist grundlegend für die Analyse der Zusammenhänge zwischen beruflichen Gratifikationskrisen/beruflichen Kontrollbestrebungen und Burnout.

Im nächsten Kapitel werden wir erläutern, welche Verfahren wir auf der uni-, bi- und multivariaten Ebene anwenden, um verläßliche Aussagen über die vermuteten Verbindungen treffen zu können. Dabei geben wir auch Aufschluß über die Selektion und die Kodierung der in die Analysen eingehenden Variablen.

TABELLE 8

Faktorladungen der Anforderungs- und Belohnungsitems

Anforderungsitems (n=185)	Faktorladung	Belohnungsitems (n=199)	Faktorladung
zu viel Arbeit	**0,73**	**zu wenig Anerkennung von Ärzten**	**0,72**
zu viel Verantwortung	**0,65**	**schlechte Kooperation m. Ärzten u. Mitarbeitern**	**0,64**
sinnlose Vorschriften	**0,64**	**wichtige Informationen fehlen**	**0,64**
zu wenig Zeit für Patienten	**0,51**	**zu wenig soziale Unterstützung von Vorgesetzten**	**0,60**
uneindeutige Arb.aufteilung u.-abläufe	0,49	**mangelhafter Austausch über Arbeitsinhalte**	**0,57**
Überstunden	0,30	**zu wenig Anerkennung von Patienten**	**0,51**
zu wenig Verantwortung	0,18	andere Klinikmitarbeiter verdienen ihr Geld leichter	0,40
		zu wenig soziale Unterstützung von Kollegen	0,40
		Gehaltszufriedenheit	0,37
		Mitarbeiter mißachten eig. Vorschläge u. Wünsche	0,37
		Kolleg. werden für ähnl. Tätigkeiten besser bezahlt	0,20
		Statusinkongruenz	0,20
		entsprechend der Tätigkeit bezahlt	0,07

fett= Items mit Faktorladungen ≥ 0,5

TABELLE 9

Reliabilitätsanalyse der verbleibenden Anforderungs- und Belohnungsitems

Anforderungsitems (n=201)	Trennschärfe	Alpha oh. Item	Belohnungsitems (n=200)	Trennschärfe	Alpha oh. Item
		0,60			0,70
zu viel Arbeit	0,48	0,47	**zu wenig Anerkennung von Ärzten**	0,53	0,64
zu viel Verantwortung	0,42	0,51	**schlechte Zusammenarbeit**	0,50	0,65
sinnlose Vorschriften	0,36	0,55	**wichtige Informationen fehlen**	0,47	0,66
zu wenig Zeit für Pat.	0,25	0,60	**soz. Unterstützung v. Vorgesetzten**	0,38	0,69
uneindeutige Arbeitsaufteilung/-abläufe	0,27	0,59	**mangelhafter Austausch**	0,42	0,67
			zu wenig Anerkennung von Patienten	0,33	0,70

5 Auswertungsverfahren, Variablenselektion und -kodierung

Die Fragebogendaten werten wir mit Hilfe deskriptiver (überwiegend univariate) und analytischer (bivariate und multivariate) Methoden aus, die wir nun eingehend erläutern.

5.1 Univariate Ebene

Unsere Ergebnisse werden zunächst in Form univariater deskriptiver Statistiken (Häufigkeitsverteilungen, Mittelwerte usw.) veranschaulicht. Dabei konzentrieren wir uns inhaltlich auf

- die Stichprobe,
- tätigkeitsbezogene Kriterien, die den Effekt von Belastungen beeinflussen können,
- berufliche Gratifikationskrisen,
- berufliche Kontrollbestrebungen,
- Burnout und
- Indikatoren des Bewältigungszustandes.

Dann gehen wir dazu über, Zusammenhänge zwischen beruflichen Gratifikationskrisen/Kontrollbestrebungen sowie Kontrollvariablen einerseits und Burnout andererseits bivariat zu analysieren.

5.2 Bivariate Ebene

Da in unserem Fragebogen u.a. nicht-metrische Skalenniveaus vorkommen, müssen wir diesem Umstand bei den bivariaten Analysen Rechnung tragen, indem wir Verfahren anwenden, die auch den Erfordernissen einfachster Skalenniveaus entsprechen. Kreuztabellen, mit denen bivariate Zusammenhänge zwischen nominal- bzw. ordinalskalierten Variablen getestet werden, bieten sich deshalb als das Mittel der Wahl an. Sie lassen differenzierte Aussagen über die Art von Zusammenhängen zu.

Zur Prüfung der Abhängigkeit zwischen den „gekreuzten" Variablen wird jeweils ein Chi-Quadrat-Test durchgeführt. Es werden - auch im deskriptiven Teil - vereinzelt Korrelationen (Pearson, Spearman) gerechnet, die Aufschluß über die Stärke und Richtung von Zusammenhängen geben.
Aufgrund der relativ kleinen Fallzahlen in unserer Stichprobe, erachten wir eine Irrtumswahrscheinlichkeit von 0,1 als angemessen.

Wir dichotomisieren alle für unsere Annahmen zentralen Variablen, weil die Merkmalsausprägungen in unserer Studie überwiegend nicht normalverteilt sind und sie teilweise sehr stark streuen. Wir tun dies, bevor wir mit den bivariaten Rechnungen beginnen, um Aussagen über die jeweils hochbelastete Gruppe treffen zu können.
Dabei berücksichtigen wir als unabhängige Variablen berufliche Gratifikationskrisen und die beiden Faktoren beruflicher Kontrollbestrebungen sowie als abhängige Variable die drei Burnout-Faktoren:

- <u>Berufliche Gratifikationskrisen</u>

Als Gratifikationskrise ist ein Belastungsquotient definiert, der größer ist als eins. Bei einem kleineren Wert liegt keine Gratifikationskrise vor (vgl. Kap. 4 zur Ermittlung des Belastungsquotienten und zur Definition beruflicher Gratifikationskrisen). Die Gratifikationskrise kennzeichnen wir mit dem Wert zwei, ihr Nichtvorhandensein mit dem Wert eins.

- <u>Berufliche Kontrollbestrebungen</u>

Berufliche Kontrollbestrebungen werden repräsentiert durch die beiden Faktoren Verausgabungsbereitschaft und Distanzierungsunfähigkeit. Da „das Konzept eines wahren Wertes aufgegeben wurde und die später vorliegenden Kennwerte nicht als Kennwerte einer Eichstichprobe interpretiert werden können" (Dittmann et al. 1985, S.6), müssen die kritischen Wertebereiche für jede Stichprobe neu ermittelt werden.
Üblicherweise werden hohe Ausprägungen der Distanzierungsunfähigkeit, als „Zustand kritischer Verausgabungserfahrungen" (Siegrist 1996, S.128), mit dem obersten Tertil der Häufigkeitsverteilung (alle Werte oberhalb 33,3%) gleichgesetzt (vgl. Peter 1991). Da eine exakte Tertilbildung in unserer Stichprobe nicht möglich ist, subsumieren wir 39,2%, das sind alle Werte ab 14, als hohe Distanzierungsunfähigkeit unter dem Wert 2. Alles was darunter liegt, wird als niedrige Ausprägung mit dem Wert 1 klassifiziert.

Davon ausgehend, daß starke Ausprägungen des Burnout-Syndroms mit niedriger Verausgabungsbereitschaft assoziiert sind, wie auch Pearson-Korrelationen bestätigen, kennzeichnen wir niedrige Verausgabungsbereitschaft als kritische Verfassung, indem wir ungefähr dem untersten Drittel (31,6%), dies entspricht allen Werten bis 5, den Wert 2 zuordnen, während wir alle Werte darüber mit dem Wert 1 identifizieren.

- Die drei Burnout-Faktoren:

Wir bilden Tertile, die leichte, mittlere und schwere Grade der drei Burnout-Symptome repräsentieren. Leichten bis mittleren Ausprägungen von emotionaler Erschöpfung und Depersonalisierung ordnen wir den Wert 1 zu, hohen Ausprägungen, d.h. dem oberen Tertil, den Wert 2. Bei der Einstellung zur eigenen Leistungsfähigkeit verfahren wir unter Berücksichtigung der umgekehrten Polung so, daß wir niedrige Werte, also das untere Tertil, als „2" klassifizieren, sowie mittlere bis hohe Ausprägungen als „1". Die Bedeutung der Wertebereiche wurde damit für alle drei Burnout-Faktoren vereinheitlicht. Danach entspricht der Wert 1 (2) leichten (hohen) Ausprägungen von emotionaler Erschöpfung bzw. Depersonalisierung und einer guten (schlechten) Einstellung zur eigenen Leistungsfähigkeit.

Wir überprüfen auf der bivariaten Ebene auch Zusammenhänge zwischen den drei Burnout-Faktoren und folgenden Kontrollvariablen:

Alter, Schulabschluß, berufliche Bildung, Umschulung zur Krankenschwester, Wohnsituation, Dauer der Berufstätigkeit, Dauer der Tätigkeit in der Klinik, Unterbrechung der Berufstätigkeit, Unterbrechung der Tätigkeit in der Klinik, Wochenarbeitszeit und Arbeitszeitregelung (zur Kodierung siehe Anhang 2).

5.3 Multivariate Ebene[56]

Wenn es darum geht, mögliche Verbindungen zwischen beruflichen Gratifikationskrisen und/oder beruflichen Kontrollbestrebungen und dem Burnout-Syndrom zu überprüfen, ist es erforderlich, die Korrelationen der in die Analysen eingehenden Variablen für jede einzelne Variable in bezug auf alle anderen Variablen zu kontrollieren. Dadurch kann man den unabhängigen Zusammenhang zwischen jedem Regressor und dem entsprechenden Regressanden feststellen. Dabei sind, wie bereits angedeutet, immer auch sog. Störfaktoren zu berücksichtigen. Multivariate Verfahren werden diesen Erfordernissen gerecht (vgl. Muche 1995, S.4f.).

Wir testen unsere Hypothesen mit dem multivariaten Verfahren der logistischen Regression, denn:

Erstens sind alle abhängigen Variablen, außer dem Faktor emotionale Erschöpfung, nicht normalverteilt, so daß es sinnvoll ist, sie zu dichotomisieren. Wir haben die Wertebereiche der drei Burnout-Faktoren bereits auf der bivariaten Ebenen dichotomisiert.

Zweitens nehmen wir an, daß die Ausprägungen der unabhängigen und der abhängigen Variablen sich nicht linear zueinander verhalten (vgl. die Argumentation bei Peter 1991, S.114f.). Vielmehr gehen wir davon aus, daß emotionale Erschöpfung, Depersonalisierung und eine negative Einstellung zur eigenen Leistungsfähigkeit multiplikativ zunehmen, wenn Gratifikationskrisen stark ausgeprägt sind und/oder hohe Distanzierungsunfähigkeit/niedrige Verausgabungsbereitschaft feststellbar sind.

Als besonderes Verfahren der logistischen Regression bevorzugen wir die schrittweise Rückwärts-Selektion der automatischen Modellbildung gegenüber anderen Methoden. In diesem Verfahren der Variablenselektion werden zunächst alle Variablen in das Modell aufgenommen, um dann schrittweise nach den Kriterien Aufnahme oder Zurückweisung geschätzt zu werden. Dabei werden sukzessive Variablen aus dem Modell entfernt bis nur noch solche übrigbleiben, die einen Beitrag zur Modellverbesserung leisten.

---

[56] An dieser Stelle sei darauf hingewiesen, daß im Rahmen der teststatistischen Überprüfung des Fragebogens zu beruflichen Kontrollbestrebungen und des MBI sowie bei der Bildung der Einflußskala und des Belastungsquotienten exploratorische Faktorenanalysen nach der Hauptkomponentenmethode und Reliabilitätsanalysen durchgeführt wurden.

Die schrittweise Rückwärts-Selektion bietet folgende Vorzüge:
- Da bei der Rückwärts-Selektion gleich zu Beginn alle Variablen im Modell enthalten sind, wird nicht wie bei der Vorwärts-Selektion der Effekt verzerrt geschätzt, so daß die falschen Variablen einbezogen werden.
- Im Vergleich zur Vorwärts-Selektion müssen nur wenige Modelle berechnet werden.
- Aus der schrittweisen Selektion kann „die Rangreihenfolge der Wichtigkeit von Kovariablen herausgelesen werden".
- Bei Multikollinearitäten wird wenigstens eine mehrerer korrelierter Variabler ausgewählt (Muche 1995, S.62f., S.120).

Für die logistischen Regressionen werden folgende unabhängigen Variablen selektiert:
- Berufliche Gratifikationskrisen sowie die zwei Faktoren beruflicher Kontrollbestrebungen, Verausgabungsbereitschaft und Distanzierungsunfähigkeit
- Kontrollvariablen, die auf der bivariaten Ebene bei einer Irrtumswahrscheinlichkeit von maximal 10% jeweils Zusammenhänge mit den drei Burnout-Faktoren aufweisen

Diesbezüglich ergeben sich folgende Konstellationen[57]:

Emotionale Erschöpfung: Alter, Berufstätigkeitsdauer, Wochenarbeitszeit, berufliche Qualifikation (mit oder ohne Zusatzausbildung) und Unterbrechung der Tätigkeit im Klinikum bzw. in der Pflege

Depersonalisierung: Alter, Wochenarbeitszeit und Schulabschluß

Einstellung zur eigenen Leistungsfähigkeit: Alter und Beschäftigungsdauer innerhalb der Klinik

Mit Hilfe der logistischen Regression kann eingeschätzt werden, in welchem Ausmaß sich kritische Ausprägungen der drei Burnout-Faktoren in Abhängigkeit von den Regressoren verändern. Verschiedene Modellanpassungstests werden mit dem Ziel durchgeführt, eine möglichst hohe Wahrscheinlichkeit für die beobachteten Werte zu erzielen und zugleich das sparsamste Erklärungsmodell zu bilden.

---

[57] Wir greifen im Interesse einer vollständigen Darstellung der Variablenselektion dem Kapitel 6.2 vor, in dem diese Zusammenhänge ausführlich beschrieben werden.

Wir ermitteln die Parameter der logistischen Regressionsmodelle mithilfe der Maximum-Likelihood-Methode, die sich am Likelihood-Ratio-Differenzen-Test orientiert (vgl. Arminger & Küsters 1987, zit. n. Peter 1991, S.115). Die Regressoren und ggf. die Interaktionen[58] werden auf der Grundlage einer Gleichung errechnet, die bei Peter (1991, S.115f.) nachgelesen werden kann. Bei der automatischen Auswahl der Regressoren legen wir eine Irrtumswahrscheinlichkeit von $p \leq 0,10$ zugrunde. Dabei orientieren wir uns an Muche (1995, S.122f.), der empfiehlt Irrtumswahrscheinlichkeiten zu nutzen, die größer sind als 0,05. Durch diese Vorgehensweise werden Fehler der zweiten Art, also eine irrtümliche Bestätigung der Nullhypothese, unwahrscheinlicher.

Zur Schätzung erwarteter Wahrscheinlichkeiten verwenden wir die multivariate Odds-Ratio. Diese errechnet sich auf der Grundlage des unstandardisierten Regressionskoeffizienten (eta). Anhand der Odds-Ratio kann vorausgesagt werden, welchen zahlenmäßigen Anteil jede unabhängige Variable bzw. jeder Interaktionseffekt am Zustandekommen hoher Burnout-Ausprägungen hat. Die multivariate Odds-Ratio ist also ein Faktor, um den sich das Risiko erhöht, ungünstige Ausprägungen der drei Burnout-Faktoren aufzuweisen.

Sie wird nach folgender Gleichung ermittelt:

OR = exp(eta); eta = $ß_i x_i$ (Peter 1991, S.116)

Der wahre Wert der Odds-Ratio befindet sich innerhalb eines 95% Vertrauensbereichs (KI), der auf der Basis des Regressionskoeffizienten und dessen Standardfehler ermittelt wird (vgl. Hennekens & Buring 1987, zit. n. Peter 1991, S.116).

Sämtliche Rechnungen werden entweder mittels des Programmpakets SPSS/PC für Windows, Version 6.0, oder SPSS für UNIX, Version 5.0 (IBM RS/6000) durchgeführt.

Eine Darstellung der Ergebnisse schließt sich an.

---

[58] Konzeption und Hypothesen der Untersuchung werden in Kap. 1 erläutert.

6 Ergebnisse

Im Rahmen unseres Ergebniskapitels stellen wir zunächst deskriptive Befunde dar (6.1) und fassen diese zusammen (6.1.1). Danach wird auf der bivariaten Ebene analysiert, welche demographischen und tätigkeitsbezogenen Aspekte mit dem Burnout-Syndrom in Verbindung stehen (6.2). In einem Exkurs äußern wir Vermutungen darüber, wie sich berufliche Kontrollbestrebungen bei Krankenschwestern vor dem Hintergrund einer zeitlichen Perspektive entwickeln (6.3). Anschließend überprüfen wir unsere forschungsleitenden Hypothesen anhand bi- und multivariater Analysen (6.4 bis 6.6). Wir beenden das Ergebniskapitel mit einer Zusammenfassung (6.7).

6.1 Deskriptive Befunde

Der Beschreibung von Stichprobe, tätigkeitsbezogenen Kriterien, beruflichen Gratifikationskrisen, beruflichen Kontrollbestrebungen, Burnout und Bewältigungszustand liegt die Gesamtstichprobe von 207 Krankenschwestern zugrunde.[59]

- **Stichprobe**

Die Stichprobe wird charakterisiert durch die Merkmale Alter, Schulabschluß, Wohnsituation und finanzielle Situation.

Alter

Die Krankenschwestern befanden sich altersmäßig zwischen 20 und 59 Jahren. Die Altersverteilung wurde aus Anonymitätsgründen nur kategorial erhoben. Sie setzt sich folgendermaßen zusammen: Immerhin 28,2 % der Krankenschwestern waren 20 bis 24 Jahre, aber der größte Anteil lag mit 32,2% bei den 25- bis 29-jährigen. Die Altersanteile nehmen dann deutlich ab, so daß nur 18,3% der Befragten 30 bis 34 Jahre waren und nur 21,3% älter als 34 Jahre.

---

[59] Die Fallzahl der einzelnen Items kann geringfügig von 207 abweichen, was zur Folge hat, daß die angegebene Prozentzahl auch nicht ganz exakt ist. Bei größeren Abweichungen wird die Fallzahl gesondert aufgeführt.

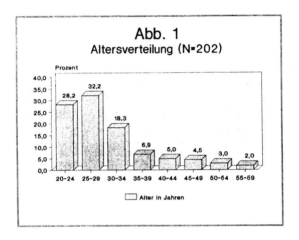

Ein Vergleich der Alterszusammensetzung der Stichprobe mit jener der pflegerischen Mitarbeiter in der Klinik zeigt, daß die Stichprobe altersmäßig die pflegerische Grundgesamtheit dieser Klinik repräsentiert. Ein detaillierter Vergleich zwischen der Stichprobe und der während des Befragungszeitraums in der Klinik angestellten Krankenschwestern war leider nicht möglich, da weitere objektive Informationen über die Gesamtheit der Krankenschwestern nicht ermittelt werden konnten.[60]

In unserer Stichprobe, sowie in der Klinik insgesamt, sind die unter 40-jährigen im Vergleich mit bundesdeutschen Verhältnissen deutlich überrepräsentiert. Dies wird offensichtlich, wenn man den Anteil der unter 40-jährigen dem der über 40-jährigen gegenüberstellt.[61] Dabei ergibt sich für unsere Stichprobe ein Verhältnis von fünf Sechsteln zu einem Sechstel, wogegen die Zusammensetzung der tätigen Krankenschwestern, -pfleger und Hebammen ohne Auszubildende 1991 und 1992 vier Sechstel zu zwei Sechstel beträgt (Statistisches Bundesamt 1993, S.478, 1994, S.467).

Schulabschluß

Die Befragten hatten überwiegend Mittlere Reife oder einen gleichwertigen Abschluß (64,4%). D.h. sie verfügten über einen Schulabschluß, der regulär Eingangsvoraussetzung für eine dreijährige Ausbildung in der Krankenpflege ist. Die Statusausprägung stimmt also bei 64,4% bzgl. der Statusmerkmale Schulabschluß und Berufsbildung überein.

---

[60] Diese Information stammt aus dem Jahresbericht 1992 der Klinik, in der die Untersuchung durchgeführt wurde. Eine exakte Literaturangabe muß aus Anonymitätsgründen leider unterbleiben. Ausführlichere demographische Daten konnten, trotz Anfrage unsererseits, von der Leitung der Klinik nicht zur Verfügung gestellt werden, weil bis zu diesem Zeitpunkt die gewünschten objektiven Informationen nicht elektronisch erfaßt wurden. Die Sichtung der darüber geführten Bücher war wegen der Wahrung des Datenschutzes nicht möglich.
[61] Grundlegend dafür ist die nach neun Kategorien differenzierte Erhebung des Alters in unserem Fragebogen (s. Anhang 1).

Immerhin 28,2%, mehr als ein Viertel, gaben Fachabitur oder Abitur als höchsten Schulabschluß an. Nur 7,4% hatten Volks- bzw. Hauptschulabschluß.[62]
Demnach liegt insgesamt bei 35,6% eine Statusinkongruenz vor, insofern als der mit Schulabschluß und angestrebter Berufsausbildung jeweils verbundene Status nicht gleichwertig ist.
Bei Hoppe (1996), der auch Krankenpflegepersonal befragt hat, verhält es sich umgekehrt wie in unserer Stichprobe. Hier haben immerhin 60,3% eine solche Statusinkongruenz und nur 39,7% nicht. Obwohl der Anteil der Personen mit Statusinkongruenz in unserer Studie demgegenüber deutlich niedriger ist, tritt sie mit fast 40% dennoch häufig auf.

Wohnsituation
Etwas mehr als die Hälfte (55,0%) wohnte mit Ehegatten oder PartnerIn zusammen, etwa ein Viertel (25,8%) lebte allein und annähernd ein Fünftel (19,1%) in sonstigen Wohnsituationen.

Finanzielle Situation
78% hatten keine Kinder ohne eigenes Einkommen. Von den verbleibenden 22% mit Kindern ohne eigenes Einkommen hatten 8,6% ein Kind, 11,5% zwei Kinder, 1,4% drei Kinder und 0,5% fünf Kinder finanziell zu unterstützen.
Auf die Frage der Einschätzung ihrer Zufriedenheit mit der finanziellen Situation antworteten 52,9% mit "sehr gut" bis "gut" und 47,1% mit "eher schlecht" bis "sehr schlecht". D.h. Krankenschwestern, die mit ihrer finanziellen Situation im allgemeinen zufrieden waren, überwiegen in unserer Stichprobe gegenüber den finanziell unzufriedenen leicht.

-      **Tätigkeitsbezogene Kriterien**
Wir beschäftigen uns hier eingehend mit der Darstellung folgender Parameter:
Berufliche Bildung, Umschulung, Dauer und Unterbrechung der Tätigkeit, Tätigkeitsposition, Arbeitsorganisation, finanzielle Gratifikation sowie Aufstiegswunsch und -perspektive.

Berufliche Bildung
Die Ergebnisse der Frage zur beruflichen Bildung werden zusammengefaßt in den Kategorien mit und ohne Zusatzausbildung. Ohne Zusatzausbildung waren 83% der Krankenschwestern, eine Zusatzausbildung hatten 17% (n=188).[63]

---
[62] 1,4% (n=3) hatten andere Abschlüsse. Da nicht ersichtlich ist, ob diese zur Statusinkongruenz beitragen, haben wir sie als fehlende Werte eingeordnet.
[63] Mehrfachnennungen, die nicht eindeutig zuzuordnen sind, werden wie fehlende Werte behandelt.

Umschulung

Nur 9,3% hatten sich zur Krankenschwester umschulen lassen.

Dauer und Unterbrechung der Tätigkeit

Die Krankenschwestern waren mit Ausbildung mindestens drei Jahre und höchstens 39 Jahre aktiv in der beruflichen Krankenpflege tätig. Bildet man für die Verweildauer im Beruf Kategorien mit Abständen von fünf Jahren, so ergibt sich folgendes Bild: 26,6% sind zum Zeitpunkt der Befragung bis zu fünf Jahren, 37,2% mehr als fünf und bis zu 10 Jahren, 18,4% mehr als 10 und bis zu 15 Jahren und nur 17,9% mehr als 15 Jahre in der Pflege tätig.

Es wird hieraus bereits ersichtlich, daß die Krankenschwestern mit relativ kurzer Berufstätigkeit in der Stichprobe überrepräsentiert sind. Der Median liegt bei 8 Jahren einschließlich Ausbildung.[64]

Die Verweildauer kann sich aber auch auf die Klinik beziehen: 17,9% waren weniger als ein Jahr, 15,0% ein bis zwei Jahre, 14,5% drei bis vier Jahre und 16,9% fünf bis sechs Jahre in der Klinik tätig. D.h. fast zwei Drittel (64,3%) waren maximal bis zu sechs Jahren dort beschäftigt. Ein gutes Drittel (35,7%) arbeitete bereits mehr als sechs Jahre in derselben Klinik.

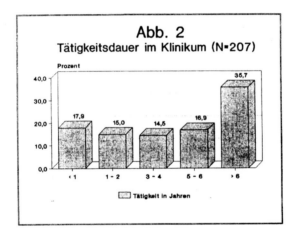

Abb. 2
Tätigkeitsdauer im Klinikum (N=207)

---

[64] Wir beziehen uns auf den Median, weil die Verteilung nicht normalverteilt, sondern linksschief ist. Das arithmetische Mittel der Berufstätigkeitsdauer beträgt 10,5 Jahre. Die durchschnittliche Standardabweichung davon ist mit 7,2 erwartungsgemäß relativ hoch. Die von Herschbach (1991a, S.79) befragten Krankenschwestern waren durchschnittlich 10 Jahre (ohne Ausbildung) tätig.

Die Verweildauer am Arbeitsplatz variiert in unterschiedlichen Studien zwischen 5,5 und 8 Jahren (Herschbach 1991a, S.26). Die Variable 'Arbeitsplatz' kann allerdings sowohl für die Station als auch für die Klinik stehen, so daß diese Angaben als sehr vage bezeichnet werden müssen. Ein Vergleich mit unseren Ergebnissen ist neben dieser Ungenauigkeit der Angaben in anderen Studien auch deshalb nicht möglich, weil aus unseren kategorialen Daten zur Tätigkeitsdauer in dieser Klinik kein Mittelwert errechnet werden kann.

Insgesamt waren fast drei Viertel (72,8%) ohne und nur etwa ein Viertel (27,2%) mit Unterbrechung berufstätig. Im Klinikum arbeiteten ohne Unterbrechung 82,4%, mit Unterbrechung 17,6%.

Tätigkeitsposition

7,2% fungierten als Stationsschwester, 10,6% als Zweitschwester, 5,3% als Schichtführerin. D.h. eine Sonderposition nahmen 23,1% ein. Der überwiegende Teil von 76,9% arbeitete als Krankenschwester ohne besonderen Status.
Bei Herschbach (1991a, S.83), der Krankenschwestern und -pfleger befragt hat, taten dies nur 65,4%. Einen Sonderstatus hatten in seiner Studie 34,7%, nämlich 17,2% als Stationsschwester, 13,6% als Zweitschwester und 3,9% als Abteilungsschwester.

Arbeitsorganisation:
- Arbeitszeitregelung

83% der Krankenschwestern waren vollzeitbeschäftigt (≥37 Std./Woche) und 17% teilzeitbeschäftigt (≤21 Std./Woche).
In Deutschland waren 1991 immerhin 25% der Krankenschwestern und -pfleger teilzeitbeschäftigt (Deutsche Krankenhausgesellschaft 1996, S.57).
Die Unterrepräsentanz von Teilzeitarbeitenden in unserer Stichprobe im Vergleich zu bundesdeutschen Verhältnissen ist vermutlich darin begründet, daß in Universitätskliniken junge Krankenschwestern im Vergleich zu anderen Kliniken häufiger anzutreffen sind und diese relativ selten teilzeitbeschäftigt sind. In unserer Studie waren etwa drei Viertel der Teilzeitarbeitenden älter als 30 Jahre.
Wechselschicht mit (86,4%) und ohne Nachtarbeit (6,0%) war die häufigste Arbeitszeitform im Klinikum. 7,5% arbeiteten nur in Nachtschichten (n=199). Auffallend ist, daß im Vergleich mit der schriftlichen Erhebung von Herschbach (1991a, S.83), wo nicht einmal die Hälfte (42,5%) Dreischichtwechseldienst angaben, in unserer Stichprobe diese Dienstform für deutlich mehr, nämlich für über drei Viertel der befragten Krankenschwestern gilt.

Der überwiegende Anteil der im Wechselschichtdienst Tätigen arbeitete in Schaukelschichten (73,2%), d.h. in täglich wechselnden Schichten. Bei 21,3% war ein wöchentlicher Schichtwechsel zu verzeichnen, weitere 5,5% wechselten nach einem anderen System.

- Überstunden[65] und Überstundenausgleich

89,7% leisteten Überstunden, 10,3% nicht. Monatlich wurden bis zu 30 Stunden mehr gearbeitet, wobei der Median 10 (Mittelwert 9,6) ist. Bei Herschbach (1991a, S.83) gaben die Befragten durchschnittlich 12,4 Überstunden an, was die Angaben in unserer Studie noch übertrifft. Bei Hoppe (1996) erbrachten immerhin 91,2% der Pflegenden Überstunden. Sie arbeiteten allerdings durchschnittlich nur 6,9 Stunden pro Monat zusätzlich, also deutlich weniger als bei Herschbach und im Vergleich zu unserer Untersuchung.

Immerhin 94,4% der ganztägig beschäftigten Krankenschwestern in unserer Studie leisteten Überstunden. Aber nur 63,6% der Teilzeitbeschäftigten taten dies, was dem Umstand zuzuschreiben sein dürfte, daß fast die Hälfte davon (43,3%) im Nachtdienst tätig war, wo Überstunden seltener sind als im Tagdienst. Überstunden sind auf Intensivstationen im Anschluß an den Nachtdienst zwar keine Seltenheit (dazu Pröll & Streich 1984, S.166), was für unsere Stichprobe jedoch irrelevant ist, da nur wenige Krankenschwestern von Intensivstationen darin enthalten sind.[66]

Der Überstundenausgleich erfolgte überwiegend durch Freizeit (86,3%) und nur zu einem geringfügigen Teil (1,6%) rein finanziell. 11,5% der Überstunden wurden sowohl bezahlt als auch durch freie Zeit abgegolten. Überhaupt nicht vergütet wurden 0,5%.

Es ist demnach eher unwahrscheinlich, daß Überstunden den von uns befragten Krankenschwestern dazu dienten, finanzielle Not zu kompensieren.

- Einfluß auf die Arbeitsorganisation

Der Einfluß auf die Arbeitsorganisation wird gemessen mit einer Skala, die sich aus zwei Subskalen zusammensetzt. Die Subskala `Pflege´ erfaßt die Einflußmöglichkeiten auf die pflegerische Arbeitsorganisation, wohingegen die Subskala `Med´ Einflußmöglichkeiten auf medizinisch-organisatorische Belange abbildet. Bedingt durch den Ausschluß der Fälle mit fehlenden Werten reduziert

---

[65] In diesem Zusammenhang sei darauf hingewiesen, daß Überstunden nur dann vorliegen, wenn die Arbeitszeit den Umfang einer Vollzeitbeschäftigung übersteigt. Wenn zwar mehr Arbeit geleistet wird als vertraglich festgelegt, aber weniger als 38,5 pro Woche, handelt es sich um Mehrarbeitszeit. In der Arbeitsbelastungsliteratur fehlt diese Differenzierung meistens, und es ist ganz pauschal von Überstunden die Rede. Da dieser Sprachgebrauch dem allgemeinen Verständnis von Überstunden entspricht, schließen wir uns dem an.
[66] Detailliertere Angaben zur fachbereichsbezogenen Beteiligung von Krankenschwestern sind nicht möglich, weil die Zugehörigkeit zum Fachgebiet nicht ermittelt wurde mit Rücksicht auf weitverbreitete Befürchtungen von Krankenschwestern, ihre Anonymität könnte dadurch gefährdet werden.

sich die Größe der Stichprobe für die Subskala `Med´ auf 194 Fälle und für die Subskala `Pflege´ auf 196 Fälle.
Die Möglichkeiten, die Pflegeorganisation zu beeinflussen, schätzten mit 90,3% fast alle Krankenschwestern als gut ein. Nur 9,7% sahen schlechte Einflußmöglichkeiten. Im einzelnen beurteilten 39,2% den Einfluß auf die Dienstplangestaltung als schlecht und 30,2% jenen auf die Urlaubsregelung. Aber lediglich 9,5% meinten, die Einflußmöglichkeiten auf die Arbeitsverteilung seien schlecht. Bezogen auf den Einfluß im medizinischen Bereich antworteten 22% mit "gut" und 77,8% mit "schlecht". Diese Verteilung entspricht im großen und ganzen jener auf der Itemebene, so daß darauf verzichtet wird, die prozentualen Häufigkeiten der Items im einzelnen darzustellen.
Insgesamt wurde der Einfluß auf pflegerische Belange als gut und der Einfluß auf den medizinischen Bereich als eher schlecht eingestuft. Dieser Befund bestätigt sich tendenziell bei Hoppe (1996).[67]

Finanzielle Gratifikation

Wir haben die finanzielle Gratifikation zum einen in objektivierter Form als KR-Einstufung erhoben und zum anderen, indem wir die Krankenschwestern nach der subjektiven Einschätzung ihrer Gehaltssituation befragt haben. Damit wurde berücksichtigt, daß es neben dem objektiven Aspekt entscheidend abhängig ist von der subjektiven Bewertung, ob die Bezahlung als angemessen empfunden wird oder nicht.
Objektiv ist eine Konzentration auf den Gehaltsgruppen KR4 (26,3%), KR5 (29,8%) und KR5a (31,2%) feststellbar. Nur wenige Teilnehmerinnen wurden nach den günstigeren Gruppierungen KR6 (10,7%) und KR7 (2%) bezahlt.
Auf der subjektiven Seite bietet sich folgendes Bild:
57,8% der Befragten waren mit ihrem Gehalt "eher unzufrieden" und 16,5% sogar "sehr unzufrieden". 1,9% waren "sehr zufrieden" und 23,8% "eher zufrieden". D.h. immerhin 74,3% äußerten Unzufriedenheit und nur 25,7% Zufriedenheit. Bei Hoppe (1996) ist das Verhältnis etwas ausgewogener, wobei allerdings auch die Unzufriedenheit mit dem Gehalt überwiegt: Dementsprechend waren 57,3% unzufrieden und 42,7% zufrieden.
Sowohl in seiner als auch in unserer Untersuchung besteht kein signifikanter Zusammenhang zwischen Gehaltsgruppe und -zufriedenheit.
71,2% der Krankenschwestern unserer Stichprobe meinten, das gleiche Gehalt an einem anderen Arbeitsplatz im Klinikum leichter verdienen zu können, nur 28,8% schlossen sich dieser Meinung nicht an.

---

[67] Die Einflußmöglichkeiten gehen aus methodischen Erwägungen nicht in die weiteren Analysen ein.

Die Fragen "Werden Sie Ihrer Tätigkeit entsprechend bezahlt?" und "Kennen Sie Kolleginnen/Kollegen, die für eine ähnliche Tätigkeit wie Ihre besser bezahlt werden wie Sie?" wurden etwa zu gleichen Teilen bejaht (48,2%/48%) bzw. verneint (51,8%/52%).
Im Gegensatz dazu, daß mehr als die Hälfte der Befragten mit ihrer finanziellen Situation im allgemeinen zufrieden war (s. Finanzielle Situation), bestanden große Unzufriedenheiten mit dem Gehalt im besonderen.
Somit ist die Feststellung, in der Krankenpflege scheine Zufriedenheit mit dem Gehalt eingetreten zu sein (dazu Jeschke & Ehrhardt 1992, S.19), für unsere Stichprobe mehr als umstritten.

Aufstiegswunsch und -perspektive
Danach befragt, ob sie sich langfristig beruflich noch verbessern wollen, antworteten immerhin 66,2% der Krankenschwestern mit "ja". Die Chancen dafür stuften zwei Drittel derer, die sich eine berufliche Verbesserung wünschten, als schlecht ein (44%). D.h. hier wurden Erfahrungen blockierten Aufstiegs in hohem Maße bereits antizipiert.
Im Vergleich mit bundesdeutschen Arbeitern und Angestellten nannten in unserer Stichprobe Krankenschwestern den Aufstiegswunsch viel öfter und schätzten die Chancen für den Aufstieg schlechter ein (s. dazu die Ergebnisse repräsentativer Untersuchungen der chemischen Industrie und des Bankgewerbes in Hessen von Feist et al. 1989, zit. n. Peter 1991, S.49).

- **Berufliche Gratifikationskrisen**
Die Frage, ob im Einzelfall eine Gratifikationskrise vorliegt, kann nur beantwortet werden über die Ermittlung des Belastungsquotienten. Er ist ein objektives Maß für die subjektive Belastung, die aus dem Verhältnis von extrinsischer Anforderung und Belohnung errechnet wird (vgl. zur Vorgehensweise Pkt. 4).
In unserer Stichprobe haben 60,8%, d.h. mehr als die Hälfte der Krankenschwestern, mit einen kleineren Wert als 1 keine Gratifikationskrise. Eine Gratifikationskrise mit einem Wert > 1 liegt immerhin bei 39,2% vor. Ein Ausgleich zwischen Anforderung und Belohnung, der durch den Wert 1 charakterisiert wird, ist bei keiner der Krankenschwestern unserer Befragung festzustellen (n=199).
Wenn man Ergebnisse aus Untersuchungen bei anderen Populationen vergleichsweise heranzieht, fällt auf, daß bei den von uns befragten Krankenschwestern berufliche Gratifikationskrisen weit verbreitet sind. In einer niederländischen Studie bei Beschäftigten eines großen Computerherstellers hatten nur 14,2% Gratifikationskrisen (pers. Komm. m. R. Peter). In zwei bisher unveröffentlichten schwedischen Studien wurden sie jeweils bei 15,6% und 29,1% der Befragten nachgewiesen (Wolf,

Sheep; zit. n. persönlicher Kommunikation mit R. Peter, vom 9.9.1997). Hoppe (1996) hat in seiner Befragung von Krankenpflegepersonal mit 8,8% den geringsten Anteil ermittelt. Nur eine deutsche Untersuchung von mehr als 1300 Erwerbstätigen in einem öffentlichen Verkehrsbetrieb zeigte höhere Prävalenzen beruflicher Gratifikationskrisen als in unserer Studie: Sie betrugen bei Männern 45,9% und bei Frauen 41,5% (pers. Komm. m. R. Peter).

Wie wir an anderer Stelle bereits dargelegt haben, wird eine berufliche Gratifikationskrise dann festgestellt, wenn der Belastungsquotient größer ist als eins. Um berufliche Gratifikationskrisen transparenter werden zu lassen, wollen wir uns vergegenwärtigen, wie stark sich die in unserer Studie befragten Krankenschwestern durch die Bedingungen, die dem Belastungsquotienten zugrundeliegen, im einzelnen belastet fühlten.

Wir sehen uns zunächst die Items der Anforderungsskala daraufhin an:
- keine Zeit für die Wünsche der Patienten   81,5%
- zuviel Arbeit   49,5%
- sinnlose Vorschriften   48,8%
- zuviel Verantwortung   47,8%
- Arbeit nicht eindeutig geregelt   26,8%

Es fällt auf, daß Vernachlässigung von Patienten wegen Zeitmangels immerhin von vier Fünfteln der Befragten mit Abstand als stärkste Belastung empfunden wurde. Etwa die Hälfte gab starke Arbeitsüberlastung an, die in direkter Verbindung mit dem Zeitmangel steht, wie Korrelationen belegen ($r_s=0,24$; $p \leq 0,001$; $n=205$). Fast genauso stark wie zuviel Arbeit fallen sinnlose Vorschriften und zuviel Verantwortung ins Gewicht. Durch eine uneindeutige Arbeitsregelung fühlten sich nur etwas mehr als ein Viertel der Befragten stark beeinträchtigt.

Für die Items der Belohnungsskala ergibt sich folgende Belastungsreihenfolge:
- wichtige Informationen fehlen   61,8%[68]
- schlechte Zusammenarbeit   57,6%
- ungenügender Austausch mit Ärzten und Mitarbeitern   47,8%
- mangelnde soziale Unterstützung durch Vorgesetzte   47,8%
- Arbeit wird von Ärzten nicht richtig anerkannt   43,4%
- Arbeit wird von Patienten nicht anerkannt   22,5%

---

[68] In einer neueren Untersuchung von Krankenschwestern der ostdeutschen Bundesländer (Hennig & Kaluza 1995, S.119f.) fühlten sich im Vergleich zu unseren Zahlen nur 29,1% nicht „gut informiert über das Krankenhaus und die Belange der Arbeit". 21,3% gaben uneingeschränkt zu, gut informiert zu sein. Aber immerhin 49,6% konnten sich nicht eindeutig entscheiden.

Hier steht an erster Stelle der Belastungen ein Informationsdefizit, gefolgt von schlechter Zusammenarbeit und ungenügendem Austausch mit Ärzten und Mitarbeitern. Es handelt sich hierbei um Belastungen aus dem Bereich der interaktionsbezogenen Arbeitsablauforganisation, die eng miteinander verbunden sind.
Weitere als stark empfundene Belastungen beziehen sich auf den Bereich sozialer Unterstützung und Anerkennung. Dazu gehören mangelnde soziale Unterstützung durch Vorgesetzte und unangemessene bzw. mangelnde Anerkennung pflegerischer Tätigkeit durch Ärzte und Patienten. Der Anerkennungsmangel von Patientenseite belastete am wenigsten.

- **Berufliche Kontrollbestrebungen**

Berufliche Kontrollbestrebungen werden durch die Faktoren Verausgabungsbereitschaft und Distanzierungsunfähigkeit repräsentiert (s. zur Kodierung Pkt. 5.2).
Der Einfluß beruflicher Kontrollbestrebungen wurde primär hinsichtlich koronarer Herzkrankheiten erforscht. Da sich u.W., außer bei Siegrist & Matschinger (1989, S.74, zit. n. Siegrist 1996, S.187f.), kein signifikanter Einfluß der Verausgabungsbereitschaft auf herz-kreislauf-relevante Parameter in multivariaten Analysen zeigte (dazu auch Siegrist, K. & Broer 1994), beschränken die meisten Forschungen sich auf den Einfluß des Faktors Distanzierungsunfähigkeit als Repräsentant beruflicher Kontrollbestrebungen. Folglich können wir für unseren Vergleich nur Ergebnisse heranziehen, die sich auf diesen Faktor beziehen.
Der Schnittpunkt für hohe Distanzierungsunfähigkeit liegt in unserer Stichprobe bei einem Wert ≥ 14, was mit den Ergebnissen von zwei schwedischen Untersuchungen (Wolf; Sheep; bisher unveröffentlicht, zit. n. persönlicher Kommunikation mit R. Peter vom 9.9.1997) und von einer deutschen Untersuchung bei Krankenpflegepersonal übereinstimmt (Hoppe 1996). In einer deutschen Befragung von Industriemeistern liegt der Schnittpunkt mit ≥ 15 nur geringfügig höher. In einer weiteren deutschen Studie bei Industriearbeitern ist er immerhin ≥ 19 (zit. n. persönl. Kommunikation mit R. Peter; die zugrundeliegenden Studien I und II werden in Siegrist 1996 dargestellt).
Die vorliegenden Ergebnisse lassen den Schluß zu, daß im Vergleich mit verschiedenen Berufsgruppen in unserer Krankenschwestern-Studie die Distanzierungsunfähigkeit geringfügig unter dem Durchschnitt liegt.

Interessant wäre es, in weiteren Untersuchungen zu überprüfen, ob berufliche Kontrollbestrebungen sich geschlechtsspezifisch ausprägen. Ein Vergleich von Hoppe (1996) enthüllte diesbezüglich keinen signifikanten Geschlechtsunterschied.[69]

- **Burnout**

Der Grad des Ausbrennens wurde anhand des Maslach Burnout Inventory erhoben, das aus den Faktoren emotionale Erschöpfung (EE), Depersonalisierung (DP) und negative Einschätzung der eigenen Leistungsfähigkeit (PA) besteht. Die jeweiligen Mittelwerte dieser Dimensionen geben Aufschluß über die Ausprägung von Burnout, ohne daß jedoch letztlich ein Burnoutwert errechnet werden kann. Für EE und DP sind hohe und für PA sind niedrige kontinuierliche Werte identisch mit einer hohen Belastungsauswirkung.

Es wird nach niedrigen, mittleren und hohen Ausprägungen der Faktoren unterschieden, die durch Tertilbildung ermittelt werden. Die entsprechenden Schnittpunkte mußten für unsere Stichprobe neu festgelegt werden (Tab. 10), weil es zum Zeitpunkt unserer Auswertungen keine deutschen Normwerte gab und die amerikanischen (Tab. 4, S.130) oder niederländischen Werte (Tab. 3, S.129) nicht auf deutsche Verhältnisse übertragen werden können:

TABELLE 10
Werte für drei Ausprägungsgrade der Burnout-Faktoren (n=194-198)

Skala/Ausprägung	niedrig	mittel	hoch
EE	≤ 17	18-26,5[70]	≥ 27
DP	≤ 4,5	5 - 9	≥ 10
PA	> 37	31-36,5	≤ 30,5

Unsere Schnittpunkte stimmen weitgehend mit den amerikanischen überein. Der gravierendste, wenn auch nur geringfügige, Unterschied bezieht sich auf die Einstellung zur eigenen Leistungsfähigkeit,

---

[69] Zum Typ-A-Verhalten bei Krankenschwestern liegt eine Untersuchung von Jamal & Baba (1991) vor. Ein Vergleich mit Krankenpflegern oder sonstigen männlichen Berufsgruppen wurde allerdings nicht durchgeführt.
[70] Halbe Werte sind im MBI zwar nicht vorgesehen, aber in unserer Stichprobe vertreten, weil wenige Krankenschwestern, die sich nicht zwischen zwei Antwortkategorien entscheiden konnten, der Mittelwert aus beiden damit assoziierten Werten zugeteilt wurde.

die in unserer Stichprobe insgesamt etwas positiver zu sein scheint (vgl. Tab.10). Da die amerikanischen Werte höhere Belastungsreaktionen anzeigen als europäische, wie z.B. die niederländischen, kann geschlossen werden, daß in unserer Stichprobe für europäische Verhältnisse relativ hohe Burnout-Werte vorliegen.

Die im Vergleich zur niederländischen Normstichprobe starken Ausprägungen der Burnout-Faktoren emotionale Erschöpfung und Depersonalisierung in unserer Krankenschwestern-Stichprobe führen wir insbesondere auf zwei Gründe zurück:

- In unserer Stichprobe sind junge Krankenschwestern mit relativ kurzer Berufsdauer überrepräsentiert, die in der Regel stark vom Ausbrennen betroffen sind. Insbesondere die 25- bis 29-jährigen weisen in der vorliegenden Studie am häufigsten kritische Ausprägungen auf.
- Teilzeitarbeitende, die selten hohe Burnout-Werte haben, sind unterrepräsentiert.

Dazu ist anzumerken, daß die Wochenarbeitszeit und das Alter eng zusammenhängen, insofern als nur wenige junge Krankenschwestern teilzeit arbeiten.

Wir wollen uns abschließend auf der Itemebene des MBI die Art der Beeinträchtigungen gezielt ansehen (Tab. 11). Dabei sind negative Gefühle, Einstellungen oder Verhaltensweisen allgemeiner Natur häufiger festzustellen als solche im Umgang mit Patienten.

Items, die primär psychische und patientenbezogene Komponenten ansprechen, weisen tendenziell niedrige Medianwerte auf. Für den Faktor `Depersonalisierung´ sind alle mit dem Wert 1 auf einem niedrigen Niveau angesiedelt. Auch die Mediane der Items des Faktors `Einstellung zur eigenen Leistungsfähigkeit´ scheinen darauf hinzudeuten, daß die Einstellung vorherrscht, patientenbezogene Beeinträchtigungen seien selten.

Die Mediane der Items des Faktors `emotionale Erschöpfung´ sind dort hoch, wo Gefühle wie Müdigkeit, Verbrauchtheit und Anstrengung angesprochen werden (Item 2, 3 und 14), die eher auf körperliche als auf seelische Erschöpfung schließen lassen.

Trotz einer Untersuchung, in der sich der MBI gegenüber einer Antworttendenz im Sinne sozialer Erwünschtheit als robust erwiesen hat (vgl. Maslach & Jackson 1986, S.13), ist ein solcher Effekt für unsere Stichprobe nicht ganz auszuschließen. Möglicherweise wurde das Antwortverhalten entsprechend durch die Annahmen beeinflußt, alle patientenbezogenen Anforderungen klaglos tolerieren zu müssen und psychische Erschöpfung wegen des ihr anhaftenden Makels einer Persönlichkeitsschwäche verschweigen zu müssen.

TABELLE 11

Mediane der Items und Skalen des MBI

Item: Wie oft haben Sie das Gefühl oder erleben den Gedanken:	Med	n
Skala 1: Emotionale Erschöpfung (EE)	**23**	**198**
1. Ich fühle mich durch meine Arbeit emotional ausgelaugt.	3	202
2. Ich fühle mich am Ende des Arbeitstages verbraucht.	4	201
3. Ich fühle mich müde, wenn ich morgens aufstehe und wieder einen Arbeitstag vor mir habe.	4	202
6. Den ganzen Tag mit Menschen zu arbeiten ist wirklich eine Strapaze für mich.	1	202
8. Ich fühle mich durch meine Arbeit gefühlsmäßig am Ende.	2	203
13. Meine Arbeit frustriert mich.	2	202
14. Ich glaube, ich strenge mich bei meiner Arbeit zu sehr an.	3	202
16. Mit Menschen in der direkten Auseinandersetzung arbeiten zu müssen, belastet mich sehr.	1	203
20. Ich glaube, ich bin mit meinem Latein am Ende.	1	199
Skala 2: Einstellung zur eigenen Leistungsfähigkeit (PA)	**35**	**194**
4. Ich kann gut verstehen, wie es meinen Patienten geht.	$5,5^{71}$	200
7. Den Umgang mit den Problemen meiner Patienten habe ich sehr gut im Griff.	5	200
9. Ich glaube, daß ich das Leben anderer Leute durch meine Arbeit positiv beeinflusse.	3,5	198
12. Ich fühle mich voller Tatkraft.	4	201
17. Es fällt mir leicht, eine entspannte Atmosphäre mit meinen Patienten herzustellen.	5	202
18. Ich fühle mich angeregt, wenn ich intensiv mit meinen Patienten gearbeitet habe.	5	202
19. Ich habe viele wertvolle Dinge in meiner derzeitigen Arbeit erreicht.	3	200
21. In der Arbeit gehe ich mit emotionalen Problemen sehr ruhig und ausgeglichen um.	4	199
Skala 3: Depersonalisierung (DP)	**7**	**197**
5. Ich glaube, ich behandle einige Patienten, als ob sie unpersönliche Objekte wären.	1	203
10. Ich bin gegenüber anderen Menschen mehr verhärtet seit ich diese Arbeit übernommen habe.	1	202
11. Ich befürchte, daß diese Arbeit mich emotional verhärtet.	1	201
15. Bei manchen Patienten interessiert es mich eigentlich nicht wirklich, was aus/mit ihnen wird.	1	202
22. Ich spüre, daß die Klienten mich für einige ihrer Probleme verantwortlich machen.	1	202

---

[71] vgl. Fußnote 70

- **Bewältigungszustand**

Schlafgewohnheiten, Hoffnungslosigkeit, Aufregung und Ärger sind als Indikatoren für das Befinden der Krankenschwestern zu verstehen und geben Aufschluß über einen möglicherweise kritischen Bewältigungszustand.

Zu den Schlafgewohnheiten der Krankenschwestern gehören die Schlafdauer und das Schlafverhalten (Vorhandensein bzw. Fehlen von Schlafstörungen):

Die Schlafdauer wurde in zwei Kategorien unterteilt, nämlich bis 6,5 Stunden und gleich bzw. mehr als sieben Stunden. Weniger als 6,5 Stunden Schlaf hatten 49,8%. Dies ist zugleich die durchschnittliche Schlafdauer. Sieben Stunden und mehr schliefen 50,2%. Davon ausgehend, daß ersteres zu wenig und letzteres genug Schlaf ist, kann man festhalten, daß die Hälfte der Befragten ein Schlafdefizit aufweist.

Beim Schlafverhalten haben wir uns auf Ein- und Durchschlafstörungen sowie frühzeitiges Erwachen konzentriert (vgl. den Fragebogen in Anhang 1, Teil D). Diejenigen, welche die drei Fragen danach mindestens einmal mit "sehr oft" oder "oft" beantwortet haben, gelten als schlafgestört. Schlafstörungen wiesen mit 55,1% immerhin mehr als die Hälfte der befragten Krankenschwestern auf, keine Schlafstörungen hatten nur 44,9%.

Schlecht einschlafen konnten 37,6% (23,9% "oft" und 13,7% "sehr oft"). 29,3% (21% "oft" und 8,3% "sehr oft") wurden mitten in der Schlafzeit wach. Früher als gewöhnlich erwachten 32,3% (20% "oft" und 12,3% "sehr oft") der Krankenschwestern.

Schlafstörungen werden von fast der Hälfte der davon Betroffenen auf Schicht- und Nachtarbeit (48,7%) zurückgeführt. Auch arbeitsspezifischen Problemen (21,6%) wurde ein hoher Stellenwert beigemessen. Weitere Ursachen für Schlafstörungen waren andere (16,6%) und körperliche Gründe (14,6%) sowie Geräusche (10,6%).

Im Hinblick auf Hoffnungslosigkeit und Aufregung/Ärger bietet sich folgendes Bild: 33,8% (26% "oft" und 7,8% "sehr oft") der Krankenschwestern waren im letzten Jahr vor der Befragung hoffnungslos, und 41,1% (33,3% "oft" und 7,8% "sehr oft") hatten große Aufregung und großen Ärger.

Bei Berücksichtigung aller Indikatoren liegt der Schluß nahe, daß in unserer Stichprobe ein kritischer Bewältigungszustand[72] weitverbreitet ist.

---

[72] Der Bewältigungszustand geht nicht in die analytischen Statistiken ein, weil er sich als emotionale Folge beruflicher Gratifikationskrisen sehr stark mit dem Burnout-Syndrom überschneidet.
Kausalzusammenhänge zwischen Schlafdauer, Schlafstörungen, Aufregung/Ärger und Hoffnungslosigkeit einerseits und dem Burnout-Syndrom andererseits können nur in Längsschnittuntersuchungen erforscht werden. Dabei wäre auch die oft gestellte, aber immer noch offene Frage zu klären, ob starke Hoffnungslosigkeit ein Prädiktor des Burnout-Syndroms ist oder eine Begleiterscheinung.

6.1.1 Zusammenfassung

Im Vergleich zu bundesdeutschen Verhältnissen sind in unserer Stichprobe jüngere Krankenschwestern mit relativ kurzer Berufstätigkeit überrepräsentiert. Teilzeitarbeitende sind unterrepräsentiert.

Da Teilzeitarbeit zu etwa drei Vierteln von Krankenschwestern geleistet wurde, die mindestens 30 Jahre alt waren, ist einleuchtend, daß mit dem Überwiegen jüngerer Krankenschwestern in der Stichprobe zugleich ein unterdurchschnittlicher Anteil Teilzeitarbeitender verknüpft ist.

Die Arbeitsbedingungen waren aus verschiedenen Gründen relativ ungünstig. Etwa 90% arbeiteten im Wechselschichtdienst und 73,2% absolvierten Schaukelschichten. Überstunden leisteten 89,7% der Befragten ab. Durchschnittlich wurden 10 Stunden pro Monat mehr gearbeitet als vertraglich vereinbart.

Für annähernd 40% der Befragten trifft die Bedingung der Statusinkongruenz zu, insofern als die Wertigkeit des Statusmerkmals `Schulabschluß´ nicht übereinstimmt mit der Wertigkeit des Statusmerkmals `Beruf´.

76,9% der Befragten arbeiteten als Krankenschwester ohne besonderen Status, wie z.B. Stationsschwester.

Etwa 10% hatten sich zur Krankenschwester umschulen lassen. Nur annähernd ein Fünftel verfügte über eine pflegerische Zusatzausbildung.

Zwei Drittel der 66,2%, die sich langfristig beruflich verbessern wollten, gingen davon aus, daß dies nicht möglich sein würde, rechneten also von vorneherein mit Erfahrungen blockierten Aufstiegs.

Die finanzielle Gratifikation betreffend bestanden große Unzufriedenheiten.

Die sozio-emotionalen Belohnungen fielen im Verhältnis zu den Anforderungen eher gering aus, da sich immerhin fast 40% der befragten Krankenschwestern zum Zeitpunkt der Befragung in einer Gratifikationskrise befanden.

Die berufliche Distanzierungsunfähigkeit liegt etwas unter dem Durchschnitt, wenn man andere Berufe zum Vergleich heranzieht. Für die Verausgabungsbereitschaft fehlen Referenzwerte.

Die Werte für emotionale Erschöpfung und Depersonalisierung sind sehr hoch. Auch wenn die Einstellung zur eigenen Leistungsfähigkeit vergleichsweise zufriedenstellend ist, sind Burnout-Erfahrungen in unserer Stichprobe relativ stark ausgeprägt. Diese Situation wird durch einen offensichtlich weitverbreiteten kritischen Bewältigungszustand bestätigt.

Die vorangehende Darstellung der Verteilungen der für unsere Fragestellung relevanten Parameter ist einerseits sehr aufschlußreich. Andererseits sagen diese deskriptiven Statistiken nichts darüber aus, ob die Ergebnisse auch überzufällig, d.h. signifikant sind. Solche Aussagen können nur mit Hilfe analytischer Statistiken getroffen werden. Mit analytischen (bi- und multivariaten) Herangehensweisen und Erkenntnissen beschäftigen wir uns im folgenden. Zunächst wollen wir auf der bivariaten Ebene analysieren, welche demographischen und tätigkeitsbezogenen Aspekte mit Burnout assoziiert sind.

6.2 Bivariate Zusammenhänge zwischen Kontrollvariablen und Burnout

Bei den Analysen der Zusammenhänge zwischen den drei Burnout-Faktoren und Kontrollvariablen werden die folgenden 11 Variablen berücksichtigt:
Alter, Schulabschluß, berufliche Bildung, Umschulung zur Krankenschwester, Wohnsituation, Dauer der Berufstätigkeit bzw. der Tätigkeit in der Klinik, Unterbrechung der Berufstätigkeit bzw. der Tätigkeit in der Klinik, Wochenarbeitszeit und Arbeitszeitregelung.

Es ergeben sich die folgenden Resultate bzgl. der drei Burnout-Faktoren:

Emotionale Erschöpfung
Statistisch bedeutsam assoziiert ist die emotionale Erschöpfung mit
- der Berufstätigkeitsdauer,   - der beruflichen Bildung,
- dem Alter,   - der Unterbrechung der Tätigkeit im Klinikum und
- der Wochenarbeitszeit,   - der Unterbrechung der Tätigkeit in der Pflege.

- Berufstätigkeitsdauer

Krankenschwestern mit mehr als 5 und bis zu 10 Jahren Berufstätigkeit sind am meisten von starker emotionaler Erschöpfung betroffen, nämlich fast zur Hälfte. Am zweithäufigsten leiden darunter jeweils Krankenschwestern, die bis zu 5 Jahren und die länger als 10 bis 15 Jahre berufstätig sind. Weitaus seltener als alle anderen sind solche mit über 15-jähriger Berufserfahrung stark emotional erschöpft (n=198; $p \leq 0,01$).

- Alter

Da die 25- bis 29-jährigen zu drei Vierteln (n=202, $p \leq 0,001$) mit den Krankenschwestern übereinstimmen, die mehr als 5 und bis zu 10 Jahre im Beruf tätig sind, erstaunt es nicht, daß sie auch am stärksten unter emotionaler Erschöpfung leiden. Bei den 20- bis 24-jährigen und den 30- bis 34-jährigen ist sie am zweitstärksten ausgeprägt. Die Krankenschwestern mit 35 Jahren und Ältere zeigen vergleichsweise selten kritische Ausprägungen (n=194, p≤0,01).

- Wochenarbeitszeit

Krankenschwestern mit Vollzeitbeschäftigung sind fast doppelt so oft stark emotional erschöpft wie solche mit Teilzeitbeschäftigung (n=187, p≤0,05).

- Berufliche Bildung

Krankenschwestern ohne Zusatzausbildung haben deutlich häufiger hohe Erschöpfungswerte als solche mit Zusatzausbildung (n=181, p=0,07).

- Unterbrechung der Berufstätigkeit bzw. der Tätigkeit in dieser Klinik

Die Unterbrechung der Berufstätigkeit (n=197, p=0,06) im allgemeinen und die Unterbrechung der Tätigkeit im Klinikum (n=196, p=0,08) im besonderen zeigen hinsichtlich der emotionalen Erschöpfung einen ähnlichen Effekt. Es sind jeweils diejenigen ohne Tätigkeitsunterbrechung vergleichsweise oft stark davon betroffen.

Depersonalisierung

Eine statistisch bedeutsame Beziehung ergibt sich zwischen der Depersonalisierung und
- der Wochenarbeitszeit,
- dem Schulabschluß sowie
- dem Alter.

- Wochenarbeitszeit

Vollzeitbeschäftigte Krankenschwestern entwickeln im Vergleich mit teilzeitbeschäftigten etwa doppelt so häufig stark depersonalisierende Einstellungen und Verhaltensweisen (n=186, p≤0,05). Dieses Verhältnis stimmt etwa überein mit dem zwischen Wochenarbeitszeit und emotionaler Erschöpfung.

- Schulabschluß

Die Depersonalisierung verstärkt sich mit der Höhe der Schulbildung (n=193, p=0,06).

- Alter

Bis zur Altersgruppe der 34-jährigen nimmt hohe Depersonalisierung kontinuierlich zu, um dann bei den 35-jährigen und älteren drastisch abzunehmen (n=193, p=0,07).

Dabei ist zu berücksichtigen, daß Schulabschluß und Alter korrelieren. D.h., je jünger die Krankenschwestern sind, desto höher ist die Schulbildung. Dieser Zusammenhang ist allerdings nur schwach ausgeprägt (r_s=-0,18, p$\leq$0,01, n=199). Bezüglich der Depersonalisierung wurden beide Variablen jeweils für die andere kontrolliert, wobei sich allerdings keine signifikanten Zusammenhänge ergeben haben.

Einstellung zur eigenen Leistungsfähigkeit

Verbindungen von statistischer Wichtigkeit können festgestellt werden zwischen der Einstellung zur eigenen Leistungsfähigkeit und
- der Beschäftigungsdauer innerhalb der Klinik sowie
- dem Alter.

- Beschäftigungsdauer innerhalb der Klinik

Mit zunehmender Beschäftigungsdauer in der Klinik wird die Einschätzung eigener Leistungsfähigkeit zunächst kontinuierlich schlechter. Diese Entwicklung wird durchbrochen von den Krankenschwestern, die am längsten (mehr als 6 Jahre) in der Klinik tätig sind. Bei ihnen verbessert sich die Einstellung zur eigenen Leistungsfähigkeit gegenüber den beiden darunterliegenden Gruppen (3-4 bzw. 5-6 Jahre), aber nicht im Vergleich zu den zwei Gruppen, die am kürzesten (bis zu einem Jahr und ein bis zwei Jahre) in der Klinik tätig sind (n=194, p$\leq$0,01).

- Alter

Jeweils die jüngste und die älteste Altersgruppe schätzen ihre Leistungsfähigkeit besser ein als die beiden Altersgruppen, die dazwischen liegen (n=190, p$\leq$0,05).

Alle hier aufgeführten demographischen und tätigkeitsbezogenen Variablen gehen als Kontrollvariablen in die multivariaten Analysen ein, in denen Verbindungen zwischen beruflichen Gratifikationskrisen/Kontrollbestrebungen und Burnout ermittelt werden.

Zuvor wollen wir uns jedoch, sozusagen exkursorisch, mit der Frage beschäftigen, wie berufliche Kontrollbestrebungen bei Krankenschwestern vor dem Hintergrund einer zeitlichen Perspektive gestaltet sein könnten.

6.3 Exkurs: Berufliche Kontrollbestrebungen und zeitliche Perspektive

Anknüpfend an die Überlegungen von Siegrist et al. zur Entwicklung beruflicher Kontrollbestrebungen in einer Bewältigungskarriere, wollen wir in unserer Querschnittuntersuchung eine zeitliche Perspektive zumindest andeuten, indem wir Distanzierungsunfähigkeit und Verausgabungsbereitschaft mit dem Alter in Zusammenhang bringen (vgl. Tab. 12 und 13)[73].

Es zeigt sich, daß sowohl der Anteil von Krankenschwestern mit hoher Distanzierungsunfähigkeit als auch der mit niedriger Verausgabungsbereitschaft bis zur Altersgruppe der 25- bis 29-jährigen zunimmt, um bei den darüberliegenden Altersgruppen kontinuierlich abzunehmen. Niedrige Verausgabungsbereitschaft und hohe Distanzierungsunfähigkeit kommen bei den 25- bis 29-jährigen, der am stärksten belasteten Gruppe, besonders häufig vor und bei den 35-jährigen und älteren, der am schwächsten belasteten Gruppe, am wenigsten.[74]

Die beschriebenen zeitlichen Tendenzen verhalten sich nur auf den ersten Blick konträr zu dem von Siegrist et al. im Konstrukt der Bewältigungskarriere antizipierten Verlauf. Dieser ist auf Industriearbeiter zugeschnitten, und es sieht so aus, als ob er für die Population der Krankenschwestern dahin gehend modifiziert werden müsse, daß sich bei Krankenschwestern eine ähnliche Entwicklung vollzieht, die jedoch auf einen kürzeren Zeitraum bezogen ist.[75] Vermutlich beginnt die Bewältigungskarriere in der Krankenpflege schon während der Ausbildung und führt relativ schnell zu kritischen Befindlichkeiten, die bei vielen Betroffenen schon vor Erreichen der vierten Lebensdekade zum Berufsausstieg führen. Das Vorherrschen günstiger Ausprägungen beruflicher Kontrollbestrebungen bei den 35-jährigen und älteren scheint auf einen Selektionseffekt zurückzuführen sein.

---

[73] Da das Alter und die Dauer der Berufstätigkeit sehr hoch korrelieren ($r_s=0{,}84$; $p<0{,}001$; $n=202$), verwundert es nicht, daß sich die beschriebene Tendenz auch zwischen der Dauer der Berufstätigkeit und beruflichen Kontrollbestrebungen wiederfindet. Dieser Zusammenhang wird jedoch nicht dargestellt, weil er nicht signifikant ist.
[74] Ein Kohorteneffekt kann dabei nicht ganz ausgeschlossen werden (vgl. Siegrist, K. & Broer 1994, S.9).
[75] Die Erläuterungen zu den Unterschieden zwischen Bewältigungskarriere und Burnout-Phasenmodellen können weiteren Aufschluß geben über mögliche Ursachen für diese Diskrepanzen (vgl. Teil I, 4.1).

Mit Hilfe eines Längsschnittdesigns, in dem berufliche Kontrollbestrebungen von Krankenschwestern bereits mit Beginn der Ausbildung in kurzen Abständen erfaßt werden, wäre die vermutete Entwicklung möglicherweise abbildbar.

TABELLE 12
Distanzierungsunfähigkeit und Alter (n=173)

p≤0,05	Distanzierungsunfähigkeit	
Alter	niedrig	hoch
20-24	28 (26,7%)	22 (32,4%)
25-29	26 (24,8%)	26 (38,2%)
30-34	23 (21,9%)	13 (19,1%)
≥35	28 (26,7%)	7 (10,3%)

TABELLE 13
Verausgabungsbereitschaft und Alter (n=186)

p=0,053	Verausgabungsbereitschaft	
Alter	hoch	niedrig
20-24	38 (29,7%)	15 (25,9%)
25-29	35 (27,3%)	23 (39,7%)
30-34	22 (17,2%)	14 (24,1%)
≥35	33 (25,8%)	6 (10,3%)

Im Anschluß an diesen Exkurs zur zeitlichen Perspektive beruflicher Kontrollbestrebungen bei Krankenschwestern werden wir nun unsere Hypothesen zu den Zusammenhängen zwischen beruflichen Gratifikationskrisen/Kontrollbestrebungen und den drei Burnout-Faktoren auf der bi- und multivariaten Ebene überprüfen.

6.4 Berufliche Gratifikationskrisen und Burnout

Wir hatten postuliert, daß Krankenschwestern, die durch berufliche Gratifikationskrisen belastet sind, stärker zur emotionalen Erschöpfung und zur Depersonalisierung neigen sowie schlechter gegenüber ihrer Leistungsfähigkeit eingestellt sind als Krankenschwestern ohne Gratifikationskrisen (vgl. 1.1, Hypothese 1-3).

- **Bivariate Analysen**

Unsere bivariaten Analysen bestätigen, daß Krankenschwestern mit Gratifikationskrisen häufiger emotional erschöpft sind und depersonalisierender eingestellt sind als solche ohne Gratifikationskrisen ($p \leq 0{,}001$).
Entgegen unserer Annahmen besteht jedoch kein statistisch bedeutsamer Zusammenhang zwischen Gratifikationskrisen und der Einstellung zur eigenen Leistungsfähigkeit (vgl. Tab. 14-16; S.169).

- **Multivariate Analysen**

Gratifikationskrisen und emotionale Erschöpfung
Berufliche Gratifikationskrisen tragen übereinstimmend mit Hypothese 1 dazu bei, daß Krankenschwestern starke emotionale Erschöpfung erfahren. Das Risiko dafür ist gegenüber dem Fehlen beruflicher Gratifikationskrisen mehr als viermal so hoch ($p \leq 0{,}001$).
Die emotionale Erschöpfung ist außerdem vom Alter abhängig; d.h. sie unterscheidet sich je nach Altersgruppe. Die 35-jährigen und Ältere fungieren als Referenzgruppe, weil sie von allen Altersgruppen auf der bivariaten Ebene am seltensten emotional erschöpft waren. Im Vergleich zu dieser Gruppe steigert sich die Wahrscheinlichkeit für hohe emotionale Erschöpfung bei den 25- bis

29-jährigen am meisten, nämlich um mehr als das Vierfache ($p \leq 0,05$). Bei den 20- bis 24-jährigen nimmt sie immerhin schon um das Dreieinhalbfache ($p \leq 0,05$) zu. Keine statistisch bedeutsame Assoziation zwischen Alter und emotionaler Erschöpfung ist bei den 30- bis 34-jährigen Krankenschwestern feststellbar (vgl. Tab. 17, S.170).

Gratifikationskrisen und Depersonalisierung

Hohe Depersonalisierung ist bei Krankenschwestern mit beruflichen Gratifikationskrisen assoziiert, wie wir es in Hypothese 2 angenommen hatten. Die erwartete Wahrscheinlichkeit für starke Ausprägungen dieses Burnout-Faktors verdreifacht sich dadurch ($p \leq 0,001$). Das Risiko dafür erhöht sich außerdem bei Krankenschwestern mit Vollzeitbeschäftigung gegenüber Teilzeitbeschäftigten und zwar um mehr als das Doppelte ($p \leq 0,1$) (vgl. Tab. 18, S.170).

Gratifikationskrisen und Einstellung zur eigenen Leistungsfähigkeit

Die Einstellung zur eigenen Leistungsfähigkeit ist auf der multivariaten genauso wie auf der bivariaten Ebene unabhängig von beruflichen Gratifikationskrisen. Folglich weisen wir Hypothese 3 zurück.

TABELLE 14
Berufliche Gratifikationskrisen und emotionale Erschöpfung (n=193)

p≤0,001	emotionale Erschöpfung	
Gratifikationskrise	niedrig	hoch
nein	90 (77,6%)	26 (22,4%)
ja	34 (44,2%)	43 (55,8%)

TABELLE 15
Berufliche Gratifikationskrisen und Depersonalisierung (n=192)

p≤0,001	Depersonalisierung	
Gratifikationskrise	niedrig	hoch
nein	85 (73,3%)	31 (26,7%)
ja	36 (47,4%)	40 (52,6%)

TABELLE 16
Berufliche Gratifikationskrisen und Einstellung zur eig. Leistungsfähigkeit (n=189)

p = 0,45 (n.s.)	Einstellung zur eigenen Leistungsfähigkeit	
Gratifikationskrise	gut	schlecht
nein	76 (66,7%)	38 (33,3%)
ja	46 (61,3%)	29 (38,7%)

TABELLE 17[76]

Berufliche Gratifikationskrisen und Alter: Emotionale Erschöpfung (n=190)

Variable	Regressions-koeffizient	Standard-fehler	Multivariate Odds-Ratio	95% KI
Gratifikationskrise	1,43***	0,33	4,16	2,17 - 8,00
Alter:				
20-24	1,26*	0,58	3,51	1,13 - 10, 86
25-29	1,44*	0,57	4,22	1,39 - 12, 81
30-34	0,99 (n.s).	0,62	2,68	0,80 - 9,02
≥35			1,00	
Konstante	-3,73***	0,68		

p≤0,001***; p≤0,05*; p=0,1118 (n.s.)

TABELLE 18

Berufliche Gratifikationskrisen und Wochenarbeitszeit: Depersonalisierung (n=181)

Variable	Regressions-koeffizient	Standard-fehler	Multivariate Odds-Ratio	95% KI
Gratifikationskrise	1,10***	0,33	3,00	1,58 - 5,69
Wochenarbeitszeit:				
Vollzeitarbeit	0,83(*)	0,50	2,30	0,87 - 6,09
Teilzeitarbeit			1,00	
Konstante	-2,84***	0,64		

p≤0,001***; p≤0,1(*)

---

[76] Wir stellen jeweils nur das sparsamste Regressionsmodell dar.

6.5 Berufliche Kontrollbestrebungen und Burnout

Wir gehen davon aus, daß hohe berufliche Kontrollbestrebungen bei Krankenschwestern mit problematischen Ausprägungen der drei Burnout-Faktoren einhergehen (vgl. 1.2, Hypothese 4-12 und 10a-12a).

Berufliche Kontrollbestrebungen werden repräsentiert durch die Faktoren Verausgabungsbereitschaft und Distanzierungsunfähigkeit, so daß wir jeweils die Beziehungen zwischen diesen beiden Faktoren und den drei Burnout-Faktoren im besonderen überprüfen müssen (vgl. 1.2.1, 1.2.2 und 1.2.3), um Aussagen über den Zusammenhang zwischen beruflichen Kontrollbestrebungen und Burnout im allgemeinen treffen zu können. Ein solcher Zusammenhang ist nach unserer Definition bereits dann gegeben, wenn einer der beiden Faktoren beruflicher Kontrollbestrebungen jeweils mit den Burnout-Faktoren assoziiert ist. Wir analysieren auf der multivariaten Ebene aber auch, ob beide Faktoren beruflicher Kontrollbestrebungen innerhalb eines Regressionsmodells und ggf. als Interaktion mit Burnout in Verbindung stehen.

- __Bivariate Analysen__

__Distanzierungsunfähigkeit und Burnout__
Beide Ausprägungen der Distanzierungsunfähigkeit treffen häufiger mit niedriger als mit hoher emotionaler Erschöpfung zusammen. Dieses Verhältnis verschiebt sich bei hoher Distanzierungsunfähigkeit zugunsten hoher emotionaler Erschöpfung, wenn auch die niedrige emotionale Erschöpfung noch leicht überwiegt ($p \leq 0{,}05$) (vgl. Tab. 19, S.173).
Sieht man sich die Beziehung zwischen Distanzierungsunfähigkeit und Depersonalisierung an, fällt auf, daß hohe Distanzierungsunfähigkeit jeweils zur Hälfte mit niedriger und mit hoher Depersonalisierung einhergeht. Auch hier ist bei hoher Distanzierungsunfähigkeit, wie schon bei der emotionalen Erschöpfung, eine Tendenz zu stärkeren Ausprägungen festzustellen ($p \leq 0{,}01$) (vgl. Tab. 20, S.173).
Obwohl diese bivariaten Ergebnisse unseren Annahmen faktisch widersprechen, muß doch dahin gehend relativiert werden, daß Krankenschwestern mit hoher Distanzierungsunfähigkeit eher zu kritischen Werten von emotionaler Erschöpfung und Depersonalisierung tendieren als solche mit niedriger Distanzierungsunfähigkeit.

Die Distanzierungsunfähigkeit und die Einstellung zur eigenen Leistungsfähigkeit stehen in keinem statistisch bedeutsamen Verhältnis zueinander, was eindeutig nicht hypothesenkonform ist (vgl. Tab. 21, S.174).

Verausgabungsbereitschaft und Burnout
Hinsichtlich des Verhältnisses von Verausgabungsbereitschaft und emotionaler Erschöpfung fällt auf, daß der Anteil stark emotional Erschöpfter bei den Krankenschwestern mit niedriger Verausgabungsbereitschaft höher ist als bei solchen mit hoher Verausgabungsbereitschaft. Insgesamt überwiegen, wie schon bei der Distanzierungsunfähigkeit, leichte Ausprägungen emotionaler Erschöpfung ($p \leq 0,1$) (vgl. Tab. 19).
Die Verausgabungsbereitschaft und die Depersonalisierung sind unabhängig voneinander (vgl. Tab. 20).
Unsere bivariaten Ergebnisse stimmen hinsichtlich der emotionalen Erschöpfung und der Depersonalisierung nicht mit unseren Hypothesen überein, wenn sie auch bzgl. der emotionalen Erschöpfung in ihre Richtung tendieren.
Eine statistisch bedeutsame Beziehung besteht jedoch zwischen der Verausgabungsbereitschaft und der Einstellung zur eigenen Leistungsfähigkeit ($p \leq 0,001$). Krankenschwestern mit niedriger Verausgabungsbereitschaft haben häufiger eine schlechte Einstellung zur eigenen Leistungsfähigkeit als eine gute. Bei Krankenschwestern mit hoher Verausgabungsbereitschaft verhält es sich genau umgekehrt. Dieser Befund ist hypothesenkonform (vgl. Tab. 21).

Letztlich wird jedoch erst auf der Grundlage der multivariaten Ergebnisse unserer Untersuchung zu entscheiden sein, ob die Hypothesen sich bestätigen oder ob sie zurückzuweisen sind.

TABELLE 19
Berufliche Kontrollbestrebungen und emotionale Erschöpfung

n=173, $p \leq 0,05$		emotionale Erschöpfung	
Distanzierungsunf.		niedrig	hoch
	niedrig	73	31
		(70,2%)	(29,8%)
	hoch	38	31
		(55,1%)	(44,9%)
n=184; $p \leq 0,1$		emotionale Erschöpfung	
Verausgabungsber.		niedrig	hoch
	niedrig	32	26
		(55,2%)	(44,8%)
	hoch	86	40
		(68,3%)	(31,7%)

TABELLE 20
Berufliche Kontrollbestrebungen und Depersonalisierung

n=172; $p \leq 0,01$		Depersonalisierung	
Distanzierungsunf.		niedrig	hoch
	niedrig	72	32
		(69,2%)	(30,8%)
	hoch	34	34
		(50,0%)	(50,0%)
n=183; p=0,57 (n.s.)		Depersonalisierung	
Verausgabungsber.		niedrig	hoch
	niedrig	36	23
		(61,0%)	(39,0%)
	hoch	81	43
		(65,3%)	(34,7%)

TABELLE 21

Berufliche Kontrollbestrebungen und Einstellung zur eigenen Leistungsfähigkeit

n=170; p=0,15 (n.s.)	Einstellung zur eigenen Leistungsfähigkeit	
Distanzierungsunf.	gut	schlecht
niedrig	71 (69,6%)	31 (30,4%)
hoch	40 (58,8%)	28 (41,2%)
n= 181; p≤0,001	Einstellung zur eigenen Leistungsfähigkeit	
Verausgabungsber.	gut	schlecht
niedrig	27 (47,4%)	30 (52,6%)
hoch	92 (74,2%)	32 (25,8%)

- **Multivariate Analysen**

Berufliche Kontrollbestrebungen und emotionale Erschöpfung

- Distanzierungsunfähigkeit und emotionale Erschöpfung

Der in Hypothese 4 postulierte Zusammenhang zwischen Distanzierungsunfähigkeit und emotionaler Erschöpfung wird auf der multivariaten Ebene als zutreffend anerkannt. Hohe Distanzierungsunfähigkeit trägt fast zur Verdoppelung des Risikos für starke emotionale Erschöpfung bei (p≤0,05) (vgl. Tab. 22). Dieser Effekt wurde kontrolliert für die Variablen Berufstätigkeitsdauer, Alter, Wochenarbeitszeit, berufliche Qualifikation (mit oder ohne Zusatzausbildung) und Unterbrechung der Tätigkeit in der Pflege bzw. im Klinikum.

TABELLE 22
Distanzierungsunfähigkeit: Emotionale Erschöpfung (n=173)

Variable	Regressions-koeffizient	Standard-fehler	Multivariate Odds-Ratio	95% KI
hohe Distanzierungsunfäh.	0,65*	0,32	1,92	1,02 - 3,62
Konstante	-1,51**	0,49		

p≤0,01**; p≤0,05*

- Verausgabungsbereitschaft und emotionale Erschöpfung

Die Verausgabungsbereitschaft steht nur in Verbindung mit emotionaler Erschöpfung, wenn sie sich ausschließlich mit der Distanzierungsunfähigkeit in einem Modell befindet. Unter Kontrolle weiterer Variabler verliert sich dieser Effekt, so daß wir Hypothese 7 ablehnen.

- Distanzierungsunfähigkeit, Verausgabungsbereitschaft und emotionale Erschöpfung

Ebenso müssen wir davon ausgehen, daß ein gemeinsamer Effekt beider Faktoren beruflicher Kontrollbestrebungen sehr schwach ist, weil er aufgehoben wird unter Einbeziehung der Kontrollvariablen. Interaktionsbeziehungen sind nicht nachweisbar. Wir weisen deshalb die Hypothesen 10 und 10a zurück.

Berufliche Kontrollbestrebungen und Depersonalisierung

- Distanzierungsunfähigkeit und Depersonalisierung

Analog zu Hypothese 5 geht hohe Distanzierungsunfähigkeit einher mit hoher Depersonalisierung. Die Wahrscheinlichkeit für hohe Depersonalisierung nimmt bei hoher Distanzierungsunfähigkeit um mehr als das Zweieinhalbfache zu ($p \leq 0,01$) und bei Vollzeitbeschäftigung im Vergleich zur Teilzeitbeschäftigung um das Zweieinhalbfache ($p \leq 0,1$) (vgl. Tab. 23).

TABELLE 23
Distanzierungsunfähigkeit und Wochenarbeitszeit: Depersonalisierung (n=162)

Variable	Regressions-koeffizient	Standard-fehler	Multivariate Odds-Ratio	95% KI
hohe Distanzierungsunfäh.	0,98**	0,34	2,66	1,37 - 5,18
Wochenarbeitszeit:				
Vollzeitarbeit	0,94(*)	0,50	2,55	0,95 - 6,85
Teilzeitarbeit			1,00	
Konstante	-2,69***	0,69		

$p \leq 0,001***$; $p \leq 0,01**$; $p \leq 0,1(*)$

- Verausgabungsbereitschaft und Depersonalisierung

Die Verausgabungsbereitschaft ist, wie schon auf der bivariaten Ebene, nicht mit der Depersonalisierung assoziiert, so daß wir Hypothese 8 zurückweisen.

- Distanzierungsunfähigkeit, Verausgabungsbereitschaft und Depersonalisierung

Ebenso kann für diese Stichprobe ausgeschlossen werden, daß sich das Ausmaß der Depersonalisierung in Abhängigkeit von Distanzierungsunfähigkeit **und** Verausgabungsbereitschaft verändert. Die Hypothesen 11 und 11a sind deshalb abzulehnen.

Berufliche Kontrollbestrebungen und Einstellung zur eigenen Leistungsfähigkeit

- Distanzierungsunfähigkeit und Einstellung zur eigenen Leistungsfähigkeit

Die Distanzierungsunfähigkeit steht nur mit diesem Burnout-Faktor in Verbindung, wenn sie sich mit der Verausgabungsbereitschaft in einem Modell befindet. Da der Effekt unter Kontrolle des Alters und der Tätigkeitsdauer in der Klinik aufgehoben wird, weisen wir Hypothese 6 zurück.

- Verausgabungsbereitschaft und Einstellung zur eigenen Leistungsfähigkeit

Eine niedrige Verausgabungsbereitschaft hängt direkt mit einer schlechten Einstellung zur Leistungsfähigkeit zusammen ($p \leq 0,01$), womit sich Hypothese 9 bestätigt.

Wie Tabelle 24 zeigt, erhöht sich bei niedriger Verausgabungsbereitschaft das relative Risiko für eine schlechte Einstellung zur eigenen Leistungsfähigkeit um den Faktor 2,8.

Diese Einstellung variiert auch mit der Tätigkeitsdauer der Krankenschwestern in der betreffenden Klinik.

Wenn man eine Tätigkeitsdauer von weniger als einem Jahr als Referenzkategorie auswählt, ergibt sich folgendes Bild:

Ein bis zwei Jahre in dieser Klinik tätig zu sein, steht in keinem signifikanten Verhältnis mit der Einstellung zur Leistungsfähigkeit. Nach drei bis vier Jahren verfünffacht sich die Wahrscheinlichkeit für eine schlechte Einstellung dazu schon fast ($p \leq 0,05$) und nach fünf bis sechs Jahren verachtfacht sie sich sogar annähernd ($p \leq 0,001$). Die vergleichsweise großen Konfidenzintervalle dieser beiden Kategorien lassen auf große Varianzen schließen. Bei Krankenschwestern, die zum Befragungszeitpunkt mehr als sechs Jahre in dieser Klinik tätig waren, erhöht sich das Risiko, eine schlechte Einstellung zur eigenen Leistungsfähigkeit zu entwickeln gegenüber der Referenzgruppe nur noch um etwas mehr als das Dreifache ($p \leq 0,05$).

Das bedeutet, daß das Risiko bis zu einer Tätigkeitsdauer von bis zu sechs Jahren kontinuierlich ansteigt, um bei Krankenschwestern, die länger als sechs Jahre in dieser Klinik tätig sind, wieder abzunehmen.

TABELLE 24:

Verausgabungsbereitschaft und Tätigkeitsdauer in dieser Klinik:
Einstellung zur eigenen Leistungsfähigkeit (n=181)

Variable	Regressions-koeffizient	Standard-fehler	Multivariate Odds-Ratio	95% KI
niedr. Verausgab.	1,04**	0,36	2,83	1,39 - 5,77
Tätigkeitsdauer in dieser Klinik:				
< 1 Jahr			1,00	
1-2 Jahre	0,40 (n.s.)	0,71	1,50	0,37 - 6,01
3-4 Jahre	1,59*	0,64	4,88	1,39 - 17,07
5-6 Jahre	2,06***	0,62	7,87	2,32 - 26,64
> 6 Jahre	1,17*	0,57	3,23	1,06 - 9,83
Konstante	-3,19***	0,72		

p≤0,001***; p≤0,01**; p≤0,05*, p= nicht signifikant (n.s.)

- Distanzierungsunfähigkeit, Verausgabungsbereitschaft und Einstellung zur eigenen Leistungsfähigkeit

Die Einstellung zur eigenen Leistungsfähigkeit verändert sich in Abhängigkeit von der Distanzierungsunfähigkeit und der Verausgabungsbereitschaft, wenn sich nur die beiden Faktoren beruflicher Kontrollbestrebungen in einem Modell befinden. Hierbei ist der Effekt niedriger Verausgabungsbereitschaft stärker als der hoher Distanzierungsunfähigkeit. Diese Zusammenhänge werden jedoch aufgehoben unter Einbeziehung von weiteren Variablen. Wir weisen deshalb Hypothese 12 zurück.

Eine Interaktionsbeziehung zwischen Distanzierungsunfähigkeit und Verausgabungsbereitschaft hinsichtlich der drei Burnout-Faktoren wurde nicht offensichtlich, so daß auch Hypothese 12a nicht bestätigt werden kann.

6.6 Berufliche Gratifikationskrisen/Kontrollbestrebungen und Burnout

Wir haben in den bisherigen Ausführungen analysiert, ob und ggf. wie stark berufliche Gratifikationskrisen **oder** berufliche Kontrollbestrebungen (vgl. 1.1 und 1.2) unter Berücksichtigung von Kontrollvariablen mit den Burnout-Faktoren assoziiert sind. Nun wollen wir der Frage nachgehen, ob Gratifikationskrisen **und** berufliche Kontrollbestrebungen (vgl. 1.3) unter Kontrolle verschiedener demographischer und tätigkeitsbezogener Kriterien mit dem Burnout-Syndrom in Verbindung stehen.

Dazu wurden multivariate Analysen mit folgenden Ergebnissen durchgeführt:

<u>Emotionale Erschöpfung</u>

Hohe emotionale Erschöpfung steht in Zusammenhang mit beruflichen Gratifikationskrisen und hoher Distanzierungsunfähigkeit. Dieser Befund stimmt überein mit Hypothese 13.
Beim Vorhandensein eines Gratifikationsdefizits steigt die Wahrscheinlichkeit für starke Ausprägungen emotionaler Erschöpfung um mehr als das Dreieinhalbfache ($p \leq 0,001$). Bei hoher Distanzierungsunfähigkeit verdoppelt sie sich fast ($p \leq 0,1$) (vgl. Tab. 25).

TABELLE 25:
Gratifikationskrisen und Distanzierungsunfähigkeit: Emotionale Erschöpfung (n=169)

Variable	Regressions-koeffizient	Standard-fehler	Multivariate Odds-Ratio	95% KI
Gratifikationskrise	1,3***	0,34	3,67	1,88 - 7,16
hohe Distanzierungsunfäh.	0,59(*)	0,34	1,81	0,92 - 3,54
Konstante	-3,29***	0,72		

$p \leq 0,001$***; $p \leq 0,1$(*)

Depersonalisierung

Hohe Depersonalisierung ist assoziiert mit beruflichen Gratifikationskrisen, hoher Distanzierungsunfähigkeit und Vollzeitbeschäftigung. Damit hat sich Hypothese 14 bestätigt.
Bei Krankenschwestern mit Gratifikationskrisen verdoppelt sich die Wahrscheinlichkeit, von starker Depersonalisierung betroffen zu sein ($p \leq 0{,}05$). Hohe Distanzierungsunfähigkeit ($p \leq 0{,}05$) und Vollzeitbeschäftigung ($p \leq 0{,}1$) tragen dazu bei, daß sie sich jeweils mehr als verdoppelt (vgl. Tab. 26).

TABELLE 26:
Gratifikationskrisen, Distanzierungsunfähigkeit und Wochenarbeitszeit: Depersonalisierung (n=158)

Variable	Regressionskoeffizient	Standardfehler	Multivariate Odds-Ratio	95% KI
Gratifikationskrise	0,72*	0,35	2,06	1,04 - 4,07
hohe Distanzierungsunfäh.	0,85*	0,35	2,33	1,18 - 4,61
Wochenarbeitszeit:				
Vollzeitarbeit	0,85(*)	0,51	2,33	0,85 - 6,36
Teilzeitarbeit			1,00	
Konstante	-3,44***	0,83		

$p \leq 0{,}001$***; $p \leq 0{,}05$*; $p \leq 0{,}1$(*)

Einstellung zur eigenen Leistungsfähigkeit

Die Einstellung zur eigenen Leistungsfähigkeit ist unabhängig von beruflichen Gratifikationskrisen und beruflichen Kontrollbestrebungen. Hypothese 15 wird deshalb zurückgewiesen.

Interaktionen zwischen beruflichen Gratifikationskrisen und beruflichen Kontrollbestrebungen sind bzgl. keines Burnout-Faktors nachweisbar, so daß die Hypothesen 13a bis 15a abzulehnen sind.

6.7 Zusammenfassung

Das Ergebniskapitel wurde eröffnet mit einer Beschreibung der Stichprobe anhand verschiedener demographischer und tätigkeitsbezogener Aspekte, von beruflichen Gratifikationskrisen, von beruflichen Kontrollbestrebungen, des Burnout-Syndroms und des Bewältigungszustandes (vgl. 6.1.1 zusammenfassend).

Danach haben wir analysiert, welche von elf demographischen und tätigkeitsbezogenen Variablen jeweils in Zusammenhang mit den drei Burnout-Faktoren stehen (vgl. die Auflistung in 5.3 oder 6.2).

Sodann haben wir uns exkursorisch mit der Fragestellung beschäftigt, wie berufliche Kontrollbestrebungen bei Krankenschwestern aus einer zeitlichen Perspektive gestaltet sein könnten. Dabei hat sich der Eindruck gebildet, daß der in der Bewältigungskarriere antizipierte Verlauf sich in der Krankenpflege sozusagen im Zeitraffer vollzieht.

Wir haben danach bi- und multivariate Analysen durchgeführt unter der Fragestellung, ob und ggf. in welchem Ausmaß berufliche Gratifikationskrisen und/oder Kontrollbestrebungen mit starkem Burnout einhergehen. Bei den multivariaten Analysen haben wir die entsprechenden Kontrollvariablen einbezogen.
Die zentralen Ergebnisse werden hier komprimiert dargestellt.

- Berufliche Gratifikationskrisen und Burnout

Krankenschwestern mit beruflichen Gratifikationskrisen leiden häufiger unter starker emotionaler Erschöpfung und haben häufiger hohe Ausprägungen der Depersonalisierung als solche ohne Gratifikationskrisen. Die emotionale Erschöpfung ist zusätzlich abhängig vom Alter, die Depersonalisierung von der Wochenarbeitszeit.
Berufliche Gratifikationskrisen stehen nicht in Verbindung mit der Einstellung zur eigenen Leistungsfähigkeit.

- Berufliche Kontrollbestrebungen und Burnout

Hohe Distanzierungsunfähigkeit geht sowohl mit starker emotionaler Erschöpfung als auch mit starker Depersonalisierung einher. Depersonalisierung ist auch in dieser Konstellation assoziiert mit der Wochenarbeitszeit.

Bei niedriger Verausgabungsbereitschaft ist die Einstellung der Krankenschwestern zur eigenen Leistungsfähigkeit schlecht. Außerdem ist sie abhängig von der Tätigkeitsdauer in der Klinik.

Interaktionseffekte zwischen beiden Faktoren beruflicher Kontrollbestrebungen sind hinsichtlich Burnout nicht feststellbar.

- Berufliche Gratifikationskrisen/Kontrollbestrebungen und Burnout

Nachdem wir überprüft hatten, ob Burnout in Zusammenhang steht mit beruflichen Gratifikationskrisen **oder** beruflichen Kontrollbestrebungen, haben wir analysiert, ob Burnout auch verbunden ist mit Gratifikationskrisen **und** Kontrollbestrebungen.

Es zeigte sich, daß emotionale Erschöpfung und Depersonalisierung mit beruflichen Gratifikationskrisen **und** Distanzierungsunfähigkeit assoziiert sind. Das Ausmaß der Depersonalisierung verstärkt sich hier wiederum zusätzlich bei Vollzeitbeschäftigung.

Berufliche Gratifikationskrisen **und** berufliche Kontrollbestrebungen stehen in keinem Verhältnis mit der Einstellung zur eigenen Leistungsfähigkeit.

Interaktionen zwischen beruflichen Gratifikationskrisen und Kontrollbestrebungen wurden in bezug auf das Burnout-Syndrom nicht nachgewiesen.

7 Exkurs: Vergleich mit einer alternativen Analysestrategie

Bakker und Schaufeli haben den von uns erhobenen und aufbereiteten Datensatz erneut ausgewertet (vgl. Bakker et al. in press) und dabei in komprimierter Form die in dieser Arbeit formulierten Hypothesen zugrundegelegt.

Drei Fälle wurden im Vorfeld aussortiert wegen zahlreicher fehlender Werte, so daß ihre Auswertungen auf einer Stichprobe von 204 Krankenschwestern basieren.

Ihre Ergebnisse bestätigen, daß bei Krankenschwestern mit einem Ungleichgewicht von Anforderungen und Belohnungen („effort reward imbalance", ERI) die Faktoren emotionale Erschöpfung und Depersonalisierung stärker ausgeprägt sind als bei solchen ohne ERI bzw. Gratifikationskrisen (vgl. Killmer 1997).

Des weiteren weisen sie Interaktionseffekte zwischen ERI und Distanzierungsunfähigkeit hinsichtlich emotionaler Erschöpfung und der Einstellung zur eigenen Leistungsfähigkeit nach, die in unseren Analysen nicht offensichtlich wurden.

Wir führen letzteres auf voneinander verschiedene Vorgehensweisen bei der Operationalisierung des Belastungsquotienten und den Auswertungen zurück, die nun im wesentlichen dargelegt werden:

- Bei der Bildung des Belastungsquotienten legen Bakker & Schaufeli u.a. Items zugrunde, die in unsere Faktorenanalysen nicht einbezogen wurden. So kann das Item „Wie würden Sie Ihre finanzielle Situation im allgemeinen beschreiben?„ schon aus theoretischer Sicht nicht als Schätzmaß für berufsbezogene Belohnung verwendet werden. Ein anderes Item („Den ganzen Tag mit Menschen zu arbeiten, ist wirklich eine Strapaze für mich.") haben wir nicht als Anforderungsitem aufgenommen, weil es inhaltlich sehr stark einem Item des MBI („Kommt es vor, daß Sie sich durch die Patienten und ihre Probleme stark belastet fühlen?") ähnelt. Weitere Items erreichten zu geringe Faktorladungen, so daß sie nicht in die Anforderungs- bzw. Belohnungsskala aufgenommen werden konnten, wie z.B. die Frage, inwieweit zu wenig Verantwortung belastet.
D.h. bei Bakker & Schaufeli gehen einerseits Items in den Belastungsquotienten ein, die in unserer Untersuchung entweder von vornherein oder später bei der Faktorenanalyse aussortiert wurden. Andererseits fehlen Items, die wichtige Anforderungs- bzw. Belohnungskriterien erfassen, wie z.B. die Frage: „Kommt es vor, daß Sie das Gefühl haben, daß Ihre Arbeit von den Patienten nicht anerkannt wird?".

Folglich stimmen die dem Belastungsquotienten jeweils zugrundeliegenden Variablen nur teilweise überein.
Die Werte für die innere Konsistenz der Skalen, die in unserer Studie günstiger sind, sprechen eindeutig für unsere Vorgehensweise bei der Skalenbildung. Der Wert für Cronbachs Alpha liegt sowohl für die Anforderungsskala als auch für die Belohnungsskala mit einer Differenz von 0,07 jeweils höher als bei Bakker und Schaufeli.

- In unserer Arbeit wurden die drei Burnout-Variablen dichotomisiert und im Rahmen des Verfahrens der logistischen Regression unter Einfluß von mehreren unabhängigen Variablen (berufliche Gratifikationskrisen, beide Faktoren beruflicher Kontrollbestrebungen, mehrere Kontrollvariablen) untersucht.

Bakker und Schaufeli haben die drei Burnout-Faktoren mit Hilfe von zweifaktoriellen Varianzanalysen unter Berücksichtigung von nur zwei unabhängigen Variablen, nämlich ERI und Distanzierungsunfähigkeit, untersucht. Hierzu ist kritisch anzumerken, daß zwei der drei abhängigen Variablen (Depersonalisierung und Einstellung zur eigenen Leistungsfähigkeit) nicht normalverteilt sind und somit hierbei die Voraussetzungen zur Anwendung der Varianzanalyse fehlen (Zöfel 1992, S.166; Backhaus et al. 1994, S.85).

Auch wenn nicht alle Ergebnisse der Auswertungen von Bakker und Schaufeli und unserer Untersuchung übereinstimmen, spricht die Tatsache, daß der Zusammenhang zwischen einem Ungleichgewicht von Anforderungen und Belohnungen einerseits und den beiden Burnout-Faktoren emotionale Erschöpfung und Depersonalisierung andererseits, sich trotz unterschiedlicher Herangehensweisen nun auch bei Bakker und Schaufeli herauskristallisiert hat, für dessen Robustheit. Dieser Befund unterstreicht in besonderer Weise die Bedeutung des Modells beruflicher Gratifikationskrisen nach Siegrist et al. für die Erklärung des Burnout-Geschehens, was uns ermutigt, die Forschungsaktivitäten in der eingeschlagenen Richtung zu intensivieren.

Zuvor wollen wir jedoch die wichtigsten Ergebnisse unserer bisherigen Forschungsaktivitäten zusammenfassend diskutieren.

8 Diskussion und Zusammenfassung der Ergebnisse

Seit Mitte der achtziger Jahre wird das Burnout-Syndrom in Deutschland als zentrales Problem insbesondere helfender Berufe immer mehr in das Licht der Öffentlichkeit gerückt. Auch in der Krankenpflege, einem der ältesten und typischsten Helferberufe, ist diese Problematik bekannt. Sie ist sicherlich nicht neu, aber sie ist aus verschiedenen Gründen heutzutage bekannter und möglicherweise brisanter als zu früheren Zeiten.

Wir haben dies im theoretischen Teil unserer Arbeit im wesentlichen auf eine Entwicklung zurückgeführt, die dahin geht, daß sich die Schere zwischen Anforderungen und Belohnungen in der Krankenpflege immer mehr öffnet. Dabei stehen hohe Anforderungen niedrigen Belohnungen gegenüber. Diese Sichtweise wird unterstützt durch unsere theoretische Analyse des Verhältnisses zwischen krankenpflegerischen Anforderungen und Belohnungen, die offenbart hat, daß die Krankenpflege derzeit wohl kein lohnenswerter Beruf ist.

Siegrist et al. konstatieren in ihrem Modell beruflicher Gratifikationskrisen, daß ein solches Überwiegen der Anforderungen gegenüber den Belohnungen, wenn es länger anhält, zur beruflichen Gratifikationskrise führt.

In der Burnout-Forschung, deren wichtigste theoretische Ansätze wir im ersten Teil diskutiert haben, wird implizit oder explizit weitgehend unterstellt, Burnout werde durch Gratifikationskrisen verursacht.

Auch Siegrist et al. (Matschinger et al. 1986, S.105) sind durch ihre industriesoziologischen Forschungen zu dieser Überzeugung gelangt. Dabei berücksichtigen sie insbesondere den Einfluß beruflicher Kontrollbestrebungen als intrapsychisches Bewältigungsmuster beruflicher Anforderungen und Teilaspekt des soziologischen Modells beruflicher Gratifikationskrisen.

Die offensichtlich enge Verknüpfung zwischen beruflichen Gratifikationskrisen, beruflichen Kontrollbestrebungen und Burnout hat uns dazu bewogen, das Modell beruflicher Gratifikationskrisen und verschiedene Burnout-Ansätze miteinander in Verhältnis zu setzen.

Nach diesem theoretischen Vergleich im ersten Teil unserer Arbeit haben wir uns den Überlegungen von Siegrist et al. wie auch zahlreicher Burnout-Forscher angeschlossen und formuliert:

Berufliche Gratifikationskrisen/berufliche Kontrollbestrebungen tragen zum Ausbrennen bei.

Ein konstruiertes Fallbeispiel zu Beginn unserer Arbeit verdeutlicht diese Zusammenhänge exemplarisch.

Bisher liegt jedoch keine empirische Untersuchung vor, in der diese Annahmen überprüft werden. Dies wäre auch nur im Rahmen einer breit angelegten Längsschnittuntersuchung möglich. Da eine solche kostenintensive Studie außerhalb des Bereichs unserer Möglichkeiten liegt, haben wir eine Querschnittuntersuchung durchgeführt, anhand derer allerdings keine Kausalzusammenhänge aufgedeckt werden können.

Deshalb mußten wir uns auf die Fragestellung beschränken, ob berufliche Gratifikationskrisen und/oder berufliche Kontrollbestrebungen mit starken Ausprägungen des Burnout-Syndroms einhergehen. Diese Fragestellung wurde an einer Stichprobe von 207 Krankenschwestern eines Universitätsklinikums überprüft. Die Quintessenz der Ergebnisse unserer schriftlichen Befragung wollen wir wiedergeben:

Besonders bemerkenswert ist zunächst, daß sich fast 40% der befragten Krankenschwestern zum Befragungszeitpunkt in einer beruflichen Gratifikationskrise befanden. Dieser Prozentsatz ist deutlich höher als in den meisten anderen Studien. Und auch das Burnout-Syndrom ist in unserer Stichprobe vergleichsweise stark ausgeprägt. Nur die Ausprägung des Faktors Distanzierungsunfähigkeit der beruflichen Kontrollbestrebungen liegt etwas unter dem Durchschnitt. Die Verausgabungsbereitschaft konnte nicht verglichen werden, weil entsprechende Referenzwerte fehlen.

Unsere Analysen zur Beantwortung der forschungsleitenden Fragestellung zeigen im wesentlichen die folgenden Resultate:

Berufliche Gratifikationskrisen **und** berufliche Kontrollbestrebungen stehen in Zusammenhang mit emotionaler Erschöpfung und Depersonalisierung. D.h. in Abhängigkeit von dieser Konstellation variieren zwei von drei Burnout-Faktoren. Ein Interaktionseffekt zwischen Gratifikationskrisen und Kontrollbestrebungen konnte in unserer Studie nicht nachgewiesen werden.

Die Einstellung zur eigenen beruflichen Leistungsfähigkeit ist zwar assoziiert mit der Verausgabungsbereitschaft der beruflichen Kontrollbestrebungen, nicht aber mit beruflichen Gratifikationskrisen.

Da im Rahmen unserer Querschnittstudie keine verbindlichen Aussagen getroffen werden können über die Verursachung von Burnout wollen wir uns im folgenden darauf beschränken, Erklärungsmöglichkeiten zu entwickeln.

Dabei werden die beiden Burnout-Faktoren emotionale Erschöpfung und Depersonalisierung getrennt von der Einstellung zur eigenen Leistungsfähigkeit behandelt. Wir orientieren uns diesbezüglich an Schaufeli et al. (1996, S.235; vgl. auch Maslach & Jackson 1986), die feststellen, eine schlechte Einstellung zur eigenen Leistungsfähigkeit entwickele sich unabhängig von den beiden anderen Burnout-Faktoren. Dies kommt nicht zuletzt darin zum Ausdruck, daß emotionale Erschöpfung und Depersonalisierung eine mittlere Korrelation zeigen, wogegen die Einstellung zur eigenen Leistungsfähigkeit jeweils nur gering mit diesen beiden Skalen korreliert ist (vgl. dazu auch Enzmann et al. 1995, S.136). Green et al. (1991, zit. n. Keijsers et al. 1995, S.515) interpretieren deshalb emotionale Erschöpfung und Depersonalisierung als Kern der Burnout-Skala.

Emotionale Erschöpfung und Depersonalisierung
Unsere Erkenntnisse über Zusammenhänge zwischen beruflichen Gratifikationskrisen und emotionaler Erschöpfung sowie Depersonalisierung stimmen tendenziell überein mit den Ergebnissen niederländischer Studien, die signifikante Zusammenhänge zwischen einem Mangel an Reziprozität und Burnout u.a. bei Krankenschwestern offenbarten (Schaufeli & Janczur 1994; Van Yperen et al. 1992; zit. n. Schaufeli et al. 1996, S.226).

In unserer Untersuchung konnte belegt werden, daß starke Ausprägungen von emotionaler Erschöpfung und Depersonalisierung nicht nur mit beruflichen Gratifikationskrisen, sondern auch mit hoher Distanzierungsunfähigkeit einhergehen. Gratifikationskrisen und Distanzierungsunfähigkeit sind hinsichtlich der beiden Burnout-Faktoren allerdings unterschiedlich gewichtet. Während die emotionale Erschöpfung primär mit beruflichen Gratifikationskrisen assoziiert ist, hängt die Depersonalisierung geringfügig stärker mit Distanzierungsunfähigkeit als mit Gratifikationskrisen zusammen.

Ohne diese unterschiedlichen Gewichtungen diskutieren zu wollen, werden wir uns zunächst in Erklärungsversuchen den Verbindungen zwischen Gratifikationskrisen/Kontrollbestrebungen und emotionaler Erschöpfung annähern.

- Emotionale Erschöpfung und Gratifikationskrisen/Distanzierungsunfähigkeit
Die emotionale Erschöpfung ist beim Vorhandensein beruflicher Gratifikationskrisen in unserer Studie vermutlich deshalb hoch, weil die sozio-emotionalen Belohnungen die hohen Anforderungen nicht ausgleichen können. Diese Erklärung befindet sich in einer Linie mit einem weitverbreiteten Interpretationsansatz zur Verursachung der emotionalen Erschöpfung. Er ist dahin gehend spezifiziert, daß Helfer, die auf der zwischenmenschlichen Ebene sehr viel geben und zu wenig dafür zurückbekommen, sich als Folge dieses Ungleichgewichts emotional erschöpft fühlen (vgl. Buunk & Schaufeli 1993, S.226; Leiter & Maslach 1988, zit. n. Schaufeli, Maslach & Marek 1993, S.28). Andererseits ist auch der Umkehrschluß nachvollziehbar, daß stark emotional erschöpfte Krankenschwestern wegen ihres Zustandes weniger leisten können und deshalb noch weniger sozio-emotional belohnt werden als Krankenschwestern, die weniger emotional erschöpft sind.

Der Zusammenhang zwischen Distanzierungsunfähigkeit und emotionaler Erschöpfung, der demgegenüber deutlich schwächer ist, könnte folgendermaßen begründet werden: Die mit der Arbeit verknüpften hohen Anforderungen führen bei Krankenschwestern mit hohen beruflichen Kontrollbestrebungen zu einer stark ausgeprägten Unfähigkeit, sich von beruflichen Belangen zu distanzieren. Da Regenerationsmöglichkeiten folglich nur unzureichend wahrgenommen werden können, steigert sich mit hoher Distanzierungsunfähigkeit auch die emotionale Erschöpfung (vgl. die Annahmen zur Bewältigungskarriere von Matschinger et al. 1986 und Siegrist et al. 1987; zum Syndrom emotionaler Erschöpfung s. auch Appels 1980, 1983).

- Depersonalisierung und Distanzierungsunfähigkeit/Gratifikationskrisen

Hohe Distanzierungsunfähigkeit ist möglicherweise mit starker Depersonalisierung assoziiert, weil Krankenschwestern, die innerlich sehr schlecht Abstand zu ihrer menschenbezogenen Tätigkeit halten können, die daraus resultierende psychosoziale Dauerbelastung bewältigen, indem sie Patienten zu Objekten degradieren und darüber letztlich Distanz schaffen.

Das Verhältnis zwischen beruflichen Gratifikationskrisen und ausgeprägter Depersonalisierung, das im Vergleich dazu etwas geringer ausgeprägt ist, könnte so erklärt werden: Krankenschwestern erschöpfen sich als Folge eines empfundenen Mißverhältnisses zwischen Investitionen und Gewinn zunächst emotional. Depersonalisierung resultiert dann aus dem Versuch, ein Gleichgewicht herzustellen, indem sie den Patienten sozio-emotionale Leistungen vorenthalten (vgl. Leiter & Maslach 1988, zit. n. Schaufeli, Maslach & Marek 1993, S.28, S.244; Maslach 1993; Schaufeli & Janczur 1994; Schaufeli et al. 1996, S.227). Depersonalisierung wäre demnach eine Bewältigungsstrategie, die zur Anwendung kommt, wenn Krankenschwestern infolge beruflicher Gratifikationskrisen emotional erschöpft sind. Es ist umgekehrt aber auch durchaus denkbar, daß ein Defizit an sozio-emotionaler Belohnung entsteht bzw. sich verstärkt, wenn Krankenschwestern sich depersonalisierend gegenüber Patienten verhalten. Denn eine solche Verhaltensweise wird in den seltensten Fällen mit Anerkennung honoriert.

Die Beziehungen zwischen beruflichen Gratifikationskrisen/beruflichen Kontrollbestrebungen und Burnout wurden kontrolliert für verschiedene demographische und tätigkeitsbezogene Aspekte. Dabei zeigte sich, daß das Alter (neben beruflichen Gratifikationskrisen) hinsichtlich der emotionalen Erschöpfung relevant ist und die Wochenarbeitszeit (in Kombination mit Gratifikationskrisen und/oder Distanzierungsunfähigkeit) bzgl. der Depersonalisierung. Wir wollen diese Zusammenhänge nun präzisieren und mögliche Interpretationen entwickeln.

- Emotionale Erschöpfung und Alter

Bei den von uns befragten Krankenschwestern waren die 25- bis 29-jährigen am stärksten emotional erschöpft, welches zugleich die Gruppe mit dem höchsten Anteil an beruflichen Gratifikationskrisen ist. Diese Ergebnisse deuten auf eine Kumulation von Stressoren hin, die bereits in jungen Jahren, relativ früh in der beruflichen Laufbahn, ihren Höhepunkt erreicht und infolge mißglückter Bewältigung ihren Ausdruck in emotionaler Erschöpfung findet.

Der Rückgang emotionaler Erschöpfung in älteren Gruppen mag in erster Linie darauf zurückzuführen sein, daß stark davon betroffene Krankenschwestern frühzeitig aus dem Beruf ausscheiden. Aber auch eine Verbesserung der Arbeitsbedingungen in späteren Jahren einhergehend mit der Aneignung von Berufserfahrung und effektiven Coping-Strategien, wie z.b. der Reduzierung sozio-emotionaler Belohnungserwartungen, können dabei eine Rolle spielen.

Unsere Erkenntnis, daß die emotionale Erschöpfung, nach einem Höhepunkt bei den 25- bis 29-jährigen, mit zunehmendem Alter abnimmt, wird in der Burnout-Forschung insofern weitgehend bestätigt, als ältere Krankenschwestern generell seltener von Burnout-Erfahrungen betroffen sind (z.B. van Servellen & Leake 1993). Vereinzelt gibt es aber auch Untersuchungen, die den gegenläufigen Trend unterstützen (so auch Schaufeli & Van Dierendonck 1995).

- Depersonalisierung und Wochenarbeitszeit

Aus anderen Studien ist bekannt, daß Burnout mit der Zeit zunimmt, die in Patientenkontakt verbracht wird (Cronin-Stubbs & Brophy 1995, zit. n. Bakker et al. in press). Bezogen auf die Wochenarbeitszeit leiten wir daraus ab, daß Krankenschwestern, die ganztags tätig sind, häufiger mit Patienten zu tun haben, als solche, die halbtags tätig sind. D.h. sie sind patientenbezogenen Stressoren über längere Zeiträume ausgesetzt. Um die Stressoren im Umgang mit Patienten zu reduzieren, behandeln ganztags beschäftigte Krankenschwestern Patienten eher als unpersönliche Objekte. Unsere Ergebnisse bestätigen diese Annahme insofern, als sich bei Vollzeitbeschäftigung die Depersonalisierung verstärkt.

<u>Einstellung zur eigenen Leistungsfähigkeit</u>

Die von Schaufeli et al. festgestellte Tendenz der Trennung zwischen der Einstellung zur eigenen Leistungsfähigkeit und den beiden anderen Burnout-Faktoren reproduziert sich in unserer Studie: Während emotionale Erschöpfung und Depersonalisierung mit beruflichen Gratifikationskrisen einhergehen, ist die Einstellung zur eigenen Leistungsfähigkeit eindeutig unabhängig davon. Ganz entgegen den Resultaten von Schaufeli et al. (1996, S.235) können wir jedoch zwischen diesem Burnout-Faktor und mangelnder sozialer Unterstützung keine Beziehung feststellen. Auch hinsichtlich der beruflichen Kontrollbestrebungen unterscheidet er sich von den beiden anderen Burnout-Faktoren: Emotionale Erschöpfung und Depersonalisierung stehen primär in Verbindung mit der Distanzierungsunfähigkeit. Bezüglich der Einstellung zur eigenen Leistungsfähigkeit ist die Verausgabungsbereitschaft von größerem Interesse.

Entsprechend variiert die Einstellung zur eigenen Leistungsfähigkeit mit der Verausgabungsbereitschaft und zusätzlich mit der Tätigkeitsdauer in der Klinik:

- Einstellung zur Leistungsfähigkeit und Verausgabungsbereitschaft

Der Zusammenhang zwischen niedriger Verausgabungsbereitschaft und einer schlechten Einstellung zur eigenen Leistungsfähigkeit könnte darin begründet sein, daß ein gesellschaftlich vermittelter hoher Anspruch an die eigene Arbeitsleistung bei niedriger Verausgabungsbereitschaft nicht mehr erfüllt werden kann. Eine schlechte Einstellung zur eigenen Leistungsfähigkeit könnte wiederum demotivierend wirken und die Verausgabungsbereitschaft weiter reduzieren. Wahrscheinlich zeichnet sich hier eine Wechselwirkung ab, die in einer Art Teufelskreis dazu führt, daß die Einstellung zur eigenen Leistungsfähigkeit, ähnlich wie im Kreislauf der Desillusionierung von Edelwich & Brodsky (1984) (vgl. Teil I, 3.2.1.3), mit der Zeit immer schlechter wird.

- Einstellung zur Leistungsfähigkeit und Tätigkeitsdauer in der Klinik

Dieser Eindruck scheint sich zu bestätigen bei Betrachtung des Verhältnisses zwischen der Tätigkeitsdauer in der Klinik und der Einschätzung eigener Leistungsfähigkeit, weil letztere sich mit zunehmender Tätigkeit in der Klinik bei Krankenschwestern sukzessive verschlechtert. Der Befund stimmt überein mit van Servellen & Leake (1993, S.173), in deren Studie Krankenschwestern mit längerer Berufserfahrung (insgesamt und an der aktuellen Arbeitsstelle) eine schlechtere Einstellung zur eigenen Leistungsfähigkeit hatten. In unserer Untersuchung verbesserte sich diese Einstellung allerdings bei denen wieder, die mehr als sechs Jahre in der Klinik tätig waren. Diese Gruppe ist als Ausnahme anzusehen, insofern als sich hier vermutlich ein Selektionseffekt zeigt: Somit wären in dieser Kategorie Krankenschwestern überrepräsentiert, die sehr robust gegenüber Umwelteinflüssen reagieren, was erklären würde, daß sie eine gute Einstellung zur eigenen Leistungsfähigkeit aufrechterhalten bzw. erwerben konnten. Denn während sich bei den Krankenschwestern, die bis zu sechs Jahren in der Klinik arbeiteten, diese Einstellung wahrscheinlich in Abhängigkeit von negativen Bedingungen in der Klinik kontinuierlich verschlechtert hat, wäre es durchaus denkbar, daß die dort am längsten tätige Gruppe relativ unabhängig von diesen Randbedingungen war bzw. sie konstruktiv verarbeitet hat.

Wohl wissend, daß es weitere Erklärungen für die in unserer Befragung offengelegten Beziehungen zwischen beruflichen Gratifikationskrisen, beruflichen Kontrollbestrebungen, Alter, Wochenarbeitszeit, Tätigkeitsdauer in der Klinik und Burnout gibt, beschränken wir uns im Rahmen unserer Arbeit auf die bisher dargelegten.

Mit der Zielsetzung, die Aussagekraft zukünftiger empirischer Ergebnisse zu verstärken, wenden wir uns nun methodischen Punkten zu, die in weiteren Untersuchungen berücksichtigt bzw. modifiziert werden sollten.

Zunächst sind Modifikationen hinsichtlich der Repräsentativität der Stichprobe wünschenswert. So ist unsere Stichprobe zwar altersmäßig für die Grundgesamtheit der Klinik repräsentativ, in der die Befragung durchgeführt wurde, nicht aber für deutsche Verhältnisse. Diesbezüglich ist in unserer Stichprobe eine Überrepräsentanz junger Krankenschwestern und damit verbunden eine Unterrepräsentanz teilzeitarbeitender Krankenschwestern zu verzeichnen, weil Teilzeitarbeit häufiger von älteren Krankenschwestern geleistet wird. Da Vollzeitbeschäftigte stärker belastet sind als Teilzeitbeschäftigte, resultiert daraus eine Überschätzung des Burnout-Syndroms in unserer Stichprobe.

Die vergleichsweise hohen Ausprägungen von emotionaler Erschöpfung und Depersonalisierung, aber auch die schlechte Einstellung zur eigenen Leistungsfähigkeit mögen jedoch nur teilweise damit zu erklären sein. Hinzu kommt, daß die Befragten in einer Universitätsklinik arbeiten, wo die Bedingungen generell streßreicher sind als in anderen Kliniken. Möglicherweise wurde diese Situation weiter verschärft durch einen spezifischen innerbetrieblichen Belastungskontext, dem die Krankenschwestern zum Zeitpunkt der Befragung ausgesetzt waren.

Um zukünftig solche Stichprobeneffekte zu verringern, sind Untersuchungen an verschiedenen Kliniken erforderlich, die einen repräsentativen Querschnitt der Kliniklandschaft in Deutschland abbilden.

Eine zusätzliche Einschränkung unserer Studie resultiert aus den beträchtlich reduzierten Fallzahlen in den bivariaten und insbesondere in den multivariaten Analysen. So gingen in manche der logistischen Regressionen nur noch etwa drei Viertel der Stichprobe von 207 Krankenschwestern ein. Eine Fehlerkontrolle anhand von Kreuztabellen und dem Chi-Quadrat-Test ergab jedoch keine signifikanten Unterschiede zwischen den verbleibenden Fällen und den aufgrund von Fehlitems ausgesonderten Fällen bzgl. der Verbindungen zwischen beruflichen Gratifikationskrisen/Kontrollbestrebungen und dem Alter sowie den drei Burnout-Faktoren.

Dennoch wäre es für die Zukunft wünschenswert, im Rahmen einer größer angelegten Untersuchung, die Teilnehmerzahl der Befragten zu steigern, so daß Fragebögen ab einer gewissen Anzahl von Fehlitems von den Analysen ausgenommen werden könnten, ohne die Fallzahlen übermäßig zu schmälern.

Mit einer umfangreicheren Stichprobe würden sich auch die Voraussetzungen für die Testung von Interaktionseffekten mittels logistischer Regressionen verbessern, so daß möglicherweise doch Interaktionseffekte nachgewiesen werden könnten.

Weitere Anregungen beziehen sich im wesentlichen auf das Maslach Burnout Inventory (MBI) und die Operationalisierung beruflicher Gratifikationskrisen:
Das MBI ist ein valides und reliables Burnout-Instrument, das weltweit eingesetzt wird und dessen Faktorvalidität und Reliabilität auch in unserer Untersuchung bestätigt werden konnten. Allerdings wurde noch nicht hinlänglich empirisch überprüft, ob mit Hilfe des MBI arbeitsbezogene Einstellungen und Befindlichkeiten erhoben werden, die sich vor dem Hintergrund einer Bewältigungskarriere verändern, wie es in der Burnout-Forschung weitgehend angenommen wird, oder ob es sich um ein Zustandskonzept handelt.

Wir empfehlen deshalb, das MBI bzgl. dieser Fragestellung in Längsschnittuntersuchungen zu testen, wo zwischen den einzelnen Erhebungen mindestens einjährige Abstände liegen.

Obwohl das Ausbrennen nicht notwendigerweise zu pathologischen Prozessen führen muß, wäre in zukünftigen Studien auch der Einsatz objektiver Meßinstrumente zur Erhebung des Gesundheitszustandes sinnvoll. Langfristig ist darauf hinzuwirken, ein diagnostisches Burnout-Instrument als Voraussetzung für klinische Forschungen auf diesem Gebiet zu entwickeln. Insbesondere werden valide Kriterien benötigt, um die Schnittpunkte für den jeweiligen Schweregrad der drei Burnout-Faktoren festzulegen.

Berufliche Gratifikationskrisen wurden in unserer Untersuchung auf der Grundlage detaillierter Analysen operationalisiert als Belastungsquotient, der größer ist als eins. Der Belastungsquotient wurde jedoch nicht anhand der Originalmaße ermittelt, sondern mit Hilfe von Werten, denen nur eine näherungsweise Schätzung der extrinsischen Anforderungen und Belohnungen des Gratifikationskrisenmodells zugrundeliegt.

Es sind deshalb dringend repräsentative Untersuchungen erforderlich, in denen ein Befragungsinstrument eingesetzt wird, das auf dem neu entwickelten Fragebogen zum Gratifikationskrisenmodell basierend die spezifische Gratifikationssituation von Krankenschwestern erfaßt.

Wie wir bereits beim theoretischen Vergleich des Modells beruflicher Gratifikationskrisen mit verschiedenen Burnout-Ansätzen angeregt haben, sind in der Burnout-Forschung auf der Gratifikationsseite Statuskontrolle und Bezahlung stärker einzubeziehen als bisher. Nur so kann überprüft wer-

den, ob bei der Herausbildung des Burnout-Syndroms Defizite in sozio-emotionaler Belohnung demgegenüber wichtiger sind, wie weitgehend angenommen wird.
Analog dazu stellt Pines (1993, S.39) fest, von Burnout seien meistens Personen betroffen, denen ihre Entlohnung anfänglich nicht so wichtig ist. Fischer (1983) vertritt sogar die Auffassung, Helfer erbrächten ihre Arbeitsleistung unabhängig von der Bezahlung, nur um ihren eigenen Selbstwert über die mit der helfenden Tätigkeit verbundenen Omnipotenzgefühle zu steigern. Im allgemeinen herrscht jedoch die Auffassung vor, daß Gehalt und Statuskontrolle wichtiger werden, nachdem die sozio-emotionalen Belohnungserwartungen nachhaltig frustriert wurden (vgl. dazu den Kreislauf der Desillusionierung nach Edelwich & Brodsky 1984).

In unserer Untersuchung nehmen die sozio-emotionalen Belohnungen im Relevanzsystem der befragten Krankenschwestern einen hohen Stellenwert ein. So konnten sich bei der Ermittlung des Belastungsquotienten auf der Gratifikationsseite nur sozio-emotionale Belohnungen durchsetzen. Zur Überprüfung dieses teststatistischen Befundes haben wir die Belohnungsitems, die nicht in den Belastungsquotienten aufgenommen werden konnten, mit den drei Burnout-Faktoren korreliert. Dabei wurde die vorherrschende Bedeutung sozio-emotionaler Belohnungen bestätigt.

Die Relevanz sozio-emotionaler Belohnungen in unserer Studie kann geschlechts-, berufs- und altersspezifisch begründet werden.

- Geschlechtsspezifisches Argument: Für Frauen sind Bezahlung und Statuskontrolle weitaus weniger wichtig als sozio-emotionale Belohnung.
- Berufsspezifisches Argument: Für Krankenpflegepersonal, und insbesondere für Krankenschwestern, ist die sozio-emotionale Belohnung eine zentrale Berufsmotivation.
- Altersspezifisches Argument: In unserer Stichprobe sind junge Krankenschwestern überrepräsentiert, die dem Gehalt und der Statuskontrolle noch keine so große Bedeutung beimessen. Eine solche Einstellung mag auch darin begründet sein, daß sie seltener verheiratet sind und seltener Kinder haben als ältere Krankenschwestern, denen die Bezahlung und langfristige Sicherheiten tendenziell wichtiger sind als persönliche Erfüllung (vgl. Maslach & Jackson 1985, S.850).

Die Kriterien Geschlecht, Beruf und Alter können auch gemeinsam das Überwiegen sozio-emotionaler Belohnungsitems in der Belohnungsskala begünstigt haben, was naheliegend ist, weil sie ohnehin nicht scharf gegeneinander abzugrenzen sind.

Wir beenden unseren Exkurs zum Stellenwert sozio-emotionaler Belohnungen in helfenden Berufen im allgemeinen und in unserer Krankenschwestern-Stichprobe im besonderen, indem wir noch einmal die Empfehlung unterstreichen, statusbezogene und monetäre Belohnungen künftig auch in weitere Studien zur Erklärung des Burnout-Phänomens in helfenden Berufen zu integrieren.

In einem Gratifikationskrisenmodell, das sich an pflegerischer Arbeit orientiert, wird außerdem zu berücksichtigen sein, daß neben dem Bewältigungsstil 'berufliche Kontrollbestrebungen' weitere persönliche Einstellungen, wie v.a. die Berufsmotivation, einen Einfluß darauf haben, ob sich berufliche Gratifikationskrisen und Burnout herausbilden. Die Entwicklung persönlicher Einstellungen kann nur vor dem Hintergrund eines zeitlichen Kontinuums abgebildet werden, was ein Längsschnittdesign erfordert. Darin sollten berufliche Kontrollbestrebungen von Krankenschwestern schon mit Beginn der Ausbildung in kurzen Abständen erfaßt werden, weil die Bewältigungskarriere wahrscheinlich schon während der Ausbildungszeit eingeleitet wird. Analog dazu legen Ergebnisse einer schriftlichen Befragung von Knoben & Wolff (1994) nahe, daß das Ausbrennen in der Ausbildung beginnt.

Überschneidungen zwischen dem Konstrukt 'berufliche Kontrollbestrebungen' und dem Burnout-Konzept könnten in diesem Zusammenhang ggf. aufgedeckt und analysiert werden. Dabei wäre auch die Rolle erlernter Hilflosigkeit näher zu bestimmen (vgl. Siegrist 1996, S.110).

Im Anschluß an unsere Anregungen zur Modifikation zukünftiger Untersuchungen wollen wir nun den Stellenwert des Gratifikationskrisenmodells in der Burnout-Forschung im allgemeinen verdeutlichen, um davon ausgehend seine Bedeutung für unsere Studie zum Burnout-Syndrom bei Krankenschwestern im besonderen hervorzuheben.

Das sozialwissenschaftliche Modell nach Siegrist et al. bietet die Möglichkeit, sozialpsychologische, arbeitssoziologische, sozio-ökonomische, streßphysiologische und sozialepidemiologische Herangehensweisen für die Burnout-Forschung fruchtbar zu machen. Demgegenüber scheinen individual- und sozialpsychologische sowie arbeitsorganisatorische Burnout-Konzepte bzw. -Modelle sowie auch die beiden soziologischen Burnout-Ansätze nach Cherniss und Karger relativ eingeschränkt zu sein. Obwohl die letztgenannten gratifikationsrelevante Aspekte integrieren, weisen sie nur die Richtung für eine soziologische Analyse des Burnout-Geschehens. Hinzu kommt, daß Karger eine empirische Analyse seiner Annahmen gänzlich schuldig bleibt, während Cherniss seine Erkenntnisse auf qualitative Untersuchungen mit leider nur geringen Fallzahlen stützt.

Bereits durch Quer- und Längsschnittstudien mit größeren Fallzahlen empirisch untermauert ist das sozialpsychologische Zwei-Ebenen-Modell sozialen Austauschs von Schaufeli et al. (1996). Es basiert auf der Equity-Theorie, derzufolge Personen darum bemüht sind, in sozialen Beziehungen die beiderseitigen Investitionen und Gewinne anzugleichen bzw. Reziprozität herzustellen. Schaufeli et al. beziehen die Equity-Theorie auf zwei Ebenen, nämlich die sozialer Beziehungen, wie solchen zu Patienten und Kollegen, und die der Beziehung zwischen Arbeitnehmer und Organisation. Sie vermuten, daß Unbehagen, Distreß und schließlich Burnout entstehen, wenn die Wechselseitigkeit auf den beiden Ebenen gestört ist. In neueren Untersuchungen konnten sie empirisch belegen, daß ein ungünstiges Kosten-Nutzen-Verhältnis auf den zwei Ebenen mit emotionaler Erschöpfung und Depersonalisierung assoziiert ist (Schaufeli et al. 1996; Van Dierendonck, Schaufeli & Buunk 1996, zit. n. Bakker et al. in press).

Die Reziprozität zwischen Anforderung (Kosten) und Belohnung (Nutzen) wurde in unserer gratifikationstheoretisch orientierten Untersuchung sowohl mit Bezug auf die interpersonelle als auch auf die organisatorische Ebene berücksichtigt, wobei wir im wesentlichen zu ähnlichen Ergebnissen wie Schaufeli et al. gelangt sind.

In Anbetracht dessen und der Ähnlichkeiten zwischen dem Zwei-Ebenen-Modell sozialen Austauschs und dem Modell beruflicher Gratifikationskrisen ist ein Modellvergleich als konstruktive Aufgabe weiterer Forschungen zum Burnout-Syndrom aufzufassen (vgl. Bakker et al. in press.).

Aus gratifikationstheoretischer Sicht resultiert Burnout aber nicht nur aus einem Mangel an Reziprozität in zwischenmenschlichen oder organisatorischen Bezügen, sondern es steht umfassender in Zusammenhang mit beruflichen Gratifikationskrisen, die sich im Bezugssystem eines gesellschaftlich verankerten Austauschs herausbilden. Dabei werden gesellschaftliche Zwänge, wie z.B. restriktive Arbeitsbedingungen in Zeiten hoher Arbeitslosigkeit, in Rechnung gestellt.

Auf den sozio-ökonomischen Analysen von Marx & Mill basierend impliziert das Gratifikationskrisenmodell, daß ein Ungleichgewicht zwischen Verausgabungen und Belohnungen gleichsam typisch für die freie Marktwirtschaft ist. Reziprozität im Verhältnis zwischen Arbeitnehmer und Arbeitgeber ist nur dann möglich, wenn „eine gesellschaftlich zentrale Reziprozitätserwartung" (Siegrist 1996, S.97) dieses Ungleichgewicht bereits antizipiert.

Damit ist die Vermittlung zwischen Individuellem und Sozialem angesprochen, die den Ausgangspunkt des Modells beruflicher Gratifikationskrisen bildet. Dadurch, daß extrinsische Belastungen und ein intrinsisches Bewältigungsmuster gleichermaßen in die Analysen eingehen, ermöglicht es, Interdependenzen zwischen individuellen und sozialen Faktoren in der Verursachung von Burnout offenzulegen, wo andere Forschungsansätze künstlich trennen.

Das sozialwissenschaftliche Belastungskonzept, das bisher vorwiegend zur Erklärung physiologischer Erkrankungen herangezogen wurde, hat auch in unserer Studie zum Burnout-Phänomen bei Krankenschwestern aufschlußreiche Perspektiven eröffnet:

So konnten in unserer Querschnittstudie Verbindungen zwischen beruflichen Gratifikationskrisen/Kontrollbestrebungen und dem Burnout-Syndrom aufgedeckt werden.

Dabei wurde insbesondere deutlich, daß Gratifikationskrisen gerade hinsichtlich emotionaler Erschöpfung und Depersonalisierung, die auch als Kern des Burnout-Syndroms bezeichnet werden, eine wichtige Rolle spielen. Die Belastungsdefinition nach Siegrist et al. bot den Vorzug, Anforderungen und Belohnungen zugleich sowie in einem ausgewogenen Verhältnis zu berücksichtigen.

Durch die Analyse beruflicher Kontrollbestrebungen von Krankenschwestern war es erstens möglich, das bisher enge Spektrum der Erkenntnisse zu diesem Teilaspekt des Gratifikationskrisenmodells in weiblichen Populationen zu erweitern. Und es konnte zweitens die Relevanz beruflicher Kontrollbestrebungen im Zusammenhang mit Burnout nachgewiesen werden. Da beide latenten Faktoren beruflicher Kontrollbestrebungen in unsere empirische Untersuchung eingingen, konnte offensichtlich werden, daß wohl auch in bezug auf Burnout die Distanzierungsunfähigkeit eine größere Erklärungskraft besitzt als die Verausgabungsbereitschaft. Diese sich in unserer Studie abzeichnende Gewichtung sollte allerdings in weiteren Untersuchungen überprüft werden.

Wir glauben sagen zu können, daß es uns mit unserer gratifikationstheoretisch fundierten Burnout-Studie gelungen ist, einen Lichtschein in das Dunkel der Verbindungen zwischen beruflichen Gratifikationskrisen, beruflichen Kontrollbestrebungen und Burnout bei Krankenschwestern zu werfen. Zur Erhellung komplexer Wechselwirkungen können allerdings nur repräsentative Längsschnittstudien mit größeren Fallzahlen beitragen.

Insgesamt war es durch den Einsatz des Modells beruflicher Gratifikationskrisen in der Burnout-Forschung möglich, die Lücke zwischen streßtheoretischen Modellen beruflicher Belastungen und dem Burnout-Konzept zu schließen.

9 Ausblick

In dieser Studie haben wir es als vorrangig angesehen, die Zusammenhänge zwischen beruflichen Gratifikationskrisen/Kontrollbestrebungen und dem Burnout-Syndrom weiter zu entschlüsseln. Wenn die Situation in der Krankenpflege durch gezielte Interventionen verbessert werden soll, ist jedoch eine detaillierte Analyse der Ursachen des Ausbrennens beim Pflegepersonal unabdingbare Voraussetzung. Daran anknüpfend sollten Interventionen theoriegeleitet umgesetzt werden.

Ein gelungener Ansatz soziologisch orientierter Intervention ist das Drei-Ebenen-Modell der Gesundheitsförderung nach Siegrist (1996). Es basiert auf gratifikationstheoretischen Überlegungen und bezieht sich auf die personale, die interpersonelle und die strukturelle Interventionsebene. Dabei stellt sich bezogen auf die drei Ebenen jeweils die Frage, wie das Gratifikationsverhältnis durch gezielte Maßnahmen zu verbessern sei.

Obwohl wir im Rahmen unserer Untersuchung keine elaborierten Interventionsansätze unterbreiten können, wollen wir dennoch einige Vorschläge zur Reduzierung von Gratifikationskrisen und Burnout in der Krankenpflege äußern:

Auf der strukturellen Ebene ist das drastische Ungleichgewicht zwischen Belohnung und Leistung durch „angemessene Gehaltszahlungen" und eine „individuelle Arbeits- und Urlaubsgestaltung" (Killmer & Siegrist 1994, S.86) zu verringern. Weiterhin könnten pflegerische Gratifikationskrisen reduziert werden, indem man die am häufigsten belastende Bedingung in unserer Studie, keine Zeit für die Wünsche der Patienten zu haben, durch Ausgliederung pflegefremder Tätigkeiten abschwächt. Damit würde zugleich die Voraussetzung zur Realisierung der zentralen pflegerischen Berufsmotivation verbessert, eine befriedigende, menschenbezogene Tätigkeit zu leisten. Arbeitsorganisatorisch wäre dafür die Einführung der Gruppenpflege hilfreich. Die strukturelle Belohnungsseite könnte weiter gestärkt werden durch Verbesserung des Fort- und Weiterbildungsangebots (vgl. auch Betz 1991) und insbesondere der beruflichen Aufstiegschancen. In der Fort- und Weiterbildung, aber auch schon während der Ausbildung zur Krankenschwester sowie in Gesundheits- und Qualitätszirkeln (Görres 1992a, 1992b) sollte Burnout als soziales Problem beleuchtet werden.

Durch den Abbau steiler Hierarchien und den Aufbau einer teamorientierten Kommunikationskultur wäre die Interaktion als zentrale Quelle beruflicher Anforderungen und Belohnungen auf der interpersonellen Ebene gewinnbringend zu modifizieren. So würde langfristig der Informationsfluß zwischen Ärzten und Pflegepersonal, aber auch innerhalb des Pflegepersonals, verbessert und somit der Arbeitsablauf optimiert. In diesem teamorientierten Rahmen wären aber auch Anerkennung und soziale Unterstützung leichter zu vermitteln als in steilen Hierarchien.

Grundlegend dafür ist das Wissen um die Bedeutung sozio-emotionaler Belohnungen, das genauso wie der konstruktive Umgang mit Konflikten, auf der interpersonellen und personalen Ebene, aber auch strukturell in der Aus-, Fort- und Weiterbildung, vermittelt werden könnte.
Auf allen diesen Ebenen könnten Krankenschwestern lernen, sich überhöhte berufliche Kontrollbestrebungen bewußt zu machen und diese abzubauen, um so den Einsatz ihrer Kräfte zukünftig besser zu dosieren und damit frühzeitige Erschöpfung zu vermeiden. Des weiteren sollten offensive Bewältigungsstrategien eingeübt werden, um defensive Streßbewältigung, die zum Ausbrennen führt, zu reduzieren.

Bei allen diesen Maßnahmen kommt den Vorgesetzten eine besondere Verantwortung zu, weil deren zentrales Anliegen die Gesundheitsförderung der Mitarbeiter sein muß. Denn nur über einen pfleglichen Umgang mit Mitarbeitern sind die mit Burnout einhergehende individuelle Leistungsminderung, unkollegiales Verhalten (z.B. Mobbing), hohe Fehlzeiten und häufige Wechsel (vgl. Firth & Britton 1989, zit. n. Schaufeli et al. 1996, S.225f.) und nicht zu unterschätzende Folgekosten zu vermindern. Auch wenn diese Maßnahmen zunächst Kosten verursachen mögen, führen sie letztlich zu einem wirtschaftlicheren Umgang mit Ressourcen, da bisher brachliegende oder fehlgeleitete Ressourcen für das Pflegepersonal und die Patienten genutzt werden können.
Die Ableitung detaillierter Interventionen aus dem Drei-Ebenen-Modell der Gesundheitsförderung ist als zentrale Aufgabe weiteren Untersuchungen aufgegeben. Einen ersten Schritt in diese Richtung ist Hoppe (1996) mit seiner medizinsoziologischen Fallstudie gegangen. Er hat orientiert am Drei-Ebenen-Modell Maßnahmen herausgearbeitet, die zur Gesundheitsförderung von Pflegekräften beitragen könnten. Weitere theoriegeleitete empirische Untersuchungen zur Analyse und Reform pflegerischer Arbeitsbedingungen sind unbedingt erforderlich, wenn die Gesundheit der Pflegenden verbessert werden soll.
Eine zentrale Rolle hat hierbei die sich zunehmend etablierende Pflegewissenschaft. Deren Aufgabe ist es, mit Hilfe der Erkenntnisse aus der Pflegeforschung die Pflegequalität und die Arbeitszufriedenheit der Pflegenden zu steigern sowie berufspolitische Forderungen mit dem Ziel pflegerischer Eigenständigkeit argumentativ zu unterstützen.

Obwohl Burnout in der Krankenpflege, wie auch in anderen Berufsfeldern, nicht gänzlich zu beseitigen sein wird, bleibt zu hoffen, daß durch gratifikationstheoretisch orientierte gesundheitsfördernde Maßnahmen die Arbeitssituation in der Krankenpflege langfristig optimiert werden kann.
Denn, nur wenn berufliche Krankenpflege sich für die Pflegenden mehr als heute lohnt, können sie ihr pflegerisches Engagement ohne Schädigung ihrer selbst einsetzen und über die Jahre erhalten.

Literatur

Abramson, L.Y.; Seligman, M.E.P & Teasdale, J.D. (1978). Learned helplessness in humans: Critique and reformulation. Journal of Abnormal Psychology, 87, 49-74.

Adams, E.M. (1983). Examination of burn-out in nurses. Dissertation abstract. California School of Professional Psychology, San Diego.

Ahrens, C. (1994). Berufsmotivation. Heilberufe, 46, 14-15.

Albrecht, H.; Büchner, E. & Engelke, D.R. (1982). Arbeitsmarkt und Arbeitsbedingungen des Pflegepersonals in Berliner Krankenhäusern - Analysen und Maßnahmenvorschläge. Berlin: Berlin Forschung, Bd. 3.

Appels, A. (1980). Vitale Erschöpfung und Depression als Vorboten des Herzinfarkts. In: W. Langosch (Hrsg.), 33-45.

Appels, A. (1983). The year before myocardial infarction. In: T.M. Dembroski, T.H. Schmidt & G. Blümchen (eds.), 18-38.

Appels, A.; Kop, W.; Bär, F.; de Swart, H. & Mendes de Leon, C. (1995). Vital exhaustion, extent of atherosclerosis, and the clinical course after successful percutaneous transluminal coronary angioplasty. European Heart Journal, 16, 1880-1885.

Appels, A. & Mulder, M.A. (1988). Excess fatigue as a precursor of myocardial infarction. European Heart Journal, 9, 758-764.

Appels, A. & Schouten, E. (1991). Burnout as a risk factor for coronary heart disease. Behavioral Medicine, 17, 53-59.

Appels, A.; Siegrist, J. & de Vos, Y. (1997). `Chronic workload´, `need for control´ and `vital exhaustion´ in patients with myocardial infarction and controls: a comparative test of cardiovascular risk profiles. Stress Medicine, 13, 117-121.

Aries, M. & Zuppinger, I. (1993). Burnout und Krankenpflege: Studie zur Arbeitssituation und zu den psychischen Belastungen beim Pflegepersonal. Pflege, 6, 144-151.

Arminger, G. & Küsters, U. (1987). Statistische Verfahren zur Analyse qualitativer Variablen. 2. Auflage, Bundesanstalt für Straßenwesen, Bereich Unfallforschung (Hrsg.): Bergisch Gladbach.

Arnold, M. (1991). Auf der Suche nach „Second-best-Lösungen". Führen und Wirtschaften im Krankenhaus, 2, 76.

Aronson, E.; Pines, A.M. & Kafry, D. (1983). Ausgebrannt: Vom Überdruß zur Selbstentfaltung. Stuttgart: Klett-Cotta.

Backhaus, K.; Erichson, B.; Plinke, W. & Weiber, R. (1994). Multivariate Analysemethoden. Berlin, Heidelberg, New York, Tokyo: Springer-Verlag.

Badura, B. (1990). Interaktionsstreß. Zum Problem der Gefühlsregulierung in der modernen Gesellschaft. Zeitschrift für Soziologie, H. 5, 317-328.

Badura, B.; Feuerstein, G. & Schott, T. (Hrsg.) (1993). System Krankenhaus. Arbeit, Technik und Patientenorientierung. Weinheim, München: Juventa Verlag.

Bakker, A.B.; Killmer, C.; Siegrist, J. & W.B. Schaufeli (in press). Effort-Reward Imbalance and Burnout among Nurses. Journal of Advanced Nursing.

Bartholomeyczik, E. (1978). Krankenhausstruktur, Stress und Verhalten gegenüber den Patienten: Methodische Grundlagen. Berlin: BASIG.

Bartholomeyczik, S. (1981). Krankenhausstruktur, Stress und Verhalten gegenüber den Patienten: Ergebnisse der Untersuchung. Berlin: BASIG.

Bartholomeyczik, S. (1986a). Gesundheit als Voraussetzung patientenorientierter Krankenpflege. Gedanken zum Tag der Krankenpflege: „Gesünder leben - bewußter pflegen - es lohnt sich!" Krankenpflege, 5, 178-180.

Bartholomeyczik, S. (1986b). „Erwerbstätigkeit, Familienarbeit und Gesundheit bei Frauen - Erste Ergebnisse". Broschüre, Berlin.

Bartholomeyczik, S. (1987). Arbeitsbedingungen und Gesundheitsstörungen bei Krankenschwestern. Deutsche Krankenpflege-Zeitschrift (DKZ), 40, Beilage, 1-9.

Bartholomeyczik, S. (1991). Wer sind die Pflegenden? Veränderungen in den letzten 20 Jahren. DKZ, 44, 354-358.

Bartholomeyczik, S. (1993). Arbeitssituation und Arbeitsbelastung beim Pflegepersonal im Krankenhaus. In: B. Badura, G. Feuerstein & T. Schott (Hrsg.), 83-100.

Bartjes, H. (1995). Frauen, das „hilfreiche Geschlecht" - und Männer? Die Schwester/Der Pfleger, 34, 46-50.

Bauer, M. (1994). Einstellung und Motivation zur Schichtarbeit: Eine Untersuchung bei Krankenpflegern und Krankenpflegerinnen in der stationären Psychiatrie. Zeitschrift für Arbeitswissenschaft, 48, 14-21.

Baumann, M. & Zell, U. (1992). Die Arbeitssituation in der stationären Krankenpflege. Ausgewählte Ergebnisse einer Befragung in Krankenhäusern. In: Prognos (Hrsg.), 41-65.

Beck, U. (1986). Risikogesellschaft. Auf dem Weg in eine andere Moderne. Frankfurt/M.: Suhrkamp.

Beck-Gernsheim, E. (1976). „Der geschlechtsspezifische Arbeitsmarkt - Zur Ideologie und Realität von Frauenberufen". Frankfurt/M.: aspekte.

Beerlage, I. & Kleiber, D. (1990). Stress und Burnout in der AIDS-Arbeit. Berlin: Sozialpädagogisches Institut Berlin (Hrsg).

Behrens, G. (1991). Berufliche Qualifizierungsmöglichkeiten im Krankenpflegesektor - Darstellung und Analyse alternativer Konzepte. Diplomarbeit an der Fachhochschule Osnabrück, Fachbereich Wirtschaft.

Betz, G. (1991). „Mehr Fortbildung" gegen den Frust. Versuch einer ersten Konkretisierung. DKZ, 9, 659-662.

Bierhoff, H.W. (1984). Sozialpsychologie: ein Lehrbuch. Stuttgart, Berlin, Köln, Mainz: Kohlhammer.

Bierhoff-Alfermann, D. (1977). Psychologie der Geschlechtsunterschiede. Köln: K & W.

Bischoff, C. (1984). Frauen in der Krankenpflege: Zur Entwicklung von Frauenrolle und Frauenberufstätigkeit im 19. und 20. Jahrhundert. Frankfurt/M., New York: Campus Verlag.

Bischoff, C. (1994). Frauen in der Krankenpflege: Zur Entwicklung von Frauenrolle und Frauenberufstätigkeit im 19. und 20. Jahrhundert. Frankfurt/M., New York: Campus Verlag.

Bischoff, C. (1995). Frauen - Führung - Pflege. Pflegemanagement, 4, 26-32.

Böhm, H.; Schaarschmidt, W.; Schneider, K. & Wolz, W. (1971). Die examinierte Krankenschwester - Soziologische Studie zur beruflichen und außerberuflichen Situation. Leipzig: Barth.

Bond, M. (1989). Pflegestreß - Streßpflege. Ein persönlicher Leitfaden zum positiven Umgang mit Streß in der Krankenpflege. Basel: RECOM Verlag.

Bossong, B. (1992). Die Ausbildung im Krankenhaus. Wachsender Stress und fehlende Perspektiven. Die Schwester/Der Pfleger, 31, 640-646.

Bradley, H.B. (1969). Community-based treatment for young adult offenders. In: Crime and Delinquency, 15, 359-370.

Brehm, J.W. (1966). A theory of psychological reactance. New York: Academic Press.

Brehm, J.W. (1976). Responses to loss of freedom: A theory of psychological reactance. In: J.W. Thibaut; J.T Spence & R.C. Carson (Hrsg.). Contemporary topics in social psychology. Morristown, N.J.: General Learning Press.

Brehm, S.S. & Brehm, J.W. (1981). Psychological reactance: A theory of freedom and control. New York: Academic Press.

Breymann, R. & Schahn, K. (1992). Psychische Belastungen in der stationären Krankenpflege. Reihe PROJEKT Band 5. Hannover: Eigenverlag. Weiterbildungsstudium Arbeitswissenschaft. Universität Hannover.

Brodehl, R. (1992). Pflegeprozess: Utopie oder gangbarer Weg? Theorie - Praxis - Pflegenotstand, Teil 1. Die Schwester/Der Pfleger, 31, 318-323.

Bronsberg, B. & Vestlund, N. (1988). Ausgebrannt. Die egoistische Aufopferung. München: Heyne.

Brown, C. & Reimer, C. (1995) (Hrsg.). Psychohygiene im Krankenhaus. Belastungen bei Pflegenden und Medizinern. Giessen: Focus-Verlag.

Bruhn, J.G.; Paredes, A.; Adsett, C.A. & Wolf, S. (1974). Psychological predictors of sudden death in myocardial infarction. Psychosomatic Medicine, 18, 187-191.

Bühl, A. & Zöfel, P. (1995). SPSS für Windows Version 6.1: Praxisorientierte Einführung in die moderne Datenanalyse. Bonn, Paris, Reading, Mass. (u.a.): Addison-Wesley.

Büssing, A. & Perrar, K.-M. (1989). Burnout ein neues Phänomen der psychosozialen Arbeitswelt? In: Bericht über den 36. Kongreß der Deutschen Gesellschaft für Psychologie in Berlin (S. 165-176). Bd. 2. Göttingen: Hogrefe.

Büssing, A. & Glaser, J. (1991). Tätigkeitsspielräume und Restriktionen in der Krankenpflege. Pflege, 4, 146-155.

Büssing, A. & Glaser, J. (1994). Die Situation der Krankenpflege in den alten und neuen Bundesländern: ein Vergleich von Anforderungen, Hindernissen und Spielräumen. Pflege, 7, 318-325.

Bundesinstitut für Berufsbildung (1982) (Hrsg.). Berichte zur beruflichen Bildung, Heft 42. Berlin.

Burchardi, T. (1996). Pflegemanagement. Mit neuen Ansätzen aus der Krise der Krankenhaus-Informationssysteme. Info der Bundesarbeitsgemeinschaft leitender Krankenpflegepersonen e.V. (BALK), 7, 23-31.

Burisch, M. (1989). Das Burnout-Syndrom: Theorie der inneren Erschöpfung. Berlin, Heidelberg, New York, London, Paris, Tokyo, Hong Kong: Springer.

Burisch, M. (1993). In Search of Theory: Some Ruminations on the Nature and Etiology of Burnout. In: W.B. Schaufeli; C. Maslach & T. Marek (eds.), 75-93.

Buunk, B.P. & Hoorens, V. (1992). Social support and stress: The role of social comparison and social exchange processes. British Journal of Clinical Psychology, 31, 445-457.

Buunk, B.P. & Schaufeli, W.B. (1993). Burnout: A perspective from social comparison theory. In: W.B. Schaufeli; C. Maslach & T. Marek (eds.), 53-73.

Buunk, B.P.; Schaufeli, W.B. & Ybema, J.F. (1994). Burnout, uncertainty and the desire for social comparison among nurses. Journal of Applied Social Psychology, 24, 1701-1718.

Cantar, F.M. (1963). The relationship between authoritarian attitudes toward mental patients and effectiveness of clinical work with patients. Journal of Clinical Psychology, 19, 124-127.

Caplan, G. (1974). Support systems and community mental health. New York: Behavioral Publications.

Carroll, J.F.X. & White, W.L. (1982). Theory building: Integrating individual and environmental factors within an ecological framework. In: W.S. Paine (ed.), 41-60.

Carver, C.S. (1980). Perceived coercion, resistance to persuasion, and the Type A behavior pattern. Journal of Research in Personality, 19, 467-481.

Cherniss, C. (1980a). Professional burnout in the human service organizations. New York: Praeger.

Cherniss, C. (1980b). Staff burnout. Job stress in the human services. Beverly Hills, CA: Sage.

Cherniss, C. (1980c). Institutional barriers to social support among human service staff. In: K.E. Reid & R.A. Quinlan (eds.) (1980), 1-12.

Cherniss, C. (1982a). Cultural trends: Political, economic, and historical roots of the problem. In: W.S. Paine (ed.) (1982), 83-94.

Cherniss, C. (1982b). Burnout: Two ways of defining it and their implications. Paper presented at the Annual Convention of the APA (90th, Washington, D.C., 23-27/8/1982). In: Educational Documents #226 285.

Cherniss, C. (1982c). The context for the emergence of burnout as a social problem. Paper presented at the Annual Convention of the APA (90th, Washington, D.C., 23-27/8/1982). In: Educational Documents #226 286.

Cherniss, C. & Krantz, D.L. (1983). The ideological community as an antidote to burnout in the human services. In: B.A. Farber (ed.), 198-212.

Cherniss, C. (1989). Burnout in new professionals: A long term follow-up study. Journal of Health & Human Resources Administration, 12, 11-24.

Cherniss, C. (1992). Long-term consequences of burnout: An exploratory study. Journal of Organizational Behavior, 13, 1-11.

Cherniss, C. (1993). Role of professional self-efficacy in the etiology and amelioration of burnout. In: W.B. Schaufeli; C. Maslach & T. Marek (eds.), 135-150.

Clade, H. (1994). Gutes Image in West- und Ostdeutschland. Repräsentativumfrage über Krankenhäuser. Deutsches Ärzteblatt, 8, 335f..

Clauß, G. & Ebner, H. (1979). Grundlagen der Statistik. Thun, Frankfurt/M.: Verlag Harri Deutsch.

Cobb, S. (1976). Social support as a moderator of life stress. Psychosomatic Medicine, 38, 300-314.

Constable, J.F. & Russell, D.W. (1986). The effect of social support and the work environment upon burnout among nurses. Journal of Human Stress, 12, 20-26.

Cronin-Stubbs, D. & Brophy, E.G. (1985). Burnout: Can social support save the psych nurse? Journal of Psychosocial Nursing and Mental Health Services, 23, 8-13.

Dätwyler, B. & Baillod, J. (1995). Mir ist es wichtig, nicht einfach so auf die Krankheiten fixiert zu sein - Krankenschwestern sprechen über ihren Beruf. Pflege, 1, 59-69.

Dahrendorf, R. (1956). Industrie- und Betriebssoziologie. Berlin: de Gruyter.

Daley, M.R. (1979). „Burnout: Smoldering Problem in the Protective Services". Social Work, 24, 375-379.

Dames, K.A. (1983). Relationship of burnout to personality and demographic traits in nurses. Dissertation abstract. New York.

Dembroski, T. M.; Weiss, S. M.; Shields, J. L.; Haynes, S. G. & Feinleib, M. (eds.)(1978). Coronary-Prone Behavior. New York: Springer.

Dembroski, T. M.; Schmidt, T. H. & Blümchen, G. (eds.) (1983). Biological and Psychological Factors in Cardiovascular Disease. Basel, New York: Karger.

Demmer, H. & Küpper, B. (1984). Belastungen bei Arbeitsplätzen, die überwiegend mit Frauen besetzt werden. Bundesanstalt für Arbeitsschutz. Dortmund: Wirtschaftsverlag NW.

Deutsches Ärzteblatt (1990), 87, C-1620.

Deutsches Ärzteblatt (1991a). Krankenhauspersonal im internationalen Vergleich, 88, C-213.

Deutsches Ärzteblatt (1991b). Kampagne der Krankenhäuser „Berufe fürs Leben", 88, C-531.

Deutsches Ärzteblatt (1991c). Auf der Anklagebank sitzt auch der Pflegenotstand, 88, C-651.

Deutsche Krankenhausgesellschaft (1996) (Hg.). Zahlen, Daten, Fakten '96. Düsseldorf: satz + druck gmbh.

Dittmann, K.H. & Matschinger, H. (1982). Soziale Belastungen, Bewertungsmuster und Streß: Untersuchungen zur Bedeutung psychosozialer Risiken bei der Entstehung von Herzinfarkt. Unveröffentlichter Abschlußbericht an die DFG zu Si 236/4. Marburg.

Dittmann, K.H.; Matschinger, H. & Siegrist, J. (1985). Fragebogen zur Messung von Kontrollambitionen.. In: Skalenhandbuch (S. 1-18). Zentrum für Umfrage, Methoden, Analysen. Mannheim.

Düwel, M. (1995). Mehr Leistung durch bessere Anerkennung. Pflegemanagement, 2, 13-21.

Duhr, S. (1991). Burnout. Eine Luxemburger Untersuchung. Die Schwester/Der Pfleger, 30, 52-58.

Dunkel, W. (1988). Wenn Gefühle zum Arbeitsgegenstand werden. Gefühlsarbeit im Rahmen personenbezogener Dienstleistungstätigkeiten. Soziale Welt, 49, 66-85.

Edelwich, J. & Brodsky, A. (1984). Ausgebrannt - Das Burn-Out Syndrom in den Sozialberufen. Salzburg: AVM-Verlag.

Elkeles, T. (1991). Arbeitsorganisation in der Krankenpflege: Zur Kritik der Funktionspflege. Frankfurt/M.: Mabuse-Verlag.

Ellis, A. & Harper, R.A. (1975). A new guide to rational living. N. Hollywood, Cal.: Wilshire.

Enzmann, D. & Kleiber, D. (1989). Helfer-Leiden: Stress und Burnout in psychosozialen Berufen. Heidelberg: Asanger.

Enzmann, D.; Schaufeli, W.B. & Girault, N. (1995). The validity of the Maslach Burnout Inventory in three national samples. In: L. Bennett; D. Miller & M.W. Ross (eds.). Health Workers and AIDS: Research, Intervention and Current Issues in Burnout and Response (pp. 131-150). Chur (Switzerland): Harwood.

Ernst, H. (1988). Herz und Streß. In: Redaktion Psychologie heute (Hrsg.).

Escribà-Agüir, V. (1992). Nurses' Attitudes Towards Shiftwork and Quality of Life. Scandinavian Journal of Social Medicine, 20, 115-118.

Etzion, D. (1987). Burnout: The hidden agenda of human distress. Faculty of Management, Tel-Aviv University (Unpublished manuscript).

Faltermaier, T. (1987). Lebensereignisse und Alltag: Konzeption einer lebensweltlichen Forschungsperspektive und eine qualitative Studie über Belastungen und Bewältigungsstile von jungen Krankenschwestern. München: Profil.

Farber, B.A. (ed.) (1983). Stress and burnout in the human service professions. New York: Pergamon.

Feist, U.; Hartenstein, W.; Rudat, R.; Schneider, R. & Smid, M. (1989). Technischer und sozialer Wandel in der Arbeitswelt - Untersuchungen am Beispiel der chemischen Industrie und des Bankgewerbes in Hessen. Frankfurt/M., New York: Campus.

Firth, H. & Britton, P.G. (1989). 'Burnout', absence and turnover amongst British nursing staff. Journal of Occupational Psychology, 62, 55-60.

Fischer, H.J. (1983). A psychoanalytic view of burnout. In: B.A. Farber (ed.), 40-45.

Frankenhaeuser, M. (1979). Psychoneuroendocrine approaches to the study of emotions related to stress and coping. In: D. Howe (ed.). Nebraska symposion on motivation. University of Nebraska Press, Lincoln.

Frankenhaeuser, M. (1983). The sympathetic-adrenal and pituitary-adrenal response to challenge: a comparison between the sexes. In: T. Dembroski et al., 91-105.

Freudenberger, H.J. (1974). Staff burnout. Journal of Social Issues, 30, 159-165.

Freudenberger. H.J. (1975a). The staff burnout syndrome. Washington D.C.: Drug Abuse Council.

Freudenberger. H.J. (1975b). „The staff burnout syndrome in alternative institutions". Psychotherapy: Theory, Research and Practice, 12, 73-82.

Freudenberger, H.J. (1982). Counseling and dynamics. Treating the end stage person. In: W.S. Paine (ed.), 173-185

Freudenberger, H.J. (1983). Burnout. Contemporary issues, trends, and concerns. In: B.A. Farber (ed.), 23-28.

Freudenberger, H.J. & North, G. (1992). Burn-out bei Frauen. Über das Gefühl des Ausgebranntseins. Frankfurt/M.: Fischer Verlag.

Freudenberger, H.J. & Richelson, G. (1980). Burn out. The high cost of achievement. Garden City, NY: Anchor Press.

Freudenberger, H.J. & Richelson, G. (1983). Mit dem Erfolg leben. München: Heyne.

Freudenberger, H.J. & Robbins, A. (1979). The hazards of being a psychoanalyst. The Psychoanalytic Review, 66, 275-296.

Friczewski, F. (1988): Sozialökologie des Herzinfarkts. Untersuchungen zur Pathologie industrieller Arbeit. Berlin: Ed. Sigma.

Friedman, M. (1969). Pathogenesis of coronary artery disease. New York: Mc Graw-Hill.

Friedman, M. & Rosenman, R.H. (1974). Typ-A behavior and your heart. New York: Knopf.

Friedman, M. & Rosenman, R.H. (1975). Der A-Typ und der B-Typ. Reinbek bei Hamburg: Rowohlt.

Fuchs, J.; Himmel, W. & Wilhelm, J. (1987). Arbeitsbelastungen in der Krankenpflege und ihre Auswirkungen. DKZ, 1, 50-54.

Galuschka, L. (1993). Die Zukunft braucht Pflege: eine qualitative Studie über die Belastungswahrnehmungen beim Pflegepersonal. Frankfurt/M.: Mabuse-Verlag.

Gann, M.L. (1979). The role of personality factors and job characteristics in burnout: A study of social service workers. Unpublished doctoral dissertation. University of California at Berkely.

Geschäftsbericht (1992). Unveröffentlichter Bericht des Klinikums.

Gillespie, D.F. (1983). Understanding and combatting burnout (Public Administration Series: Bibliography P-1235). Monticello, Ill.: Vance Bibliographies.

Glass, D.C. (1977). Behavior patterns, stress, and coronary disease. Hillsdale N.J.: Erlbaum Associates.

Glass, D.C. (1978). Pattern A behavior and uncontrollable stress. In: Dembroski et al., 147-154.

Glass, D.C. & Carver, C.S. (1980). Environmental stress and the Type A response. In: Advances in environmental psychology, Vol.2 (Ed. Singer, J.) Hillsdale N.J.: Erlbaum Ass., 60-84.

Glasser, W. (1975). Reality therapy. New York: Harper Colophon Books.

Glatzer, W. & Zapf, W. (Hrsg.) (1984). Lebensqualität in der Bundesrepublik - objektive Lebensbedingungen und subjektives Wohlbefinden. Frankfurt/M., New York: Campus.

Görres, S. (1992a). Qualitätszirkel in der Alten- und Krankenpflege. DKZ, 5, 337-342.

Görres, S. (1992b). Gesundheits- und Qualitätszirkel - ein partizipativer Ansatz in der Alten- und Krankenpflege. Pflege, 5, 177-182.

Golembiewski, R.T. & Munzenrider, R.F. (1988). Phases of burnout: Developments in concepts and applications. New York: Preager.

Golembiewski, R.T.; Munzenrider, R.F. & Carter, D. (1983). Phases of progressive burnout and their work site covariants: Critical issues in OD research and practice. Journal of applied Behavioral Science, 19, 461-481.

Gotthardt, J. (1983). Überlegungen zur Berufsmotivation und zum Selbstverständnis der Krankenschwester. Die Schwester/Der Pfleger, 22, 494-495.

Graf, H. (1986). Zukunftsperspektiven der Krankenpflege. Die Schwester/Der Pfleger, 25, 453-456.

Grauwinkel, K.; Jamros, G.; Ohrndorf, P. & Seegers, S. (1996). Pflegende sind im Nachtdienst besonders gefährdet. Pflegezeitschrift, 4, 264-266.

Green, D.E.; Walkey, F.H. & Taylor, A.J.W. (1991). The three-factor structure of the Maslach Burnout Inventory. Journal of Social Behavior and Personality, 6, 435-472.

Greene, G. (1961). A burnt-out case. New York: Viking.

Grossmann, R. (1993). Leitungsfunktionen und Organisationsentwicklung im Krankenhaus. In: B. Badura et al., 301-321.

Grutchfield, L.A. (1982). Relationship between selected personality variables, demographic variables, and the experience of burnout among registered nurses. Dissertation abstract. Florida.

Güntert, B.; Orendi, B. & Weyermann, U. (1989). Die Arbeitssituation des Pflegepersonals. Strategien zur Verbesserung. Bern, Stuttgart, Toronto: Verlag Hans Huber.

Hagemann, H. (1968). Einige soziologische Gedanken zu den Konsequenzen des neuen Krankenpflegegesetzes vom 1. Oktober 1965. In: H. Kaupen-Haas (Hrsg.).

Hall, D.T. (1976). Careers in organizations. Pacific Palisades, CA: Goodyear.

Hammel, D. (1992). Die Bedeutung des Helfersyndroms für die Arbeit auf der Intensivstation. 2. Teil. Die Schwester/Der Pfleger, 31, 468-472.

Handy, J.A. (1988). Theoretical and Methodological Problems Within Occupational Stress and Burnout Research. Human Relations, 41, 351-369.

Harrison, W.D. (1983). A social competence model of burnout. In: B.A. Farber (ed.), 29-39.

Hartfiel, G.; Hillmann, K.-H. (1982). Wörterbuch der Soziologie. Stuttgart: Kröner.

Heifetz, L.J. & Bersani, H.A. (1983). Disrupting the pursuit of personal growth: Toward a unified theory of burnout in the human services. In: B.A. Farber (ed.), 46-62.

Hellmich, S. & Reincke, A. (1994). Das Burnout-Syndrom in der Krankenpflege. Pflegezeitschrift, 47, Beilage, 3-15.

Hennekens, C.H. & Buring, J.E. (1987). Epidemiology in Medicine. Boston, Toronto: Little, Brown and Company.

Hennig, A. & Kaluza, J. (1994). Rollenambivalenz verursacht Streß. Berufliche Stellung der Pflegekräfte in den neuen Bundesländern. Pflege aktuell, 10, 610-612.

Hennig, A. & Kaluza, J. (1995). Krankenschwester Ost. Die Arbeitswelt des Pflegepersonals im Krankenhaus nach der Einheit. Eine empirische Untersuchung. Berlin: trafo verlag.

Henry, J.P. (1983). Coronary heart disease and arousal of the adrenal cortical axis. In: T. Dembroski et al. (eds.), 365-381.

Herschbach, P. (1991a). Psychische Belastung von Ärzten und Krankenpflegekräften. Weinheim: VCH Edition Medizin.

Herschbach, P. (1991b). Eine Untersuchung zur psychischen Belastung von Krankenschwestern und Krankenpflegern. DKZ, 6, 434-438.

Herschbach, P. (1991c). Streß im Krankenhaus - Die Belastungen von Krankenpflegekräften und Ärzten/Ärztinnen. Psychotherapie, Psychosomatik, medizinische Psychologie, 41, 176-186.

Herschbach, P. (1993). Arbeitssituation und Arbeitsbelastung bei Ärzten und Ärztinnen im Krankenhaus. In: B. Badura et al., 122-136.

Herschbach, P. (1995). Berufliche Belastungen und Bewältigungsversuche beider Berufsgruppen. In: C. Brown & C. Reimer (Hrsg.), 53-65.

Hirsch, R.D. (1983). Arbeitsbelastung und deren Bewältigung. Soziale, psychische und somatische Belastungen. München: Leudemann.

Hirsch, H. & Zander, J. (1991). Belastungen in der Krankenpflege. Die Schwester/Der Pfleger, 30, 258-261 und 446-450.

Hobfoll, S.E. & Freedy, J. (1993). Conservation of resources: A general stress theory applied to burnout. In: W.B. Schaufeli, C. Maslach & T. Marek (eds.), 115-133.

Hochschild, A. (1983). The managed heart. Commercialization of human feeling. Berkeley: University of California Press.

Hoppe, A. (1996). Gesundheitsförderndes Krankenhaus: eine medizinsoziologische Fallstudie zur Organisationsentwicklung. Unveröffentlichte Hausarbeit zur Erlangung des Grades eines Magister Artium an der Fakultät der Heinrich-Heine-Universität Düsseldorf.

House, J.S. (1981). Work stress and social support. Reading, MA: Addison Wesley.

Inglehart, R. (1995). Kultureller Umbruch. Wertwandel in der westlichen Welt. Frankfurt/M., New York: Campus Verlag.

Jamal, M. & Baba, V.V. (1991). Type A Behavior, its prevalence and consequences among women nurses: An empirical examination. Human Relations, 44, 1213-1228.

Jeschke, H.A. & Ehrhardt, H.-J. (1992). Kommt mit dem Beginn des 21. Jahrhunderts das Ende unserer Krankenpflege - oder folgt der Pflegenot der Krankenhäuser Tod? Krankenpflege-Journal, 30, 19-25.

Jones, J.W. (ed.) (1982). The burnout syndrome: Current research, theory, interventions. Park Ridge III: London House Press.

Juchli, L. (1994). Pflege. Praxis und Theorie der Gesundheits- und Krankenpflege. Stuttgart, New York: Georg Thieme Verlag.

Kahn, R.L.; Wolfe, D.M.; Quinn, R.P., Snoek, J.D. & Rosenthal, R.A. (1964). Organizational stress. New York: Wiley & Sons.

Kampmann, A. (1996). Weisungsgebundenheit oder Arbeitsverweigerung? Pflege Aktuell, 6, 422-424.

Kanner, A.D.; Kafry, D. & Pines, A. (1978). Lack of positive conditions as a source of stress. Journal of Human Stress, 4, 33-39.

Kanzow, U. (1989). Pflegenotstand und Kosten. In: Versicherungsmedizin, 41, 141-142.

Karasek, R.; Russell S. & Theorell T. (1982). Physiology of stress and regeneration in job related cardiovascular illness. Journal of Human Stress, 8, 29-42.

Karasek, R. & Theorell T. (1990). Healthy Work. New York: Basic Books.

Karger, H.J. (1981). Burnout as alienation. Social Service Review, 55, 270-283.

Karrer, D. (1995). Der Kampf um Unterschiede - Medizinisches Feld und Wandel des Pflegeberufs. Pflege, 8, 43-48.

Kasl, S.V. & Cobb, S. (1969). The intrafamilial transmission of rheumatoid arthritis VI. Association of rheumatoid arthritis with several types of status inconsistency. Journal of Chronic Disease, 22, 259-278.

Kaupen-Haas, H. (Hrsg.) (1968). Soziologische Probleme medizinischer Berufe. Köln: Institut für Mittelstandsforschung.

Keijsers, G.J.; Schaufeli, W.B.; Le Blanc, P.M.; Zwerts, C. & Miranda, D.R. (1995). Performance and burnout in intensive care units. Work & Stress, 9, 513-527.

Kelley, H.H. (1967). Attribution theory in social psychology. In: D. Levine (ed.), Nebraska symposium on motivation. Vol. 15. Lincoln: University of Nebraska Press.

Kelley, H.H. (1971). Attribution in social interaction. In: E.E. Jones et al. (eds.). Attribution: Perceiving the causes of behavior. Morristown, N.J.: General Learning Press.

Killmer, C. (1989). Das Burnout-Phänomen bei weiblichem Krankenpflegepersonal. Eine objektivhermeneutische Analyse narrativer Interviews mit Krankenschwestern (unveröffentlichte Diplomarbeit). Marburg: Universität Marburg. Fachbereich Gesellschaftswissenschaften.

Killmer, C. & Siegrist, J. (1994). Arbeitsorganisatorischer Hintergrund pflegerischer Tätigkeit. In: T. Kruse & H. Wagner (Hrsg.), 59-89.

Killmer, C. (1997). Burnout bei Krankenschwestern. Uni-Frauen, 2, S.3-7. Philipps-Universität Marburg: Universitätsdruckerei

Kim, J.-O. & Mueller, C.W. (1978). Factor Analysis - Statistical Methods and Practical Issues. Beverly Hills, London: Sage Publications.

Kink, D. (1992). Burnout-Syndrom. Selbstkonzepte bei Pflegepersonal. Die Schwester/Der Pfleger, 31, 356-359.

Klapp, B.F. (1985). Psychosoziale Intensivmedizin. Untersuchungen zum Spannungsfeld von medizinischer Technologie und Heilkunde. Berlin, Heidelberg, New York, Tokyo: Springer.

Klapp, B.F.; Dahme, B. (Hrsg.) (1988). Psychosoziale Kardiologie. Berlin, Heidelberg, New York, London, Paris, Tokyo: Springer.

Kleiber, D. & Enzmann, D. (1990). Burnout. Eine internationale Bibliographie. Göttingen. Hogrefe.

Klein, D. (1990). Stressreaktionen bei Industriearbeitern - Arbeitsplatzbelastungen und koronares Risiko. Frankfurt/M., New York: Campus.

Klindt, K.M. (1995). Der Arbeitsmarkt Pflege im Wandel. Pflegezeitschrift, 5, 258-260.

Klitzing, von, W.; Klitzing, von, K. (1995). Psychische Belastungen in der Krankenpflege. Göttingen: Vandenhoeck & Ruprecht.

Knoben-Wolff, G. (1994). Burnout bei Schülern/-innen einer Krankenpflegeschule. Pflegezeitschrift. 47, Beilage, 15-20.

Kohlmann, T.; Freigang-Bauer, I. & Nolte, B. (1986). Krankheitsverständnis und Arbeitsorganisation im Krankenhaus. Institut für Medizinische Soziologie, Fachbereich Humanmedizin der Philipps-Universität Marburg (unveröff. Forschungsbericht).

Kohn, A. (1988). Konkurrenz kostet den Erfolg. In: Redaktion Psychologie heute (Hrsg.).

Kornhauser, A. (1965). The mental health of the industrial worker: a Detroit study. New York: Wiley.

Kramer, M. (1974). Reality Shock. St. Louis: Mosby Co.

Kruger, L.J.; Botman, H.J. & Goodenow, C. (1991). An investigation of social support and burnout among residential counselors. Child and Youth Care Forum, 20, 335-352.

Kruse, A.-P. (1987). Berufskunde II: Die Krankenpflegeausbildung seit der Mitte des 19. Jahrhunderts. Stuttgart, Berlin, Köln, Mainz: Kohlhammer Verlag.

Kruse, T. & Wagner, H. (Hrsg.) (1994). Ethik und Berufsverständnis der Pflegeberufe. Berlin, Heidelberg, New York: Springer.

Küpper, G. (1996). Weibliche Berufskarrieren in der stationären Krankenpflege: Pflegedienstleiterinnen als Führungskräfte zwischen Tradition und institutioneller Modernisierung. Bielefeld: Kleine.

Kuhlmey, A. (1995). Gesund bleiben im Beruf - Chancen und Risiken des Arbeitsalltags in der Pflege. Pflege, 8, 287-292.

Kulbe, S. (1990). Der „Pflegenotstand" an Krankenhäusern. Eine Untersuchung aus motivationstheoretischer Sicht. DKZ, 6, Beilage.

Landau, K. (Hrsg.) (1991). Arbeitsbedingungen im Krankenhaus und Heim. Bericht über ein Symposium. München.

Landsbergis, P.A. (1988). Occupational Stress among health care workers. A test of the job-demands-control-model. Journal of Organizational Behavior, 9, 217-239.

Langosch, W. (Hrsg.) (1980). Psychosoziale Probleme und psychotherapeutische Interventionsmöglichkeiten bei Herzinfarktpatienten. München: Minerva.

Lawson, M.P. (1965). Personality and attitudinal correlates of psychiatric aide performance. Journal of Social Psychology, 66, 215-226.

Lazarus, R.S. (1966). Psychological stress and the coping process. New York: McGraw Hill.

Lazarus, R.S. & Launier, R. (1981). Streßbezogene Transaktionen zwischen Person und Umwelt. In: R. Nitsch (Hrsg.), 213-259.

Leiter, M.P. & Maslach, C. (1988). The impact of interpersonal environment on burnout and organizational commitment. Journal of Organizational Behavior, 9, 297-308.

Leiter, M.P. (1991). Coping patterns as predictors of burnout: The function of control and escapist coping patterns. Journal of Organizational Behavior, 12, 123-144.

Linhart, M. (1995). Arbeitszufriedenheit und Arbeitsbedingungen des Pflegepersonals als Grundlage betriebsinterner Interventionen. Pflege, 8, 255-264.

Macharzina, K. (1991). Grußwort zum Symposium „Arbeitsbedingungen im Krankenhaus und Heim" In: K. Landau (Hrsg.), VI-XI.

Maier, S.F. & Seligman, M.E.P. (1976). Learned helplessness: Theory and evidence. Journal of Experimental Psychology: General, 105, 3-46.

Malzahn, P. (1972). Die Krankenschwester: Kommunikation und Aspekte stereotyper Systeme im Krankenhaus. Dissertation, Ulm/Regensburg.

Marx, K. (1962). Frühschriften. 1. Band (Originalausgabe 1844). Darmstadt: Wissenschaftliche Buchgesellschaft.

Maslach, C. (1976). Burned-out. Human Behavior, 5, 16-22.

Maslach, C. (1979). The burn-out syndrome and patient care. In: C.A. Garfield (ed.). Stress and survival: The emotional realities of life-threatening illness (111-120). St. Louis: Mosby.

Maslach, C. (1981). The measurement of experienced burnout. Journal of occupational behavior, 2, 99-113.

Maslach, C. (1982a). Understanding burnout: Definitional issues in analyzing a complex phänomen. In: W.S. Paine (ed.) (1982), 29-40.

Maslach, C. (1982b). Burnout, the cost of caring. Englewood Cliffs, NJ: Prentice Hall.

Maslach, C. (1982c). Burnout. A social psychological analysis. In: J.W. Jones (ed.) (1982), 30-53.

Maslach, C. (1984). Burnout in organizational settings. In: S. Oscamp (ed.). Applied Social Psychology Annual, 5, 133-153. Beverly Hills, CA: Sage.

Maslach, C. (1993). Burnout: A multidimensional perspective. In: W.B. Schaufeli, C. Maslach & T. Marek (eds.), 19-32.

Maslach, C. & Jackson, S.E. (1978). Lawyer burnout. Barrister, 5, 52-54.

Maslach, C. & Jackson, S.E. (1981). Maslach Burnout Inventory. Research Edition. Palo Alto, CA.: Consulting Psychologists Press.

Maslach, C. & Jackson, S.E. (1985). The role of sex and family variables in burnout. Sex Roles, 12, 837-851.

Maslach, C. & Jackson, S.E. (1986). Maslach Burnout Inventory. Manual. (2nd edition). Palo Alto, CA.: Consulting Psychologists Press.

Maslach, C. & Pines, A. (1977). The burn-out syndrome in the day care setting. Child Care Quarterly, 6, 100-113.

Maslach, C. & Pines, A. (1979). „Burnout: The Loss of Human Caring". In: A. Pines & C. Maslach. Experiencing Social Psychology (245-252). New York: Random House.

Matschinger, H.; Siegrist, J.; Siegrist, K. & Dittmann, K.H. (1986). Type A as a coping career - Toward a conceptual and methodological redefinition. In: T.H. Schmidt, T.M. Dembroski & G. Blümchen (eds.), 104-126.

Matthews, K.A. (1982). Psychological perspectives on the type A behavior pattern. Psychological Bulletin, 91, 293-323.

Matthews, K.A. & Haynes, S.G. (1986). Type A behavior pattern and coronary disease risk: Update and critical evaluation. American Journal of Epidemiology, 123, 923-960.

McQueen, D.V. & Siegrist, J. (1982). Social factors in the etiology of chronic disease: An overview. Social science & Medicine, 16, 353-367.

Mead, G.H. (1934). Mind, self and society. Chicago: University of Chicago Press.

Meggeneder, O. (1991). Psychische Überforderung und Rollenkonflikte. Krankenpflege, 12, 680-682.

Melamed, S.; Kushnin, T. & Shirom, A. (1992). Burnout and risk factors for cardiovascular diseases. Behavioral Medicine, 18, 53-60.

Meyer, H. (1995). Eine Checkliste zur Erfassung von Arbeitsbedingungen und Arbeitszufriedenheit beim Pflegepersonal an Allgemeinkrankenhäusern - Ergebnisbericht. Pflege, 8, 243-254.

Mill, J.S. (1965). Principles of political economy with some of their applications to social philosophy. (Orig. 1848) London: Routledge & Kegan Paul.

Moebius, M. (1988). Psychoterror im Betrieb. In: Redaktion Psychologie heute (Hrsg.).

Möller, M. & Cischinsky, N. (1983). Psychische Probleme in der Pflege. Bericht über ein Fortbildungsseminar mit Mitarbeitern aus der Krankenpflege. Die Schwester/Der Pfleger, 22, 890-895.

Mühlbauer, B.H.; Reinardt, J. & Süllwold, G. (1993). Qualitätszirkel als Methode zur selbstbestimmten Arbeitsgestaltung: Erste Ergebnisse eines Modellprojekts. In: B. Badura et al., 337-357.

Muche, R. (1995). Variablenselektion in Kohortenstudien. Lipoproteine als Risikofaktoren für den Myokardinfarkt in der GRIP-Studie. Unveröffentlichte Dissertation der Medizinischen Fakultät Ulm.

Neander, K.-D.; Galuschka, L.; Hahl, B. & Osterloh, G. (1993). Belastungen des Pflegepersonals (2.Teil). Teilergebnisse einer qualitativen Untersuchung an Pflegepersonal. Pflege, 6, 65-74.

Nestmann, F. (1987). Macht vierzehnachtzig - Beratung inklusive. Natürliche Helfer im Dienstleistungssektor. In: Keupp, H. & B. Röhrle (Hrsg.). Soziale Netzwerke (268-293). Frankfurt/M., New York: Campus.

Nitsch, R. (Hrsg.) (1981). Streß. Bern: Huber.

Noll, H.H. (1984). Erwerbstätigkeit und Qualität des Arbeitslebens. In: W. Glatzer; W. Zapf (Hrsg.), 97-123.

Nuber, U. (1988a). Arbeitsfrust. Die innere Kündigung. In: Redaktion Psychologie heute (Hrsg.), 7-25.

Nuber, U. (1988b). Gefühls-Arbeit. In: Redaktion Psychologie heute (Hrsg.), 75-94.

O' Driscoll, M.P. & Schubert, T. (1988). Organizational climate and burnout in a New Zealand social service agency. Work & Stress, 2, 199-204.

ÖTV (Hrsg.) (1992). Arbeitsplatz Krankenhaus. Frankfurt: Union-Druckerei.

Orendi, B. (1993). Veränderung der Arbeitssituation im Krankenhaus: Systemisch denken und handeln. In: B. Badura et al. (Hrsg.), 137-160.

Ostner, I. & Beck-Gernsheim, E. (1979). Mitmenschlichkeit als Beruf. Eine Analyse des Alltags in der Krankenpflege. Frankfurt/M., New York: Campus Verlag.

Ostner, I. & Krutwa-Schott, A. (1981). Krankenpflege - ein Frauenberuf?: Bericht über eine empirische Untersuchung. Frankfurt/M., New York: Campus Verlag.

Overlander, G. (1996). Die Last des Mitfühlens: Aspekte der Gefühlsregulierung in sozialen Berufen am Beispiel der Krankenpflege. Frankfurt/M.: Mabuse-Verlag.

Paine, W.S. (ed.) (1982). Job stress and burnout. Research, theory, and intervention perspectives. Beverly Hills, CA: Sage.

Paseka, A. (1991). Gefühlsarbeit - eine neue Dimension in der Krankenpflegeforschung. Pflege, 4, 188-194.

Peter, R. (1991). Berufliche Belastungen, Belastungsbewältigung und koronares Risiko bei Industriearbeitern. Münster, Hamburg: Lit.

Petin, M. (1996). BAT-Jahrbuch Bund/Länder 1996/97. Kommentierte Textsammlung. Regensburg, Bonn: Walhalla u. Praetoria Verlag GmbH + Co. KG.

Pinding, M.; Thomae, J. & Kirchlechner, B. (1972). Krankenschwestern in der Ausbildung. Eine empirische Untersuchung. Schriftenreihe aus dem Gebiet des öffentlichen Gesundheitswesens. Stuttgart: Verlag Georg Thieme.

Pines, A.M. (1982). Changing organizations: Is a work environment without burnout an impossible goal? In: W.S. Paine (ed.), 189-211.

Pines, A.M. (1983). On burnout and the buffering effects of social support. In: B.A. Farber, (ed.), 155-174.

Pines, A.M. (1991). Überlebensstrategien der Liebe. München: Heyne.

Pines, A.M. (1993). Burnout: An existential perspective. In: W.B. Schaufeli, C. Maslach & T. Marek (eds.), 33-51.

Pines, A.M. & Aronson, E. (1981). Burnout. From tedium to personal growth. New York: The Free Press.

Pines, A.M. & Aronson, E. (1988). Career Burnout. New York: The Free Press.

Pines, A.M. & Etzion, D. (1982). Burnout and coping with its antecedents: A cross-cultural cross-sexual comparison (women vs. men, Israelis vs. Americans). Paper presented at the International Interdisciplinary Congress on Women, Haifa, Israel, January.

Pines, A.M. & Kafry, D. (1978). Occupational tedium in the social services. Social Work, 23, 499-507.

Pines, A.M. & Kafry, D. (1979). The impact of a burnout workshop on occupational tedium. Technical report. Berkeley, CA.

Pines, A.M.; Kafry, D. & Etzion, D. (1980). Job stress from a cross cultural perspective. In: K.E. Reid & R.A. Quinlan (eds.).

Pinzler, P. (1996). Der alltägliche Skandal. DIE ZEIT. Nr. 32 vom 2.8.1996.

Priester, K. (1993). Neue Arbeitszeitmodelle in Krankenhäusern. HLT Report Nr.: 371. Wiesbaden: HLT Gesellschaft für Forschung Planung Entwicklung mbH.

Prinz, H.; Tücke, M. & Wittich, R. (1973). Das Marburger Universitäts-Klinikum und sein Neubau im Spiegel der Meinungen seiner Beschäftigten und der Studenten. Ergebnisse der Gruppendiskussionen. Marburg: Institut für medizinisch-biologische Statistik und Dokumentation.

Pröll, U. & Streich, W. (1984). Arbeitszeit und Arbeitsbedingungen im Krankenhaus. Bundesanstalt für Arbeitsschutz (Forschungsbericht Nr. 386), Dortmund.

Prognos (1992) (Hrsg.). Auf dem Weg aus der Pflegekrise? Neue Ideen und Lösungsansätze in der Krankenpflege. Berlin: edition sigma.

Rabe-Kleberg, U. (1991). Männer in Frauenberufen - oder: Strukturveränderungen in Frauenberufen und das sogenannte „weibliche Arbeitsvermögen". Frauenforschung, 9, H. 1+2.

Redaktion Psychologie heute (Hrsg.) (1988). Arbeit: Die seelischen Kosten. Thema: Arbeit und Psyche. Weinheim, Basel: Beltz.

Reid, K.E. & Quinlan, R.A. (eds.)(1980). Burnout in the helping profession. Kalamazoo, Mich.: Western Michigan University.

Reidenbach, G. (1990). Studium für Pflegekräfte? Eine Befragung anläßlich des 2. Deutschen Krebskrankenpflege-Kongresses im März 1990.

Riedel, W. & Steininger, S. (1992). Der Arbeitsmarkt für Krankenpflegeberufe. Bestimmungsfaktoren, zukünftige Entwicklungen und Lösungsansätze. In: Prognos (Hrsg.), 17-41.

Rhodewalt, F. & Comer, R. (1982). Coronary-prone behavior and reactance: The attractiveness of an eliminated choice. Personality and Social Psychology Bulletin, 8, 152-158.

Robert Bosch Stiftung (Hrsg.) (1987). Berufliche Motivation von Krankenpflegepersonal: eine qualitative Studie mit Literaturanalyse. Psychologische Forschungsgruppe Schönhals. J. Taubert (Mitverf.). Stuttgart: Robert Bosch Stiftung.

Robert Bosch Stiftung (Hrsg.) (1993a). Pflege braucht Eliten: Denkschrift der Kommission der Robert Bosch Stiftung zur Hochschulausbildung für Lehr- und Leitungskräfte in der Pflege. Gerlingen: Bleicher.

Robert Bosch Stiftung (Hrsg.) (1993b). Tagungsbericht: Symposium zur Präsentation der Denkschrift zur Hochschulausbildung für Lehr- und Leitungskräfte in der Pflege am 29. April 1992 im Wissenschaftszentrum Bonn. Gerlingen: Bleicher.

Rohde, J.J. (1974). Soziologie des Krankenhauses, 2. Aufl. Stuttgart: Enke.

Rosenman, R.H. (1978). The Interview Method of Assessment of the Coronary-Prone Behavior Pattern. In: T.M. Dembroski et al., 55-69.

Rosenman, R.H. (1983). Psychosomatic risk factors and coronary heart disease. Bern. Huber.

Rosenman, R.H. & Friedman, M. (1959). The possible relationship of the emotion to clinical heart disease. In: D. Pincus (ed). Hormones and atherosclerosis (pp. 283-300). New York: Academic Press.

Rosenman, R.H.; Friedman, M.; Straus, R.; Wurm, M.; Kositchek, R.; Hahn, W. & Werthessen, N.T.A. (1964). A predictive study of coronary heart disease. Journal of the American Medical Association, 189, 103-110.

Ross, L. (1977). The intuitive psychologist and his shortcomings: Distortions in the attribution process. In: L. Berkowitz (ed.). Advances in experimental social psychology, Vol. 10. New York: Academic Press.

Ruberman, W.; Weinblatt, E.; Goldberg, J.D. & Chandary, B.S. (1984). Psychosocial influences on mortality after myocardial infarction. New England Journal of Medicine, 311, 552-559.

Sandrock, F. (1968). Untersuchungen zur Sozialstruktur einer Krankenstation unter Berücksichtigung des pflegerischen Funktionskreises. In: H. Kaupen-Haas (Hrsg.), 195-226.

Sarata, B.P.V. (1977). Job characteristics, work satisfactions and task involvement as correlates of service delivery strategies. American Journal of Community Psychology, 5, 99-109.

Sarata, B.P.V. & Jeppesen, J. (1977). Job design and staff satisfaction in human service settings. American Journal of Community Psychology, 5, 229-236.

Schaufeli, W.B. (1990). Burnout: About jobstress in the human services. Rotterdam: Ad. Donker.

Schaufeli, W.B. & Buunk, B.P. (1996). Professional Burnout. In: M.J. Schabracq, J.A.M. Winnubst & C.L. Cooper (eds.). Handbook of work and health psychology (311-346). Chichester: John Wiley & Sons Ltd..

Schaufeli, W.B.; Enzmann, D. & Girault, N. (1993). Measurement of burnout: a review. In: W.B. Schaufeli, C. Maslach & T. Marek (eds.), 199-215.

Schaufeli, W.B. & Janczur, B. (1994). Burnout among nurses: a Polish-Dutch comparison. Journal of Cross-Cultural Psychology, 25, 95-113.

Schaufeli, W.B.; Keijsers, G.J. & Miranda, D.R. (1995). Burnout, technology use, and ICU-performance. In: S.L. Sauter & R. Murphy. Organizational risk factors for job stress (pp. 259-271). Washington, D.C.: American Psychological Association.

Schaufeli, W.B.; Maslach, C. & Marek, T. (eds.). (1993). Professional burnout: Recent developments in theory and research. Washington: Taylor & Francis.

Schaufeli, W.B. & Van Dierendonck, D. (1993). The construct validity of two burnout measures. Journal of Organizational Behavior, 14, 631-647.

Schaufeli, W.B. & Van Dierendonck, D. (1995). A cautionary note about the cross-national and clinical validity of cut-off points for the Maslach Burnout Inventory. Psychological Reports, 76, 1083-1090.

Schaufeli, W.B.; Van Dierendonck, D. & Van Gorp, K. (1996). Burnout and reciprocity: towards a dual-level social exchange model. Work & Stress, 10, 225-237.

Schierl, G.M. (1996). Burn out im Stationsleitungsbereich: Klare Definition der Aufgaben dient der Prävention. Pflegezeitschrift, 12, 788-790.

Schlüter, B. (1989). Krankenpflege - ein Übergangs- oder ein Karriereberuf? DKZ, 6, 397-403.

Schlüter, G. (1992). Berufliche Belastungen der Krankenpflege: eine empirische Untersuchung. Melsungen: Bibliomed.

Schmidt, T.H.; Dembroski, T.M. & Blümchen, G. (eds.) (1986). Biological and Psychological Factors in Cardiovascular Disease. Berlin, Heidelberg: Springer.

Schmidbauer, W. (1977). Die hilflosen Helfer. Reinbek bei Hamburg: Rowohlt Verlag GmbH.

Schmidbauer, W. (1980). Alles oder nichts. Über die Destruktivität von Idealen. Reinbek bei Hamburg: Rowohlt Verlag GmbH.

Schmidbauer, W. (1983). Helfen als Beruf. Die Ware Nächstenliebe. Reinbek bei Hamburg: Rowohlt Verlag GmbH.

Schmidbauer, W. (1992) (Hrsg.). Pflegenotstand - das Ende der Menschlichkeit. Vom Versagen der staatlichen Fürsorge. Reinbek bei Hamburg: Rowohlt Taschenbuch Verlag GmbH.

Schwandner, G. (1991). Vorschläge für ein neues Verhältnis zwischen pflegerischem und ärztlichem Dienst. DKZ, 44, 358-362.

Schwartz, M.S. & Will, G.T. (1953). Low morale and mutual withdrawal on a hospital ward. Psychiatry, 16, 337-353.

Seligman, M.E.P. (1975). Helplessness: On depression development and death. San Francisco: Freeman.

Seligman, M.E.P. (1983). Erlernte Hilflosigkeit. München: Urban & Schwarzenberg.

Shakespeare, W. (1940). The Passionate Pilgrim. New York: Scribner's.

Shekelle, R.; Hully, S. & Neaton, J. (1983). Type-A behavior and risk of coronary death in MRFIT (Multiple Risk Factor Intervention Trial, C.K.). Unpublished conference report. San Diego.

Shekelle, R.B.; Hulley, S.B.; Neaton, J.D.; Billings, J.; Borhani, N.O.; Gerace, T.A.; Jacobs, D.; Lasser, N.; Mittlemark, M. & Stamler, J. (1986). Type A behavior and risk of coronary heart disease in the Multiple Risk Factor Intervention Trial. In: T.H. Schmidt, T.M. Dembroski & G. Blümchen (eds.), 41-55.

Siegrist, J. (1978). Arbeit und Interaktion im Krankenhaus. Stuttgart: Enke.

Siegrist, J. (1990). Berufliche Gratifikationskrisen und körperliche Erkrankung - Zur Soziologie menschlicher Emotionalität. In: H. Oswald (Hg.) (1990). Macht und Recht (S. 79-94). Festschrift für H. Popitz.

Siegrist, J. (1991). Soziale Krisen und Gesundheit - Auswirkungen und Folgerungen für die Prävention. Prävention, 2, 43-49.

Siegrist, J. (1995). Stressful work, self-experience and cardiovascular disease prevention. In: K. Orth-Gomer & N. Schneidermann (eds.). Behavioral medicine approaches to cardiovascular disease prevention (87-102). Springfield, IL: Erlbaum.

Siegrist, J. (1996). Soziale Krisen und Gesundheit: eine Theorie der Gesundheitsförderung am Beispiel von Herz-Kreislauf-Risiken im Erwerbsleben. Göttingen, Bern, Toronto, Seattle: Hogrefe.

Siegrist, J. & Matschinger, H. (1988). Distreß-Karriere und koronares Risiko. In: B.F. Klapp & B. Dahme (Hrsg.), 86-99.

Siegrist, J. & Matschinger, H. (1989). Restricted status control and cardiovascular risk. In: A. Steptoe & A. Appels (eds.). Stress, personal control and health (pp. 65-82). Chichester: Wiley.

Siegrist, J.; Matschinger, H.; Klein, D. & Peter, R. (1987). Der Einfluß sozialer Belastungen und ihrer Verarbeitung auf die Entwicklung kardiovaskulärer Risiken - Eine Längsschnittstudie an Arbeitern der Metallindustrie. Unveröffentl. Abschlußbericht zum DFG-Projekt, Marburg.

Siegrist, J. & Peter, R. (1994). Indicators of effort-reward imbalance at work: Dimensions and validity. Unpublished Manual, Düsseldorf.

Siegrist, J. & Weber, I. (1983). Statusbedrohung im mittleren Erwachsenenalter und ihre gesundheitlichen Folgen - Medizinsoziologische Befunde zu koronaren Herzkrankheiten. Zeitschrift für Gerontologie, 16, 100-166.

Siegrist, K. (1986). Sozialer Rückhalt und kardiovaskuläres Risiko. Ein medizinsoziologischer Beitrag zum Verständnis menschlicher Adaption. München: Minerva-Publikation.

Siegrist, K. & Broer, M. (1994). Unrealistische Kontrollambitionen und der Verlauf der koronaren Herzkrankheit. In: M. Lasar (Hrsg.). Wille und Kognition bei chronischer Erkrankung (S. 1-25). Bochum: Königshausen & Neumann.

Simmel, G. (1958). Soziologie. Berlin: De Gruyter.

Sowinski, C. (1991). Stellenwert der Ekelgefühle im Erleben des Pflegepersonals. Pflege, 4, 178-188.

Sowinski, C. (1992). Seelische Belastungsfaktoren in der stationären Altenpflege. Krankenpflege, 5, 286-290.

Statistisches Bundesamt (Hrsg.) (1993). Statistisches Jahrbuch für die Bundesrepublik Deutschland. Stuttgart: Metzler-Poeschel.

Statistisches Bundesamt (Hrsg.) (1994). Statistisches Jahrbuch für die Bundesrepublik Deutschland. Stuttgart: Metzler-Poeschel.

Stehle, J.L. (1981). Critical care nursing stress: the findings revisited. Nursing Research, 30, 182-186.

Steppe, H. (1992). Gesundheitswesen und Pflege. DKZ, 5, 315-322.

Stevens, G.B. & O'Neill, P. (1983). Expectation and burnout in the developmental disabilities field. American Journal of Community Psychology, 11, 615-627.

Tabachnik, B.G. & Fidell, L.S. (1989). Using multivariate statistics. New York: Harper Collins Publisher.

Taubert, J. (1992). Pflege auf dem Weg zu einem neuen Selbstverständnis. Berufliche Entwicklung zwischen Diakonie und Patientenorientierung. Frankfurt/M.: Mabuse-Verlag.

Ulich, E. (1984). Psychologie der Arbeit. In: Management Enzyklopädie (S. 914-929). Landsberg/Lech: Verlag Moderne Industrie.

Ullrich, A. (1987). Krebsstation: Belastungen der Helfer: eine empirische Studie an Kliniken in Bayern. Frankfurt /M.: Lang.

Van Yperen, N.W.; Buunk, B.P. & Schaufeli, W.B. (1992). Imbalance, communal orientation and the burnout syndrome among nurses. Journal of Applied Social Psychology, 22, 173-189.

Van Dierendonck, D.; Schaufeli, W.B. & Sixma, H.J. (1994). Burnout among general practioners: A perspective from equity theory. Journal of Social and Clinical Psychology, 13, 86-100.

Van Dierendonck, D.; Schaufeli, W.B. & Buunk, B.P. (1996). Inequity among human service professionals: Measurement and relation to burnout. Basic and Applied Social Psychology, 18, 429-451.

Van Servellen, G. & Leake, B. (1993). Burnout in hospital nurses: A comparison of AIDS, oncology, general medical, and ICU nurse samples. Journal of Professional Nursing, 9, 169-177.

Veit, A.C. (1996). Motive der Berufswahl und Erwartungen an den Beruf bei Auszubildenden in der Krankenpflege. Pflege, 9, 61-71.

Volkmann, H.-R. (1991). Bedingungen der Arbeits(un)zufriedenheit im Krankenpflegedienst. Krankenhausumschau, 60, 786ff.

Waldvogel, B. & Seidl, O. (1991). Belastungen bei der Betreuung von AIDS-Kranken. Bericht über eine Befragung von Krankenschwestern und Krankenpflegern. Krankenpflege, 3, 149-154.

Walster, E.; Walster, G.W. & Berscheid, E. (1978). Equity: Theory and research. Boston: Allyn and Bacon.

Walter, I. (1991). Krankenpflege als Beruf. Wien, München, Bern: Maudrich.

Weber, I. (1984). Berufstätigkeit, Belastungserfahrung und koronares Risiko. München: Minerva.

Weidner, F. (1995). Professionelle Pflegepraxis und Gesundheitsförderung: eine empirische Untersuchung über Voraussetzungen und Perspektiven des beruflichen Handelns in der Krankenpflege. Frankfurt/M.: Mabuse-Verlag.

Weinert, A.B. (1984). Die Rolle der Persönlichkeit in Berufswahl und Spezialisierung, aufgezeigt am Beispiel des Krankenpflegeberufs. Die Schwester/Der Pfleger, 23, 289-300.

Weißert-Horn, M. & Landau, K. (1995). Belastung und Beanspruchung in der Krankenpflege. Pflege aktuell, 2, 116-118.

Widmer, M. (1988). Stress, Stressbekämpfung und Arbeitszufriedenheit beim Krankenpflegepersonal. Aarau: Schweizerisches Institut für Gesundheits- und Krankenhauswesen SKI.

Willi, M. (1992). Berufsstatus und Motivation zur Berufswahl. Pflege, 5, 133-142.

Williams, R.B.; Haney, T.L.; Lee, K.L; Jong, J.; Blumenthal, J. & Whales, R. (1980). Type A behavior, hostility and coronary atherosclerosis. Psychosomatic Medicine, 42, 539-549.

Williams, R. & Williams, V. (1993). Anger Kills. New York: Times Books.

Wills, T.A. (1978). Perceptions of clients by professional helpers. Psychological Bulletin, 85, 968-1000.

Winnubst, J. (1993). Organizational structure, social support, and burnout. In: W.B. Schaufeli, C. Maslach & T. Marek (eds.), 151-162.

Wittneben, K. (1989). Pflegenotstand in einem Kinderkrankenhaus vor 120 Jahren. Ein Beitrag für den pflegewissenschaftlichen Fachbereich. DKZ, 5, 321-324.

Wohlrab-Sahr, M. (1985). Individualisierung: Ein gesellschaftlicher Prozeß im Spannungsfeld zwischen der Freisetzung von Individualität und einem neuartigen Zugriff auf das Subjekt. Theoretische und empirische Annäherungen an ein neues Phänomen (unveröffentlichte Diplomarbeit). Marburg: Universität Marburg. Fachbereich Gesellschaftswissenschaften.

Wolf, S. (1969). Psychosocial forces in myocardial infarction and sudden death. In: S. Bondurant (ed.). Research on acute myocardial infarction. New York: American Heart Association.

Wortman, C.B. & Brehm, J.W. (1975). Responses to uncontrollable outcomes: An integration of reactance theory and the learned helplessness model. In: L. Berkowitz (ed.). Advances in experimental social psychology (Vol. 8, pp. 277-336). New York: Academic Press.

Zeidler-Häßle, P. (1992). Pflegepersonal und Ärzteschaft. Krankenpflege, 12, 728-738.

Zöfel, P. (1992). Statistik in der Praxis. Stuttgart, Jena: G. Fischer.

Zuckschwerdt, B. (1991). Was ist gute Krankenpflege wert ? Tagungsbericht der Fachtagung für leitende Frauen und Männer aus krankenpflegerischen Berufen in der Akademie Bad Boll im März 1991. DKZ, 7, 511-513.

Weitere Informationsquellen

Mündliche Informationen

Institut für Arbeitsmarkt- und Berufsforschung in Nürnberg, vom 19.7.1996.

Peter, Richard. Institut für Medizinische Soziologie der Universität Düsseldorf, vom 9.9.1997.

Siegrist, Johannes. Institut für Medizinische Soziologie der Universität Düsseldorf, vom 10.10.1997.

Vorträge

Kuhlmey, A. (1993). Illusion und Realität oder: Die offenen Grenzen der Altenhilfe. Vortrag auf dem Altenpflegekongreß 1993, Nürnberg.

Maslach, C. (1973). „Detached concern" in health and social service professions. Unveröffentlichter Vortrag anläßlich der Versammlung der American Psychological Association. Montreal.

Anhang 1

Schriftlicher Fragebogen

Chiffre: Datum:

SCHRIFTLICHER FRAGEBOGEN ZUR ARBEITSSITUATION IM PFLEGEBEREICH

Bitte kreuzen Sie die einzelnen Antwortmöglichkeiten in den dafür vorgesehenen Kästchen ☐ an und schreiben Sie Ihre Antworten - möglichst deutlich - in die dafür vorgesehenen Markierungen. Bitte beantworten Sie jede Frage, auch wenn dies manchmal schwierig erscheint. Füllen Sie den Fragebogen alleine aus, sprechen Sie sich nicht mit Ihren Kolleginnen/Kollegen ab. Wo immer Sie es für notwendig halten, weitere Erläuterungen, Ergänzungen oder Kritik der Fragestellungen anzufügen, schreiben Sie dies bitte dazu. Wir sind für jeden Hinweis dankbar.

A) ZUNÄCHST MÖCHTEN WIR IHNEN EINIGE FRAGEN ZU IHRER BERUFLICHEN SITUATION STELLEN.

1. Wieviele Jahre sind Sie aktiv in der Krankenpflege tätig?

    ...... Jahre (bitte angeben) (_einschließlich Krankenpflegeausbildung_)

2. Geschah dies mit Unterbrechung?

    ☐ ja

    ☐ nein

3. Wie lange arbeiten Sie schon im Universitätsklinikum?

    ☐ weniger als 1 Jahr

    ☐ 1 - 2 Jahre

    ☐ 3 - 4 Jahre

    ☐ 5 - 6 Jahre

    ☐ 7 und mehr Jahre

4. Geschah dies mit Unterbrechung?

    ☐ ja

    ☐ nein

Chiffre: Datum:

5. Welche Tätigkeit üben Sie auf dieser Station aus?
   (Bitte <u>kreuzen</u> Sie nur <u>einmal an</u>, was auf Sie zutrifft)

   ☐ Stationsschwester

   ☐ Zweitschwester

   ☐ Schichtführerin

   ☐ Krankenschwester

6. Werden Sie Ihrer Tätigkeit entsprechend bezahlt?

   ☐ ja

   ☐ nein

7. Nach welcher KR-Gruppe bzw. in Anlehnung an welche KR-Gruppe werden Sie bezahlt?

   ☐ KR 1   ☐ KR 4   ☐ KR 6

   ☐ KR 2   ☐ KR 5   ☐ KR 7

   ☐ KR 3   ☐ KR 5a   ☐ KR 8

8. Gibt es hier in der Klinik Arbeitsplätze, an denen Sie das gleiche Geld leichter verdienen könnten?

   ☐ ja

   ☐ nein

9. Kennen Sie Kolleginnen/Kollegen, die für eine ähnliche Tätigkeit wie Ihre besser bezahlt werden wie Sie?

   ☐ ja

   ☐ nein

10. Wie zufrieden sind Sie mit Ihrem Gehalt?

    ☐ sehr zufrieden

    ☐ eher zufrieden

    ☐ eher unzufrieden

    ☐ sehr unzufrieden

11. Wie würden Sie im allgemeinen Ihre finanzielle Situation beschreiben?

    ☐ sehr gut

    ☐ eher gut

    ☐ eher schlecht

    ☐ sehr schlecht

Chiffre: _____   Datum: _____

12. **Wenn Sie jetzt einmal ganz allgemein an Ihre berufliche Perspektive denken, haben Sie dann den Wunsch, sich langfristig beruflich noch zu verbessern?**

☐ ja

☐ nein (wenn nein, <u>weiter mit Teil B!</u>)

12.a) **Wenn ja, wie schätzen Sie die Chancen für eine langfristige Verbesserung ein?**

☐ sehr gut

☐ eher gut

☐ eher schlecht

☐ sehr schlecht

B) NUN FOLGEN EINIGE FRAGEN ZUR ARBEITSORGANISATION

---

1. **Welche durchschnittliche Wochenarbeitszeit ist in Ihrem Arbeitsvertrag vereinbart?**

   .... Stunden pro Woche

2. **Leisten Sie Überstunden?**

   ☐ ja, ... (bitte angeben wie viele pro MONAT)(*durchschnittlich*)

   ☐ nein (wenn nein, <u>weiter mit Frage 4!</u>)

3. **Wie werden Ihre Überstunden im allgemeinen ausgeglichen?**

   ☐ in Freizeit

   ☐ finanziell

   ☐ werden nicht vergütet

   ☐ anders

4. **Welche der folgenden Arbeitszeitregelungen trifft auf Sie zu?**

   ☐ Wechselschicht mit Nachtarbeit (3-Schichtsystem)

   ☐ Wechselschicht ohne Nachtarbeit (2-Schichtsystem)

   ☐ geteilter Dienst

   ☐ nur Frühschicht

   ☐ nur Spätschicht

   ☐ nur Nachtschicht

   ☐ anderes, nämlich .... (bitte angeben)

Chiffre: Datum:

5. (Beantworten Sie diese Frage nur, wenn Sie im Wechselschichtdienst arbeiten, <u>wenn nicht</u>, weiter mit <u>Frage 6!</u>):
   Wie ist bei Ihnen die Reihenfolge der Schichten geregelt?

   ☐ die Schichten wechseln wöchentlich

   ☐ die Schichten wechseln täglich (Schaukelschicht)

   ☐ die Schichten wechseln nach einem anderen System, nämlich
   .... (bitte angeben)

6. **Wie schätzen Sie Ihre Einflußmöglichkeiten auf folgende Aspekte der Arbeitsorganisation ein?**

	sehr gut	eher gut	eher schlecht	sehr schlecht
Zeitpunkt der Visite	☐	☐	☐	☐
Arbeitsverteilung unter dem Pflegepersonal	☐	☐	☐	☐
personelle Zusammensetzung der pflegerischen Stationsmitglieder	☐	☐	☐	☐
Zeitpunkt der Verlegung oder Entlassung von Patienten	☐	☐	☐	☐
Aufstellung der Dienstpläne	☐	☐	☐	☐
Urlaubsregelung des Pflegepersonals	☐	☐	☐	☐
Pflegetechnische Fragen (z.B. Technik des Katheterisierens)	☐	☐	☐	☐
Termingestaltung bei diagnostischen und therapeutischen Maßnahmen	☐	☐	☐	☐

7. **Gibt es noch andere Aspekte der Arbeitsorganisation, auf die Sie gern mehr Einfluß hätten?**

   ☐ ja, nämlich .... (bitte angeben)

   ☐ nein

Chiffre: Datum:

C) IM FOLGENDEN GEHT ES UM IHRE BERUFSBEZOGENEN EINSTELLUNGEN

Bitte kreuzen Sie bei den folgenden Gegebenheiten zunächst jeweils an, ob sich dies bei Ihnen ereignet. Daraufhin kreuzen Sie an, wie stark Sie dies belastet. Falls Sie "nein" ankreuzen, gehen Sie weiter zur nächsten Frage.

Kommt es vor, daß ...	ja	nein	Belastet Sie dies ... sehr stark / stark / mäßig / gar nicht
1. Sie aus Zeitgründen nicht auf die Wünsche oder Probleme der Patienten eingehen können.	☐	☐	☐ ☐ ☐ ☐
2. Sie das Gefühl haben, daß die anderen Mitarbeiter Ihre Vorschläge und Wünsche nicht berücksichtigen	☐	☐	☐ ☐ ☐ ☐
3. Sie das Gefühl haben, zu viel Verantwortung übernehmen zu müssen.	☐	☐	☐ ☐ ☐ ☐
4. Sie in schwierigen Situationen von Ihren KollegInnen zu wenig unterstützt werden.	☐	☐	☐ ☐ ☐ ☐
5. die Arbeitsaufteilung und Arbeitsabläufe nicht so klar und eindeutig geregelt sind, wie Sie sich das wünschen.	☐	☐	☐ ☐ ☐ ☐
6. Sie das Gefühl haben, die Arbeit sei so viel, daß Sie nie damit fertig werden können.	☐	☐	☐ ☐ ☐ ☐
7. die Zusammenarbeit mit Ärzten und Mitarbeitern nicht so klappt, wie Sie sich das wünschen.	☐	☐	☐ ☐ ☐ ☐
8. Sie das Gefühl haben, daß Ihre Arbeit von den Patienten nicht anerkannt wird.	☐	☐	☐ ☐ ☐ ☐
9. Sie sich durch die Patienten und Ihre Probleme seelisch stark belastet fühlen.	☐	☐	☐ ☐ ☐ ☐
10. Sie das Gefühl haben, daß Ihre Arbeit von den Ärzten nicht richtig anerkannt wird.	☐	☐	☐ ☐ ☐ ☐
11. Ihnen wichtige Informationen nicht gegeben werden.	☐	☐	☐ ☐ ☐ ☐
12. Sie mehr Verantwortung haben möchten, als Ihnen zugestanden wird.	☐	☐	☐ ☐ ☐ ☐
13. Sie in schwierigen Situationen von Ihren Vorgesetzten zu wenig unterstützt werden.	☐	☐	☐ ☐ ☐ ☐
14. Sie nicht ausreichend Gelegenheit haben, über bestimmte Patienten oder anfallende Arbeiten mit Ärzten und anderen Mitarbeitern zu sprechen.	☐	☐	☐ ☐ ☐ ☐
15. Sie sich an eine Vorschrift halten müssen, die Ihrer Ansicht nach keinen Sinn hat.	☐	☐	☐ ☐ ☐ ☐

Chiffre: Datum:

Es folgen nun 22 Aussagen über **arbeitsbezogene** Gefühle und Gedanken. Bitte lesen Sie sorgfältig jede Aussage. Beantworten Sie bitte entsprechend der Skala, **wie** oft Sie das Gefühl oder den Gedanken erleben, indem Sie die entsprechende Zahl (von 0 bis 6) in die rechtsstehende Spalte schreiben.

Beispiel: "Ich fühle mich während der Arbeit deprimiert." Fühlen Sie sich während der Arbeit nie deprimiert, würden Sie eine "0", fühlen Sie sich während der Arbeit selten deprimiert (einige Male im Jahr und seltener), würden Sie eine "1" in die Spalte neben die Aussage schreiben.

	0	1	2	3	4	5	6
Wie oft:	nie	einige Male im Jahr und seltener	einmal im Monat	einige Male im Monat	einmal pro Woche	einige Male pro Woche	täglich

1. Ich fühle mich durch meine Arbeit emotional ausgelaugt. ___
2. Ich fühle mich am Ende des Arbeitstages verbraucht. ___
3. Ich fühle mich müde, wenn ich morgens aufstehe und wieder einen Arbeitstag vor mir habe. ___
4. Ich kann gut verstehen, wie es meinen Patienten geht. ___
5. Ich glaube, ich behandle einige Patienten als ob sie unpersönliche "Objekte" wären. ___
6. Den ganzen Tag mit Menschen zu arbeiten ist wirklich eine Strapaze für mich. ___
7. Den Umgang mit den Problemen meiner Patienten habe ich sehr gut im Griff. ___
8. Ich fühle mich durch meine Arbeit gefühlsmäßig am Ende. ___
9. Ich glaube, daß ich das Leben anderer Leute durch meine Arbeit positiv beeinflusse. ___
10. Ich bin gegenüber anderen Menschen mehr verhärtet seit ich diese Arbeit übernommen habe. ___
11. Ich befürchte, daß diese Arbeit mich emotional verhärtet. ___
12. Ich fühle mich voller Tatkraft. ___
13. Meine Arbeit frustriert mich. ___
14. Ich glaube, ich strenge mich bei meiner Arbeit zu sehr an. ___
15. Bei manchen Patienten interessiert es mich eigentlich nicht wirklich, was aus/mit ihnen wird. ___
16. Mit Menschen in der direkten Auseinandersetzung arbeiten zu müssen, belastet mich zu sehr. ___
17. Es fällt mir leicht, eine entspannte Atmosphäre mit meinen Patienten herzustellen. ___

Chiffre: Datum:

Wie oft:	0	1	2	3	4	5	6
	nie	einige Male im Jahr und seltener	einmal im Monat	einige Male im Monat	einmal pro Woche	einige Male pro Woche	täglich

18. Ich fühle mich angeregt, wenn ich intensiv mit meinen Patienten gearbeitet habe.
19. Ich habe viele wertvolle Dinge in meiner derzeitigen Arbeit erreicht.
20. Ich glaube, ich bin mit meinem Latein am Ende.
21. In der Arbeit gehe ich mit emotionalen Problemen sehr ruhig und ausgeglichen um.
22. Ich spüre, daß die Patienten mich für einige ihrer Probleme verantwortlich machen.

D) IM FOLGENDEN MÖCHTEN WIR NOCH EINIGE FRAGEN ZU IHREN SCHLAFGEWOHNHEITEN STELLEN.

DENKEN SIE DABEI AN DEN ZEITRAUM DER VERGANGENEN VIER WOCHEN!

1. Wieviele Stunden schlafen Sie täglich, außer an den Wochenenden?

   .... (Stunden bitte angeben)

2. Kommt es vor, daß sie schlecht einschlafen?
   - [ ] sehr oft
   - [ ] oft
   - [ ] gelegentlich
   - [ ] nie

3. Kommt es vor, daß Sie mitten in Ihrer Schlafzeit aufwachen?
   - [ ] sehr oft
   - [ ] oft
   - [ ] gelegentlich
   - [ ] nie

Chiffre: Datum:

4. Kommt es vor, daß Sie früher als gewöhnlich aufwachen?

☐ sehr oft

☐ oft

☐ gelegentlich

☐ nie

5. (Beantworten Sie diese Frage nur, wenn in den Fragen 2, 3 oder 4 mindestens einmal "sehr oft" oder "oft" genannt wurde. Wenn nicht, weiter mit Frage 6!):
Können Sie sich einen oder mehrere Gründe für Ihre Schlafstörungen vorstellen?
(Mehrfachnennungen möglich)

☐ nein

☐ ja, nämlich ...

    ☐ körperliche Beschwerden

    ☐ Geräusche, Lärm

    ☐ Schicht- bzw. Nachtarbeit

    ☐ Probleme am Arbeitsplatz

    ☐ anderes .... (bitte angeben)

6. Waren Sie in den vergangenen 12 Monaten öfter seelisch niedergeschlagen und hoffnungslos?

☐ sehr oft

☐ oft

☐ gelegentlich

☐ nie

7. Standen Sie in den vergangenen 12 Monaten öfter unter großer Aufregung und großem Ärger?

☐ sehr oft

☐ oft

☐ gelegentlich

☐ nie

Chiffre: Datum:

9

E) NUN FOLGEN EINIGE AUSSAGEN UND MEINUNGEN ZU IHREM PERSÖNLICHEN UMGANG MIT BERUFLICHEN DINGEN

Bitte beantworten Sie die nun folgenden Aussagen und Meinungen ganz spontan mit "stimmt" oder "stimmt nicht": kreuzen Sie jeweils das entsprechende Kästchen ☐ an: Es gibt keine richtigen oder falschen Antworten. Geben Sie bitte an, was für Sie persönlich zutrifft. Bitte gehen Sie diese Liste vollständig durch und versuchen Sie, sich auch zu entscheiden, wenn die Entscheidung schwer fällt. Kreuzen Sie dann an, was noch am ehesten zutreffen könnte.

1. Kritik nehme ich mir meistens sehr zu Herzen. ☐ stimmt ☐ stimmt nicht

2. Ich bin leicht beim Ehrgeiz zu packen. ☐ stimmt ☐ stimmt nicht

3. Egal, was es zu tun gibt, ich bin mit Leib und Seele dabei. ☐ stimmt ☐ stimmt nicht

4. Mein Arbeitsplatz muß immer tadellos aufgeräumt sein. ☐ stimmt ☐ stimmt nicht

5. Schon die kleinste Störung finde ich sehr lästig. ☐ stimmt ☐ stimmt nicht

6. Wenn eine Aufgabe richtig gut gemacht werden soll, kümmere ich mich am besten selbst darum. ☐ stimmt ☐ stimmt nicht

7. Ich lasse ohne weiteres eine Arbeit halbfertig liegen. ☐ stimmt ☐ stimmt nicht

8. Es macht mir Spaß, anderen Leuten Fehler nachweisen zu können. ☐ stimmt ☐ stimmt nicht

9. Wenn viele Arbeiten zusammenkommen, gehe ich besonders hart ran. ☐ stimmt ☐ stimmt nicht

10. Bevor ich eine Tätigkeit beginne, plane ich sie in allen Einzelheiten. ☐ stimmt ☐ stimmt nicht

11. Ich mache mir einen Sport daraus, immer etwas besser oder schneller zu sein, als andere. ☐ stimmt ☐ stimmt nicht

12. Wenn mich jemand daran hindert, meine Pflicht zu erfüllen, kann ich mich schrecklich aufregen. ☐ stimmt ☐ stimmt nicht

13. Ich finde es ganz in Ordnung, öfter die Pausen zu überziehen. ☐ stimmt ☐ stimmt nicht

14. Oft rege ich mich mehr über andere auf, als angebracht wäre. ☐ stimmt ☐ stimmt nicht

Chiffre: Datum:

15. Ich fühle mich wohl, wenn ich
    wenig zu tun habe.   ☐ stimmt   ☐ stimmt nicht

16. Zu einer erfolgreichen Tätigkeit
    gehört peinlichste Ordnung.   ☐ stimmt   ☐ stimmt nicht

17. Beim Arbeiten komme ich leicht
    in Zeitdruck.   ☐ stimmt   ☐ stimmt nicht

18. Es passiert mir oft, daß ich
    schon beim Aufwachen an Arbeits-
    probleme denke.   ☐ stimmt   ☐ stimmt nicht

19. Ich bin verärgert, wenn es
    mir mißlingt, meine Aufgaben
    hundertprozentig zu lösen.   ☐ stimmt   ☐ stimmt nicht

20. An meine Arbeitsaufgaben
    lasse ich keinen ran.   ☐ stimmt   ☐ stimmt nicht

21. Ich bin gegen mich selbst
    wesentlich härter als gegen
    andere.   ☐ stimmt   ☐ stimmt nicht

22. Besonders enttäuscht bin ich,
    wenn meine Leistungen nicht so
    richtig anerkannt werden.   ☐ stimmt   ☐ stimmt nicht

23. Wenn andere nicht schnell
    kapieren, kann ich aus der
    Haut fahren.   ☐ stimmt   ☐ stimmt nicht

24. Ich erledige meine Aufgaben
    konzentrierter als andere.   ☐ stimmt   ☐ stimmt nicht

25. Wenn ich nach Hause komme,
    fällt mir das Abschalten von
    der Arbeit sehr leicht.   ☐ stimmt   ☐ stimmt nicht

26. Mein(e) Partner(in) bzw.
    Freund(in) sagt, ich opfere mich
    zu sehr für meinen Beruf auf.   ☐ stimmt   ☐ stimmt nicht

27. Ich habe nur dann Erfolgsgefühle
    wenn meine Leistungen meine
    Erwartungen noch übertreffen.   ☐ stimmt   ☐ stimmt nicht

28. Wenn ich eine Aufgabe erledigt
    habe, gehe ich gleich an die
    nächste ran.   ☐ stimmt   ☐ stimmt nicht

29. Kolleginnen(en) sagen von mir
    bei schwierigen Sachen: die
    kriegt das hin.   ☐ stimmt   ☐ stimmt nicht

30. Ich arbeite auch unter Zeit-
    druck immer sauber und genau.   ☐ stimmt   ☐ stimmt nicht

31. Ich setze alles daran, immer
    "Herr der Lage" zu sein.   ☐ stimmt   ☐ stimmt nicht

Chiffre: Datum:

32. Kolleginnen(en), die zu
    gewissenhaft sind, gehen
    mir auf die Nerven.   ☐ stimmt   ☐ stimmt nicht

33. Zuerst kommt bei mir die
    Familie dann die Arbeit.   ☐ stimmt   ☐ stimmt nicht

34. Wenn ein(e) Kollege(in) bei
    der Zusammenarbeit meine Fähig-
    keiten anzweifelt, bringt mich
    das zur Weißglut.   ☐ stimmt   ☐ stimmt nicht

35. Ich mute mir grundsätzlich
    mehr zu als anderen.   ☐ stimmt   ☐ stimmt nicht

36. Ich mache weiter bis die
    Arbeit fertig ist, egal,
    wie lange es dauert.   ☐ stimmt   ☐ stimmt nicht

37. Es stört mich nicht weiter,
    wenn ich in meinen Arbeitsge-
    wohnheiten unterbrochen werde.   ☐ stimmt   ☐ stimmt nicht

38. Immer wieder nehme ich mir
    mehr vor, als ich in die Tat
    umsetzen kann.   ☐ stimmt   ☐ stimmt nicht

39. Die Arbeit läßt mich selten
    los, das geht mir abends noch
    im Kopf rum.   ☐ stimmt   ☐ stimmt nicht

40. Auch das kleinste Lob spornt
    mich ungeheuer an.   ☐ stimmt   ☐ stimmt nicht

41. Ich finde es nicht ärgerlich,
    wenn mich andere übertreffen.   ☐ stimmt   ☐ stimmt nicht

42. Ich lasse mich eigentlich
    ganz gern mal von der Arbeit
    abhalten.   ☐ stimmt   ☐ stimmt nicht

43. In Gedanken bin ich immer
    schon bei der nächsten Aufgabe.   ☐ stimmt   ☐ stimmt nicht

44. Wenn ich etwas verschiebe, was
    ich eigentlich heute tun müßte,
    kann ich nachts nicht schlafen.   ☐ stimmt   ☐ stimmt nicht

---

F) BITTE BEANTWORTEN SIE UNS NUN NOCH EINIGE WICHTIGE FRAGEN ZU
   IHRER PERSON

---

1. Wie alt sind Sie?

   ☐ 20 - 24   ☐ 35 - 39   ☐ 50 - 54
   ☐ 25 - 29   ☐ 40 - 44   ☐ 55 - 59
   ☐ 30 - 34   ☐ 45 - 49   ☐ 60 - 65 Jahre

Chiffre: _____   Datum: _____

2. **Welches ist Ihr höchster Schulabschluß?**

   ☐ Volks-/Hauptschulabschluß

   ☐ Mittlere Reife od. gleichwertiger Abschluß

   ☐ Fachabitur, Abitur

   ☐ anderes, nämlich .... (bitte angeben)

3. **Welche berufliche Bildung haben Sie?**
   (Mehrfachnennungen möglich)

   ☐ Krankenschwester

   ☐ Krankenschwester mit Zusatzausbildung, nämlich ....

   ☐ Fachkrankenschwester für .... (bitte angeben)

   ☐ anderes, nämlich .... (bitte angeben)

4. **Haben Sie sich zur Krankenschwester umschulen lassen?**

   ☐ ja

   ☐ nein

5. **Wie führen Sie Ihren Haushalt? Leben Sie alleine oder mit Ihrem Ehegatten/PartnerIn zusammen?**

   ☐ lebe allein

   ☐ lebe mit Ehegatten/PartnerIn zusammen

   ☐ sonstiges, nämlich ....
   (bitte angeben)

6. **Wieviele Kinder haben Sie, die noch ohne eigenes Einkommen sind?**

   ...... (Anzahl)

Zum Schluß möchten wir Sie bitten, den Fragebogen ggf. mit Ihren persönlichen Anmerkungen zu ergänzen. Sollte der vorgesehene Platz dafür nicht ausreichen, schreiben Sie bitte auf der Rückseite weiter.

PERSÖNLICHE ANMERKUNGEN:

....

....

VIELEN DANK FÜR IHRE MITARBEIT!
BITTE GEHEN SIE DIESEN FRAGEBOGEN NOCHMALS DURCH
UND PRÜFEN SIE, OB SIE ALLE FRAGEN BEANTWORTET HABEN!

Anhang 2

Kodierung der Kontrollvariablen

Alter: 1 = 20-24 3 = 30-34
        2 = 25-29 4 = ≥ 35

Schulabschluß: 1 = Volks- und Hauptschulabschluß
                2 = Mittlere Reife oder gleichwertiger Abschluß
                3 = Fachabitur, Abitur

berufliche Bildung: 1 = Krankenschwester ohne Zusatzausbildung
                     2 = Krankenschwester mit Zusatzausbildung

Umschulung zur Krankenschwester: 1 = nein
                                  2 = ja

Wohnsituation: 1 = lebe allein
                2 = lebe mit Ehegatten/PartnerIn zusammen
                3 = sonstiges, nämlich ...

Dauer der Berufstätigkeit: 1 = bis 5 Jahre
                            2 = > 5 - 10 J.
                            3 = >10 - 15 J.
                            4 = >15 Jahre

Dauer der Tätigkeit in der Klinik: 1 = weniger als 1 Jahr
                                    2 = 1 - 2 Jahre
                                    3 = 3 - 4 Jahre
                                    4 = 5 - 6 Jahre
                                    7 = >6 Jahre

Unterbrechung der Berufstätigkeit bzw. der Tätigkeit in der Klinik: 1 =   nein
                                                                     2 =   ja

Wochenarbeitszeit   1 =   Teilzeitbeschäftigung (≤ 21 Std./Woche)
                         2 =   Vollzeitbeschäftigung (≥ 37 Std./Woche)

Arbeitszeitregelung: 1 =   Wechselschicht mit Nachtarbeit (3-Schichtsystem)
                         2 =   Wechselschicht ohne Nachtarbeit (2-Schichtsystem)
                         6 =   nur Nachtschicht

Organisation und Individuum
hrsg. von Prof. Dr. Frank Schulz-Nieswandt (Universität zu Köln) und Prof. Dr. Holger Pfaff (Universität zu Köln)

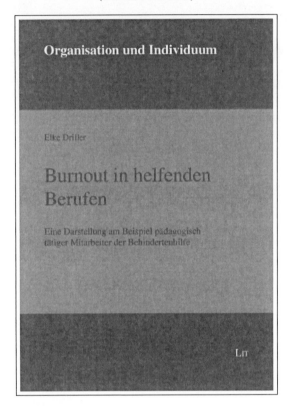

Elke Driller
Burnout in helfenden Berufen
Eine Darstellung am Beispiel pädagogisch tätiger Mitarbeiter der Behindertenhilfe
Burnout ist ein weit verbreitetes Phänomen in der Arbeitswelt und betrifft vor allem Mitarbeiter der helfenden Berufe.
Burnout beginnt mit Spannungen, die sich aus der Diskrepanz zwischen persönlichen Erwartungen und der Realität des beruflichen Alltags ergeben. Die professionell geforderte Balance zwischen Distanz und Anteilnahme sowie Aufwand und Belohnung (Effort-Reward-Imbalance, Siegrist 1996) gerät aus dem Gleichgewicht; Distanzierung und Fehl-Attribution sind Folgen, wenn Helfen krank macht.
Die vorliegende Studie untersucht am Beispiel von Mitarbeitern der Behindertenhilfe mögliche Einflussfaktoren auf Burnout. Dabei zeigt sich, dass vor allem soziale Unterstützung durch Kollegen und Vorgesetzte signifikant auf Burnout wirkt.
Bd. 1, 2008, 128 S., 19,90 €, br., ISBN 978-3-8258-1373-4

LIT Verlag Berlin – Münster – Wien – Zürich – London
Auslieferung Deutschland / Österreich: siehe Impressumsseite